诊余寄心录

朱步先　著

丁泽婉　协助整理

人民卫生出版社

·北　京·

著者简介

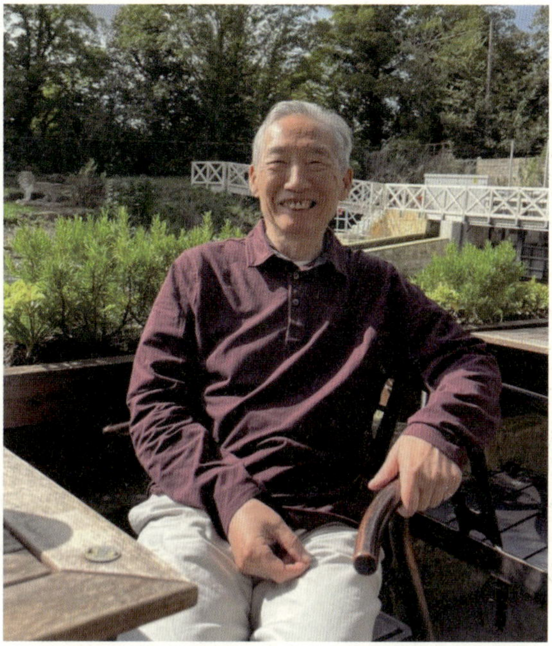

朱步先，1945 年生，江苏泰兴人。始承家学，后拜朱良春、朱则如为师，从医六十余载。

1983 年，任江苏泰兴市中医院副院长。

1985 年，奉调中国中医研究院（现中国中医科学院），先后任《中医杂志》编辑部副主任、《中医杂志》社副社长兼编辑部主任。曾任《中国大百科全书·传统医学卷》编委、该书基础理论分支编写组副主编，《中国医学百科全书·中医学》编委，《现代中医内科学》副主编等。

1992 年出国，在海外传播中医学，专注临床及学术研究，现居英国牛津。

主要著作有《〈普济本事方〉发微》《寒热并用药对串解（附：医论医话）》《本草致用》，分别于 2011 年、2013 年、2023 年由人民卫生出版社出版。

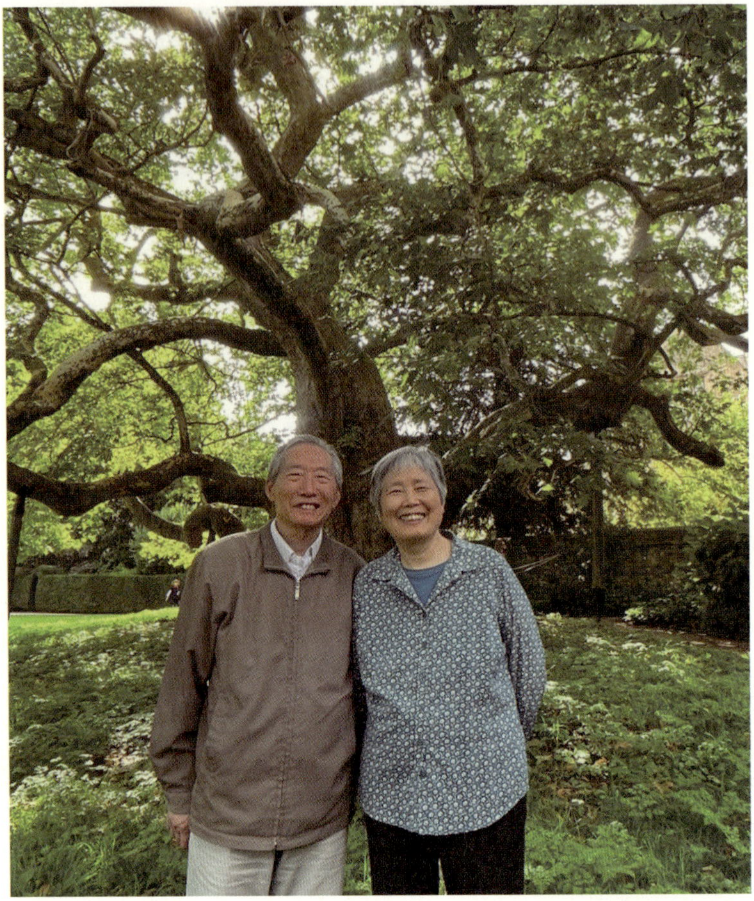

2023 年摄于英国牛津

序

客居牛津，以医为业，诊余之暇，勤求古训，博采众方，联系临床，发幽深之遐思，证古今之异同，求疑滞之疏通，每有心得作文以记之，集久乃成此编。

在海外，可以用第三者的眼光打量周边的风物，体察当地的习俗人情。在这个国度里，尽管有颇为完备的医疗体系，有高素质的医务人员，有良好的医院设施，但医生对不少西方常见的病症依然不能应付裕如，而化学药品多种副作用也引起人们的心理恐惧，这使中医学在这里找到了存在与发展的理由。崇尚自然，回归传统，注重整体，强调调节自身的阴阳平衡，如此等等，这些理念为人们普遍所认同，中西医的优势互补已是现实的抉择。普通民众对中国悠久文明的尊重与仰慕，对治疗的耐心，哪怕是煎药的方法与服药的时间也一丝不苟，都给我留下深刻的印象。加之中医绝不容许开西药处方，这可以让我更好地验证中药的疗效。面临各种疑难病证的挑战，精思敏求，忽有所悟，化古为新。收到成效时，内心极为震撼，原来古代离我们并不遥远，“后之视今，亦犹今之视昔”，今天不过是昨天的延伸而已。而文化的优劣不能简单地用古代与现代、东方与西方来划分，古代经典中寓有的深邃哲理，乃至不朽的法则，依然光耀千秋。

但是，古今风气各异，中外水土不同，验于此者未必验于彼，临证当知变通。善哉，古代哲人之言！“法于往古，验于来今，观于窈冥，通于无穷”(《灵枢·官能》)。是以研究经典当引申出今义，研究古方当知其今用，不泥于古，不悖于今，因地制宜，有所发现，庶几变而不失正鹄，则中医学方能发扬光大，流布久远。在牛津寂静的书斋里，远绍经典，旁搜诸家，披沙拣金，刮垢磨光，与古人神交心会，与临证交互参证，以求一是。读书贵在有识，典籍浩繁，瑕瑜互见，真正能触动心灵的洞见、闪光的思想，犹如凤毛麟角，若失之交臂何等可惜，若不加以探究，恐负先贤良苦用心。有鉴于上述所思所想，择要将我对经方及历代名方的认识与体验，常用的经验方，对疾病特别是西方常见病、疑难病的治疗心得，以及对古代医家真知灼见的解读，一一记录下来，不求完备，只求存真。尝试用东方的智慧破解某些西方的难题，进而从西方的实践体悟东方的智慧。世有知音，会心一笑！

朱步先

二〇二二年七月

目录

叁 经验方篇

肆 病证篇

伍 医论医话篇

壹 经方篇

人们对“经方”涵盖范畴的认知历来不一，相传伊尹撰用《神农本草》作《汤液经》，经方之名自此始。虽《汤液经》不存，但张仲景“勤求古训，博采众方”，在《伤寒论》《金匮要略》（以下简称《金匮》）中，先圣的名方未尝不被采撷于其中。这些光耀千秋、历用不衰的方剂，被后人称为经方是理所当然的。嗣后，孙思邈在《备急千金要方》（以下简称《千金方》）之《论大医习业》中，开宗明义地说“凡欲为大医，必须谙《素问》《甲乙》……张仲景、王叔和、阮河南、范东阳、张苗、靳邵等诸部经方”，则将仲景之后，魏晋一些名家的经验方统称为经方。后来，还有人将隋唐一些名家的方剂归于经方之中。经方，是经典方，抑或古代医家之经验方，众说纷纭，未见定论。笔者宁失之以窄，不失之以宽，以经方为经典方，则本集所论述的经方仅指仲景书中所载的方剂而已。

《汉书·艺文志》曾经对经方下过这样的定义：“经方者，本草石之寒温，量疾病之浅深，假药味之滋，因气感之宜，辩五苦六辛，致水火之齐，以通闭解结，反之于平。”是以用之得当，效如桴鼓；示来者以轨则，启后人以智慧；被历来医家奉为圭臬。笔者志学以来，即酷嗜经方，以读仲景书为乐，读后人对仲景书的种种妙解则心旷神怡，反复揣摩，用之于临床，以理论与实践交互参证，略有心得。虽自知所见甚浅，但不忍舍弃，每爰笔以录之，今将其中部分内容结集于此。

凡一种学问，当它达到极致时，要想有所突破，有所超越，诚非易事，但没有突破与超越则学术无以进步。对待经方之学亦复如是。我们必须用“史”的眼光来审视经方的价值，用现代的眼光来看待它的临床应用。经过了漫长的历史时期，经方没有变，而疾病谱已发生了很大的变化，更何况四海之大，风物不齐，水土各异，习俗有别，验于此未必验于彼，验于过去未必验于现代。面对新的医学难题，必须审时度势，化裁变通，才能使经方保持强大的生命力，焕发出新的光彩。

学经方的面貌易，得经方的精髓难。篇中记载了笔者运用经方的一些临床实录，聊供参酌。简而言之，笔者体会，凡病名古今虽异，但证候相同，径可随证用之。例如大黄牡丹汤治阑尾炎，栀子干姜汤治食管炎，温经汤治不孕症等。还可以引申触长，扩大应用范围，例如用千金三黄汤治痛风，大青龙汤治过敏性哮喘，升麻鳖甲汤加减治病毒性肝炎，百合地黄汤加味治妇女更年期综合征等。倘能化裁变通，更能应无穷之变，例如四逆散，既能疗腹泻，又能疗便秘。肝脾失调，寒湿内伏之泄泻，四逆散合五味子散（五味子、吴茱萸）可以治之；肝失疏泄，风壅气塞之便秘（风秘），四逆散加疏风行气、解痉舒肠之品亦可治之。灵活运用，存乎其人。如能从反复实践中细细参悟，更是受益无穷。例如小柴胡加地黄汤，既能治妇人热入血室，还能治渗出性胸膜炎，说明此方不仅能治在下之热与血结，还能治在上之热与水结。治疗热与血结前人所述甚多，治疗热与水结何也？盖以其能疏利三焦、肃肺行水之故。这不仅加深了我们对该方和该方所主证候的认识，还拓展了临证治疗的思路。

探索永无穷期，愿与读者诸君共勉之。

○一

桂枝汤

桂枝汤（桂枝、芍药、甘草、生姜、大枣）为伤寒表虚证而设，治伤寒之太阳病，症见发热、恶风恶寒、鼻鸣干呕、脉浮弱、汗自出者。表虚，乃腠理疏豁之意。《伤寒论》所说的“太阳中风”，许叔微、喻嘉言均以为即今之伤风（许叔微：“今伤风古方谓之中风。”喻嘉言：“中字，与伤字无别，即谓伤风亦可。”），徐灵胎则以为乃时行之杂感，非偶感风寒所致头痛发热、咳嗽涕出之伤风（见《医学源流论》）。余以为徐说为优。桂枝汤能治寻常伤风，是其具此方之适应证。桂枝汤证虽有表邪，但汗出表疏，里气不似麻黄汤郁闭之甚，故未见喘逆，仅鼻鸣干呕而已。有表邪当解表，但汗出表疏，当发中寓敛。桂枝辛能达表，甘能守中，得甘草则谓之辛甘化阳，在达邪中寓顾护卫阳之意；汗出则阴津外泄，非益阴无以和阳，芍药苦酸，微寒，得甘草则谓之酸甘化阴，在养阴敛津中寓清热之力；生姜佐桂枝发散表邪；大枣佐芍、草以益营阴。犹恐诸味养营增液乏力，不足以内和阳气、外达邪气，是以在药后啜热粥以济之。

营卫之气乃水谷之气所化生，于是化津液以为汗，用微汗以止汗。立法之妙非可言喻。要之，太阳表证必先营卫，发汗也罢，解肌也罢，其证治不离营卫。麻黄汤是泄卫通营、化气发汗之剂，作汗之时，气化已行，絷絷汗出后，热退身凉，营卫已和，诸恙顿释。桂枝汤是调和营卫、解肌发表之剂，不斤斤于祛邪，营卫和而邪自去。明乎此义，则外感热病表证用汗法之道思过半矣！

桂枝汤证因有汗出，体温得以外散，所以身热不壮，其脉浮弱，若脉见浮紧或浮数，此方即非所宜。桂枝汤对证用之则效如桴鼓。余年轻时在家乡行医，一老医告曰，据他多年观察，患者服用桂枝汤后，体温先上升而后下降。此言从实践而来，朴实无华，颇得桂枝汤之神髓。凡阳虚营弱，手足不温者，服桂枝汤有温煦之功；太阳中风得桂枝汤有退热止汗之效。可见桂枝汤能调节体温，燮理阴阳。明此则可恍悟其旨矣。

柯韵伯《伤寒论翼》谓“营卫行于表，而发源于心肺，故太阳病则营卫病，营卫病则心肺病矣”，可见桂枝汤调和营卫，实具宁心保肺之功能。柯氏此说，与《难经》“损其心者，调其营卫”相契合，因此，说桂枝汤能通脉强心亦无不可。桂枝汤还可疗心律失常。当代已故名医冉雪峰所制之强心素（桂枝二两，芍药、甘草各二钱。桂枝研细末，芍药、甘草半研细末，半煎浓汁，将汁拌入末内，烘干，再拌，以汁尽为度，丸如梧子大。每服一钱五分至三钱，白饮下，日二服或三服），用治心脏衰弱。冉氏认为，此方功用独在桂枝，桂枝为“奋起神经特异药”，但“挥发太过，非弱者所能胜”，故加芍药、甘草以和之，“且芍药中含安息香酸，外人用为兴奋药，亦即助桂强心之一说也”。此解推陈出新。桂、芍相伍用治心律失常，以心肺气虚之候为宜，二味的用量当视阴阳的偏盛偏衰而损益，甘草为必用之品，余则随证加味，疗效可期。

通过调和营卫来调整心律，用药不拘，大法不离。例如附子伍生地，一气一血，一阴一阳，不乏调和营卫之意，适用于心阳虚衰、血虚液乏、心脉痹闭者，近世一些医家用之于热病心衰，屡建奇功。笔者还以独活伍生地，随证加味以疗风湿犯心，心脉不畅，心律失常者。独活长于祛风湿，并可“宁心”，陈修园谓独活“入心以扶心火之衰……入心而主宰血脉之流行”(《神农本草经读》)，所见甚是。生地则取其养营血以行血痹。若比照观之，是以独活当桂枝、生地当芍药矣。又如老人久病体衰者、肺心病患者，形神衰惫，心悸气短，易汗，舌光苔少，脉细弱、有间歇，知其气血阴阳俱不足，不耐刚药，故余常以鹿角霜、淫羊藿、巴戟天等温润阳药，伍入玉竹、麦冬、柏子仁等治之而奏功。其配伍之法与桂、芍同用相通，唯病证各殊，故选药有异，善学者当触类旁通。

阳旦汤由桂枝汤加黄芩而成。《外台秘要》(以下简称《外台》)卷二所载之《古今录验》阳旦汤，主治“中风伤寒，脉浮，发热往来，汗出恶风，颈项强，鼻鸣干呕”。其中“发热往来”一症引人注目，其是桂枝汤加用黄芩之由来，以桂、芩并用能调和寒热故也。此方大抵适用于桂枝汤证悉具而内热渐起者。黄芩还可监桂枝温热之性，至于黄芩用量的多少，当视内热之程度而定，所谓“从多从少，观其事也”。阳旦汤除用于上列见症外，湿热病初起湿重热轻、寒热有汗者可以用之；湿热病后期余邪未楚、低热不退者可以用之；今之过敏性鼻炎，喷嚏连连、鼻流清水不断者亦可用之。过敏性鼻炎颇似古籍所称之鼻鼽，为营卫不和、邪害清窍之征。桂枝汤主“鼻鸣”，阳旦汤亦主“鼻鸣”，桂枝汤用于风邪未化热之时，阳旦汤则用于风邪渐化热之际。疾病的过程是一个动态变化的过程，过敏性鼻炎化热较速，有的不数日清涕即转为浊涕，故当发于机先，用桂枝汤时及早加用黄芩以杜其化热之路；方中复入藿香，芳香化浊以宣窍，藿香、黄芩同用取辛开苦泄之义。若兼见鼻痒，则加入白芷、乌梅，二味得黄芩可祛风止痒。若过敏性鼻炎反复发作，鼻流清水如注，伴见头晕乏力，则宜在阳旦汤中加用干姜、五味子以温肺止流。总之，阳旦汤扩大了桂枝汤的应用范围，而吾人用阳旦汤以治今病，在前人的基础上又有了新的进展罢了。

阳旦汤对于某些过敏性哮喘有独特的功效，将另文阐述（见古方篇）。

〇二

麻黄汤

麻黄汤（麻黄、桂枝、杏仁、甘草）乃仲景为伤寒表实证而设。表实，乃腠理致密之意。历代医家对麻黄汤之方义认知不一，争议的焦点是方中之桂枝究竟是助麻黄发汗，还是监制麻黄勿使过汗。喻嘉言曰：“麻黄发汗，其力最猛，故以桂枝监之，甘草和之，而用杏仁润下以止喘逆，正如驭马防其放逸耳。”汪昂《汤头歌诀》因之曰：“麻黄善发汗，恐其力猛，故以桂枝监之，甘草和之，不令大发也。”二氏所言，从经方多为“有制之师”的角度来看，似无可挑剔，然衡之麻黄汤证及临床实际，恐非的解。《章太炎全集·论太阳病非局指太阳》指出，“夫太阳表证必先营卫，太阳里证率在胸中，此不容毫忽疑者”，故太阳病则营卫病矣。麻黄汤证见“头痛发热，身疼腰痛，骨节疼痛，恶风，无汗而喘”。风寒外束，表气郁闭，故发热无汗；表闭则营卫行涩，故身疼骨节疼痛；肺主皮毛，表里相应，表闭则肺逆，咳喘以作。可见此证病变的核心为风寒外束，腠理闭塞，营卫不通。麻黄汤以开闭发汗、泄卫通营为要义。盖天地阴阳和而后有雨，人亦阴阳和而后有汗，今气机闭塞，气不化津，汗何由作？麻黄轻扬，开表闭以泄卫实；桂枝通血脉，发散营中之风寒。二味并用，将着于营卫的风寒一并由汗而解。由此可知，方中桂枝助麻黄发汗无疑义矣！杏仁下气平喘，且由肺入心，行气中血滞，因其质润，当营卫行涩之际，能助其周流，以利麻、桂达邪外出；甘草其用在和，和诸药，和药性之偏，既能略缓麻黄发表之力，又能逗留其性，使其解表之力绵长。此方药仅四味，无一味可或缺，其严谨如此。

麻黄汤对证用之，收效甚捷。我外祖父儒而后医，曾在山西太原行医十八年，老而返乡，其用药大胆泼辣，敢用重剂以起大症。据家母告余云，一乡人隆冬深夜外出，衣着御寒不够，遂染风寒，恶寒发热，周身酸痛，咳喘气急，体质颇壮实。吾外祖父诊之，即疏麻黄汤原方，一味未更，麻黄用量为六钱（18g），一服而得汗，诸恙均释。余行医近六十年，见有用麻黄汤的机会亦不放过，一般麻黄用至5g，奏效亦速，自叹胆识不及先辈，或未见如此之重症耶？倒是一些哮喘患者，入冬感受风寒，旧疾发作，喉间痰鸣，夜间不能着枕，痰色清稀，口唇紫绀，舌苔白腻，脉浮紧或弦紧，虽无寒热之表证，仍用麻黄汤，酌加利气涤痰之品，投之辄验。

〇三

大青龙汤

大青龙汤由麻黄汤、桂枝汤合方去芍药加石膏而成。《伤寒论》用之治太阳中风，脉浮紧，发热恶寒，身疼痛，不汗出而烦躁者。烦躁为证治之眼目。此症缘风寒外束，肺卫失宣，玄府郁闭，热蕴胸膈，是以外则表闭无汗，内则烦躁以作。斯时若与麻、桂强责其汗，则麻、桂之温性与胸中蓄积之热邪两阳相合，必生发黄、惊狂之变；若徒清里热，则外束之风寒不解，必致内陷。于是有大青龙汤发表清里之制。石膏不仅清胸中之热邪，防其内传阳明，且功善解肌，随麻、桂达外以散热，一汗而外邪得解，壮热得平，如龙能行云致雨，立方之义，在于斯矣。

余尝思经方之配伍，有补偏救弊、左宜右有之妙。譬如石膏有寒胃之嫌，生姜则能宣发胃阳，二味寒温异性，此则融一炉冶，庶可防热病服寒凉后，热邪未已，中寒复起之弊。此方分而观之，麻黄伍石膏，善解肺热，肺主皮毛，故能引热从肤表而散；桂枝伍石膏，最解肌热，以桂枝由营达卫而解肌，与石膏化合，散中兼清，肌热遂释。曩年，余在江苏老家行医时，每逢夏秋之交，湿热郁蒸，常见湿热病患者高热有汗不解，溲黄，或伴见腹泻，舌苔白腻或罩黄，脉濡数。此类证候，若一味清热，或热去湿存，或湿未去热不解，以致病势缠绵。余常以桂枝与石膏同用，配合滑石、水蜈蚣等芳化淡湿之品，不仅解热甚速，且有顾护阳气之深意，为防湿邪伤阳之先着。

在《伤寒论》中，大青龙汤中麻黄之用量为麻黄汤中用量之一倍，因而被视为发汗之峻剂，倘用之不当，有大汗亡阳、筋惕肉瞤之变，于是后人视用此方为畏途。然据余之体验，倘方中麻、桂均未超出常规用量，十分安全，以石膏能监麻、桂发表之性，且姜、枣能调和营卫，化津液为汗之故。近贤章次公先生治小儿肺炎，十分注意保护心力，倘症见发热咳呛、气急胸高、两鼻煽动，一派邪热亢盛之象，若脉来细数而软弱，表示心力不健，亦以大青龙汤为主干，加减出入。以方中之桂枝，兼具通脉强心之功故也。由斯观之，大青龙汤之脉证，当不为脉浮紧所限。余曾目睹小儿肺炎患者，在过服清热解毒剂后，高热虽退，转而肢冷、汗出、神疲、脉弱，急需回阳救逆者，倘能见微知著，及早在清肺开闭剂中参用顾护心力之品，当可防患于未然。

余在英国所见之哮喘病，很多具有过敏因素，急性发作时，咽间哮鸣、喘憋、痉挛，呼吸困难，亟宜宣肺开闭、解痉缓急。联想到《金匮要略·杂疗方》还魂汤（麻黄、杏仁、甘草，一方有桂心），能“救卒死”，治“诸奄忽气绝，无复觉，或已无脉，口噤拗不开”之症，遂用大青龙汤治哮喘之症兼高热烦躁者，其效甚著。曾治一英国 8 岁儿童，忽作哮喘，高热，无汗，气急，咽塞，因呼吸困难以手捶胸，苔薄而干，脉浮数。遂予生麻黄 4g（先煎），桂枝 5g，生石膏 18g（先煎），光杏仁 10g，生甘草 3g。一服而高热即退，喘逆即平。

〇四

小青龙汤

小青龙汤（麻黄、芍药、细辛、干姜、桂枝、五味子、半夏、炙甘草）主治“伤寒表不解，心下有水气，干呕，发热而咳，或渴，或利，或噎，或小便不利，少腹满，或喘者”。其证缘风寒未得外解，阳气不宣，肺失治节，湿聚为饮，于是或咳，或利，或喘诸症作矣。立方以开发上焦、温化水气为主，俾水化为气，其清者外发而为汗，其浊者下趋而为尿，则外邪、水饮自解矣。

心下有水气则心阳不宣，可令人作喘，至于临证常见之水饮凌心，其见症较之心下有水气尤甚一筹，因而咳逆更甚。昧者一见麻、桂，辄以为解外，以为针对此证“表不解”而设，其实非也。须知麻、桂之辛散与芍药、五味子之酸敛相伍，发表之力大为减弱，其药力不走表而走里，上以开肺闭、通心阳，下以行气化、利小便。心下有水气为此证之主要着眼点。心下，指肺胃之间；水气，示人治水当先治气。是以方中不仅用麻、桂，且增入姜、辛，旨在温运胸中大气，气行则水行。试观今之风湿性心脏病患者，心脉不通，上气而喘，小便不利，从心下有水气，渐至心下痞坚，非大气不运之明征乎？倘拘泥于形质，一味化瘀通脉，犹未达一间，必气行而后瘀化，气行而后水消。由斯观之，小青龙汤旨意深矣。

按仲景用药通例，咳用干姜、细辛、五味子，诚以肺司开阖。干姜、五味子并用，辛散酸收，深具开阖兼济之意，用细辛其意何居？清代医家陈修园谓细辛能发动阖辟活泼之机，故姜、辛、味往往并用。此种推理，可备一说，终觉颇玄。以余观之，细辛擅开肺痹、喉痹，为风寒咳逆、音嗄之要药，且辛香透络，能祛络中之水气，辛能润燥，能通气而致津液。凡风寒咳嗽，若不急欲其开痹散寒，细辛可以不用，姜、味足以胜任。后世温病学家治湿热神蒙之证，在大队辛淡之剂中，加少量细辛以行水、启窍、致津液，堪称得仲景用细辛之心法。方中之半夏，下气散结，和胃止呕，既可平干呕，亦可疗咽间噎塞。甘草和诸药，兼顾胃气。立方之周密如此。

小青龙汤所主之外感咳喘，发热与否可以不计，以痰质清稀为的证，倘痰质稠厚，此方即非所宜。水饮夹热，宜加石膏，即《金匮》治肺胀咳而上气、烦躁而喘之小青龙加石膏汤。据近代名医张锡纯之经验，其用小青龙汤无论夹热与否，均加用石膏，唯用量之偏多偏少而已。用小量可使整个方剂药性之凉热归于平均，用大量则解热之功胜。石膏还能行水逐饮，观小青龙加石膏汤之主治，仲景曰“心下有水”，显然较心下有水气见症为重，加用石膏不仅能清热，兼可行水，用意甚明。观乎仲景治膈间支饮、其人喘满之木防已汤（木防已、石膏、桂枝、人参）亦用石膏，为其能行水逐饮之另一佐证。今之脑血管意外可引发脑水肿，而实践证明运用石膏可以降低颅内压，消除脑水肿。此乃石膏清热利水功用之引申罢了。

据近代名医范文虎经验，治风寒失音用小青龙汤轻剂，方中每味用 3 分（1 克），开水泡服，屡收佳效。此方用小量开痹通音，取意甚佳。忆及“文革”期间，某日家兄自武汉乘轮船返乡探亲，途间感受风寒，遂失音。余用范氏法取小青龙汤轻剂，略煎三五沸服之，次日其声即扬。若风寒夹热，或风燥失音，此方即不相宜。

曾治某女，52 岁，英国人。哮喘两周余，病因感冒而起，始则恶寒发热、咳嗽，继则哮喘不已，入夜不能平卧。家庭医生给予含有激素成分的吸入剂必可酮，暂时控制症状，旋又发作如故。遂前来就诊，症见洒然恶寒，咳喘气急，胸闷不适，其痰色白而质稀，舌尖红，苔薄，脉浮滑。饮邪夹热内踞，肺失宣肃，予小青龙加石膏汤出入。药用：生麻黄 3g，川桂枝 5g，白芍 8g，光杏仁 10g，干姜 5g，五味子 5g，法半夏 10g，生石膏 18g（先煎），甘草 3g。每日 1 剂，服药一周，喘逆遂平，微咳，痰少。再予原方一周而愈。按：此证外有非时之感，内有停蓄之饮，病延两周，外邪未净，饮已化热。痰色白而质稀为饮，舌尖红为热，均为辨证之眼目。用小青龙加石膏汤出入（加杏仁，未用细辛）吻合病机，故一击而中。

〇五

桂枝去芍药加麻黄细辛附子汤

此方亦名桂甘姜枣麻辛附子汤，见于《金匮》水气病篇，主治“气分，心下坚，大如盘，边如旋杯，水饮所作”，其饮邪停蓄的程度较小青龙汤之“心下有水气”更甚。小青龙汤所治之外感病，缘风寒不得外解，肺失宣肃，水气停聚心下。此所治之内伤杂病，缘心阳不足，水饮积而不散。盖饮积心下则心阳不宣，心阳不宣则肺寒，肺寒则气不化，气不化则水不行。故仲景名之曰“气分”，以虽病在水，实病在气，二者的主要区别在此。

职是之故，小青龙汤着眼于利肺之开阖，是以方中辛温辅以酸收，开阖兼施，复肺治节之职。此方所主之“气分”证，是由心而及肺者，故着重温通心阳，温运胸中大气，以逐阴霾，故不仅舍去酸收之品，复入附子、细辛，与麻、桂共布阳和。此中之取舍权衡，至精至密。

此证水饮凌心，心下坚痞，不仅示心阳不足，且肾阳惫矣。方中用附子，即赖其救肾气以挽心阳。观仲景治水气病，凡脉沉者，以为证属少阴，有用麻黄附子汤（麻黄、炮附子、甘草）之例，可知桂枝去芍药加麻黄细辛附子汤，寓化下焦水气之意。然非交通上下，不能启肾阳上达，于是用细辛一味，以其能下入肾经，上达心肺。又恐中无所恃，复入姜、枣和脾胃以行营卫。如此则上中下一线贯穿矣，此立方之大旨。

忆及余年青时，曾闻一晚期血吸虫病患者，单腹胀已成，腹胀如鼓，小便涓滴难下，经用多种利尿剂终难见效，病势危殆。一老医毅然投以大剂麻黄附子细辛汤，药仅三味，一服而小便即利，数服而腹水渐消。想此证腹中阴凝殊甚，认证既确，故用之不殆，余深受启迪。思桂甘姜枣麻辛附子汤虽治在上焦气分，实上通心阳、下化肾气、中助脾运，疏利三焦、化气行水之剂。余移用于肝硬化腹水后期，阴凝气塞而见腹大如箕，水饮泛滥、凌心射肺而兼见胸水、气短心悸，小便艰涩难出者，虽属背水一战，但对缓解症状，确有助益。唯舌质偏红，肝阴伤残者，绝非所宜。至于风湿性心脏病患者，从饮停心下，进而发展到腹中胀满，乃至遍体浮肿，气短喘息，脉节律不齐，或有间歇，舌质紫暗，苔薄腻，心衰之象毕现，其治亦不乏运用此方的机会。一般认为，风湿性心脏病乃风湿犯心、心脉不通所致，以化瘀通脉、强心利尿为治疗常法，殊不知气为血帅，治气在治血之先，唯气行而后水化，气行而后瘀散。治疗此类证候，余常在方中加用黄芪一味，匡扶正气，实表固卫，与麻、桂之辛散同用，相反相成。诚所谓大气一转，其气乃散。

后世医家，用此方而深得仲景遗意者莫过于陈修园，其治水肿所订之“消水圣愈汤”（《时方妙用》），系由此方加知母一味而成。方后注云，水盛者加防己。陈氏誉其为“治水第一方”。加用知母颇具深意，盖水虽为阴邪，但久留不去，郁而化热，膀胱热蕴液涸，塞而不通，尿艰涩涓滴且色泽深黄，斯时无阴则阳无由化，唯温运佐以清滋，始气化水行。麻、桂佐以知母正为合拍，须知知母无麻、附、桂、辛，能利尿不能行水；知母得麻、附、桂、辛，能利尿又能行水。余用陈氏此方，亦加入黄芪一味，以为知母得黄芪之助，更增其助膀胱气化之力。

〇六

桂枝芍药知母汤

桂枝芍药知母汤由桂枝、白芍、知母、生麻黄、炒白术、炮附子、防风、甘草、生姜组成。

《金匮要略·中风历节病脉证并治》："诸肢节疼痛，身体魁羸，脚肿如脱，头眩短气，温温欲吐，桂枝芍药知母汤主之。"一个"诸"字，示周身多个关节受累、痹闭作痛；"身体魁羸"，病患已久，形体虚弱；"脚肿如脱"，气不化水，湿浊下趋；"头眩"，上气不足之征；"短气"，心肺功能衰减之象；"温温欲吐"，湿郁生热，脾陷胃逆之故。是为阴阳俱痹、水火交阻之候。立方之要旨，在于分解寒热，两和阴阳，以开痹闭。桂枝通阳行痹，芍药开营气之结，二味并用，为阴阳俱痹而设；又恐桂枝力有未逮，故用麻黄通阳解凝以助之；恐芍药和营清热之力不足，加知母育阴清热以助之。且知母功擅治肿，《神农本草经》（以下简称《本经》）称其有"下水"之功，凡治湿郁生热，气化不行，小便不利，尿黄且短，知母为当用之良药。麻黄性轻扬，功善发汗，知母驯其发表之性，转而下行，助其利尿行水。术、附并用，崇土燥湿，土健则湿浊不至下趋。防风一味，祛风胜湿以利关节。生姜既能和胃止呕，又能配合防风疾行卫气，布散药力。

此方所主之病显然是风湿病，风湿病而见下肢浮肿，累及心脏可知，用此方祛风湿而强健心脏，是对症之治。此外，据余临证观察，此方对关节炎、痛风、鹤膝风等多种疾病引发的膝关节腔积液有良效，其见症为膝关节肿胀发热，视之皮色微红，扪之有热感，脚或肿或不肿，但足胫发凉。简而言之，他处发凉，唯膝关节觉热，方为水火交阻之的据，亦是知、芍与桂、附并用之指征。治疗此类关节腔积液，不妨以独活代防风，关节痛甚者用制川、草乌代附子。一般服药一周左右，关节肿胀十去七八，即加用黄芪扶正托里，以祛余邪，肿消后转方调理。

运用此方，当随证加减变通。曾治王某，女，52岁，2007年5月20日初诊。夙患心律失常，经中药治疗，病情已被控制。近一月来，因劳累过度，复又受寒淋雨，遂致恶寒发热，手指、两膝关节肿痛，卧床不起，经自服解热药，寒热已罢，余症未减。顷诊两膝漫肿，内有积液，发僵作痛，扪之有热感，行走不便；手指关节亦见僵硬疼痛，屈伸不利；心悸乏力，胸闷气短，脉浮缓而有间歇（一分钟达五六次之多）；舌质淡红，苔薄。风湿化热，痹阻经络，延及心脉，拟方通脉和营，祛风化湿。药用：川桂枝5g，赤、白芍各6g，生石膏18g（先煎），知母 10g，威灵仙 10g，秦艽 10g，炒白术 10g，独活 6g，甘草 3g。14 剂。2007 年 6 月 30 日复诊，药后两膝关节肿胀全消，行走自如，手指关节僵硬亦除，唯仍觉心悸气短，脉浮缓、有间歇，舌红而干、少苔。风湿之邪渐去，心脉痹阻未复，虚象显露，拟方两调阴阳，通脉宁心。药用：独活 6g，生地黄 15g，淡附子 5g，鹿衔草 12g，甘草 3g。照方连服两周，精神颇振，体力渐复，除脉来偶见间歇外，一切如常。续予原方再服两周，津回舌润，脉来间歇未见，诸恙均复。追访两年未见复发。

按：患者夙罹心律失常，隐伏心气不足、心脉不畅之内因，复因劳累体虚，风湿外侵，更易导致心脉痹闭，心气虚馁，故脉来间歇频仍；风湿蕴热，痹阻经脉，是以手指关节肿痛；湿热下注，留着膝关节，是以漫肿、积液。目下商治，祛风湿、泄热邪固当着眼，而益心气、通心脉尤为要务。先予桂枝芍药知母汤出入，以桂、芍调和营卫，益心气以复心律，配合白虎加桂枝汤宣化经脉蕴热，达邪外出；威灵仙、秦艽祛风通络、宣痹定痛；独活搜着骨之风湿，尤利下肢关节，可助桂、芍宁心，且与知母同用，能分解水火相搏之势，又配合白术培土安中，有助于消除膝关节积液。药后肿消痛定，唯正尚未复，脉浮缓而有间歇，心阳不足奚疑？遂予附子振复心阳。鉴于舌红而干、少苔，营阴亦损，参入生地滋养阴液，庶几阴阳兼顾，阳生阴长，且生地善逐血痹，凡营阴不足、血涩不利之候尤为适用。复加用独活，仿用独活生地煎，在祛风湿中通脉宁心。鹿衔草则为益肾督、祛风湿而设。此方两调心肾，寓祛邪于强心通脉之中，吻合病机。此证所以获验，终不出数名方融为一炉，随证进退。

○七

五苓散

五苓散由茯苓、猪苓、白术、泽泻、桂枝组成。《伤寒论》用之治太阳病发汗后，脉浮，小便不利，微热消渴；中风发热六七日不解而烦，有表里证，渴欲饮水，水入即吐，名曰水逆之证。此方亦为治水肿、腹泻、水气病引起之头眩等病症的要方。

五苓散颇难索解。观其主治，《伤寒论》不少注家以为是太阳蓄水证，盖太阳表证未罢，寒水之气未化，邪热随经入腑，以致膀胱气化不行。然而，既然水蓄太阳膀胱，何来渴欲饮水、水入即吐之“水逆”？于是又有水蓄胸中之说。更有认为其人有宿水，因表邪入里引发者。不一而足。以余观之，此方的应用，总以表邪未尽、水气不化为辨证之着眼点，至于水饮之停蓄，在上、在中、在下，未可一例衡之。亦有饮邪尚未停蓄，仅见水气不化者，亦可用之。此方将气与水的关系演绎得淋漓尽致，而王冰“气水同类”说（见《黄帝内经素问·水热穴论》注）堪称此方之绝妙注脚。质言之，气即水也，水即气也；是以病气即病水，病水即病气。此方之奥妙，在于用行水药以助化气，用化气药以助行水。二苓，甘淡药也，善于利窍；桂枝，辛温通阳药也，善于化气。桂枝化气助二苓利尿，二苓化水助桂枝以解外，发津液而为汗。泽泻咸降，增二苓利尿之力；白术转输脾气，流通津液。是以此方彻内彻外、彻上彻下，外邪解则热退烦除，水化为气则津生渴已，脾升胃降则吐逆自平，膀胱气化复职则小便自利。故堪称化气利水第一方。

曾治某女，52 岁，已婚，瑞士人。六年前因左侧眼睑下垂、目赤、多泪在某眼科医院治疗，经用抗生素内服及滴眼药水外用，未见效果，后诊断为淀粉样变性，手术治疗，术后仍未见效，遂再次手术。如此这般，共进行四次手术，遍服各种消炎药，并滴用眼药水，均无济于事。于 2011 年 9 月 30 日前来就诊，诊见左眼色泽殷红，目中充满泪水，眼睑浮肿、下垂，自述经汛已一年半未行，烘热易汗，体重增加，体型变胖，大便偏溏，一般一日两行，舌苔薄腻微黄，脉沉细。肝郁脾虚，水气不化，久郁生热，治当达肝郁，化水气，散郁火，予五苓散出入。药用：川桂枝 5g，炒苍、白术各 6g，茯苓 10g，泽泻 10g，防风 3g，地骨皮 6g，白蒺藜 10g，车前子 10g，甘草 3g。14 剂。2011 年 11 月 4 日复诊，药后眼睑浮肿已消，目赤竟退十之七八，目中泪水亦少，苔腻渐化，脉来较前应指，无须重按即得。效不更方，续予原方 14 剂。2011 年 11 月 18 日三诊，目赤基本退净，目中泪水亦除，眼睑恢复常态；大便成形，一日一行；烘热易汗亦近于消失；苔薄，脉弦。仍宗原意出入，原方去茯苓、泽泻，加茺蔚子 10g、泽兰 10g，14 剂，药后遂告痊愈。按：目赤用凉，法之常也；然治之不当，误服、过服凉药，适足为害。清代医家黄坤载 30 岁时左目红涩，为医误治，过服凉药失明，可为例证。此证目赤多泪，眼睑下垂，曾经手术并服多种消炎药无效，所谓淀粉样变云云，难以服人。吾只知其体型肥胖，脉来沉细，乃阳虚湿胜之躯；眼睑浮肿，泪囊发炎，泪水甚多，乃水气不化之象；纵有目赤色鲜之热象，乃湿郁生热之"标"象，未可舍本而逐末。用桂治目赤或曰"从治"，颇有渊源。《本草纲目》引《医余录》云："有人患赤眼肿痛，脾虚不能饮食，肝脉盛，脾脉弱，用凉药治肝则脾愈虚，用暖药治脾则肝愈盛，但于温平药中倍加肉桂，杀肝而益脾，故一治两得之，传云'木得桂而枯'是也。"此证肝郁脾虚，虽未见有形之饮邪蓄于太阳膀胱，蓄于胸中，然目中泪水满溢，非水气不化而何？五苓散是所宜也。方中之桂枝可抑肝扶脾，又因目赤缠绵六载，目中热郁已久，"甚者从之"，故假其温性通散达郁，郁结开则邪热散。方中未用猪苓，代之以车前子，以其利水兼能明目。脾主肌肉，苍、白术并用，强脾燥湿，有助于消除眼睑浮肿，亦可改善其无力下垂之状态。方中用小量防风，取火郁发之之义；用地骨皮，取凉血明目之义。配合此二味是参用《普济本事方》之地仙散（防风、地骨皮、甘草）。白蒺藜一味，取其疏肝、散风、通络。总之，全方温清并用，以温为主，清为次；以化水气为主，散郁热为次；标本兼顾，终获效机。

〇八

四逆散

四肢厥冷一症，多见于《伤寒论》少阴病篇中，病变及此，心肾阳虚可知，此时姜、附辈最为常用，然而由柴胡、枳实、芍药（白芍）、甘草组成的四逆散，不仅冠以四逆之名，亦主治"少阴病四逆"之证

(《伤寒论》"少阴病四逆，其人或咳，或悸，或小便不利，或腹中痛，或泄利下重者，四逆散主之")，殊发人深思。后世论者，多以阳郁于内而不能达于四末以释四逆之义，可备一说。以余观之，此散所主之四逆，亦与心肾有关，不过其发病之源为肝胆，系肝胆脏气失调影响心肾者，与阳气衰微或阴盛格阳之四逆不可同日而语。仲景将此列入少阴篇中，有示人鉴别诊断之意。

人之脏气，升发之机系乎胆，疏泄之机在乎肝，是以前人有"肺主一身之表，肝主一身之里"之说。若疏泄失职，则气机郁滞，侮脾犯胃最为常见；倘由气滞而气塞不通，势必影响心脏血液循环，以致营卫运行失度，肢冷肢厥因兹而起。此散不治心而治肝，求其源也。方用柴胡升发清阳，散肝气之结；枳实为消痞散结之要药，尤善理胸胁气滞，唯其下气开闭之力胜，因而回厥复苏之力亦强；芍药、甘草以和阴气。庶几散敛兼备，此立方之微旨也。

四逆散证之"或悸""或小便不利"，是肝胆为患影响心肾之明征。盖肝郁不达，胆失通降，气行不畅则血行不利，心失所养则悸动不宁。仲景于方中加用桂枝，取其既能辛达肝郁，又能通心阳，且桂、芍相伍调和营卫，转而有调心律、益心气之功（《难经》"损其心者调其营卫"），心得益则悸自宁。临床常见情怀抑郁引发心脏病，胆石症所致的胆绞痛引发心绞痛，二者均是肝（胆）病及心之佐证。肾司二便，小便不利多责于肾之气化不及，但肝脉络阴器，肝气郁滞，影响及肾，气化不及州都，小便不利者并不鲜见；若气机闭塞，升降乖违，更可见小便不通。此类证候，非疏泄肝气不能助肾之气化。按仲景法，四逆散加茯苓是其治也。若久病肝气虚馁，疏泄无力，又非温养肝木不可。

四逆散证之"或咳"，为肺有伏饮，复因胸胁气滞气塞而引发，是以加用干姜、五味子，温化饮邪而利肺之开阖。仲景又云，加用姜、味并主下利。古人所称之下利，包括痢疾与腹泻，唯痢疾言下利又言下重，此仅云下利未言下重，当系腹泻无疑。姜、味既能温肺止咳，又能温中涩肠，加入升清泄浊、抑肝和脾的四逆散中，适用于湿胜濡泄之候。脾虚者复入炒白术未尝不可。倘肝脾失调，寒湿内伏，肠鸣腹痛，泻下稀溏，余常用四逆散合五味子散（吴萸、五味子）以治之。以吴萸不仅散寒镇痛之功胜，且善于疏肝达郁，较之干姜更为熨帖。

按仲景法，凡四逆散证腹中痛者加附子，泄利下重者加薤白。其腹中痛，系阳虚寒凝无疑。故用附子以温之，芍、甘以和之。若肝脾郁陷，寒凝气滞，不仅腹痛抑且腹胀，舌苔白腻者，余常用四逆散加川楝、官桂以治之，散寒凝、行气滞确有著效。四逆散加薤白治疗痢疾，以余之临证体验，以寒湿痢疗效最为可靠。夏令贪凉饮冷，恣食瓜果，痢下白冻，或白多赤少，腹中疼痛，后重不爽，舌苔垢腻者，是方颇为适用。薤白辛滑通阳，苦泄温化，上开胸痹，中宣湿浊，下行气滞，用于此正相宜。倘肠间寒热夹杂，下痢赤白兼见，纵有湿浊中阻之证，薤白亦宜与苦泄之品相伍，方能收分解寒热、安肠止痢之效。

四逆散对某些便秘证特别是前人所称之“气秘”“风秘”，有应用的机会。曾治某女，45 岁，英国人。近两年来，以便秘为苦，大便恒三四日一行，需自服通便药方可。腹中撑胀、窜痛，牵及两胁，矢气频多，舌苔薄白、根微腻，脉弦。此为肝失疏泄，脾运失常，腑行不畅。治当疏泄厥阴，调理升降，予四逆散加味。药用：柴胡 5g，炒枳壳 6g，生白芍 15g，炒川楝 10g，青、陈皮各 5g，木瓜 10g，白蒺藜 15g，桑枝 12g，甘草 3g。每日 1 剂，服药一周，腹中胀痛已罢，大便畅行，仍予原方，连服一月，巩固疗效。一年后患者因他病来诊，知其便秘再未发作。按：气秘、风秘临证很难区分，以“风”无非气之运行失衡之故。此证腹中撑胀、窜痛，矢气频多，颇类前人所谓之风壅大肠之候，实为气机升降失调之咎。四逆散升清降浊、柔肝缓痛，正可用之。唯单用此方尚难熨帖，故复加川楝、青皮以散肝气之结；木瓜入肝敛阴、入脾消胀，亦为所需；蒺藜、桑枝功擅疏肝通络，并可祛风平肝，能祛风即能调气，能通络即能开痹闭，是以对肠蠕动失调引发之肠鸣、胀气有殊功。昧者见胀消胀，妄用行气破气之品，徒伤正气，不解拨动气机之妙。明明肠道之变，古人责之于肝，以肝主疏泄故也。

又《普济方》疗“大肠风秘”，取白蒺藜（炒）30g、猪牙皂（去皮，酥炙）15g，为末，每服 3g，盐茶汤下。以蒺藜与牙皂并用，通闭开结之力更胜，特录出以供参用。

〇九

小柴胡汤

小柴胡汤（柴胡、黄芩、半夏、人参、甘草、生姜、大枣）为伤寒邪入少阳之主方。凡病在太阳，其邪在表，宜汗；病在阳明，邪已入里，宜清宜下；此则病在少阳，邪在半表半里，故当和解。此方的要义，前人所述甚繁，以余观之，和解表里、疏利三焦可以赅之。

观乎此汤之适应证，寒热往来为邪在半表也，口苦、喜呕或呕吐为邪在半里也，故用其外达表邪、内彻里热以和解之；而胸胁苦满、咳、胁下痞硬、小便不利均为三焦不利之象，故用其疏利上下。太阳主开，阳明主阖，少阳为枢，所谓枢，乃表里、阴阳出入之义。表里之不和，寒热之纷争，上下之不通，均可借少阳枢转之，故此汤乃枢机之剂。

方以柴胡名之，其为主药无疑，方中黄芩、半夏、人参诸药均可随症取舍，唯独柴胡不能易，职是之故。柴胡长于解热，其应用并不限于少阳病。《本经》称其主“寒热邪气”，华佗疗“伤寒时行”，径以其一味煎服取汗（《千金方》卷九）。其实柴胡并非汗剂，药后得汗者，疏通郁结，轻解郁热，自然作汗之谓。尝见某些外感高热初起，憎寒壮热，身痛无汗，因证使用辛温或辛温与辛凉合法之解表剂，乍看并无不合，但在欲汗不汗之际，体温不见下挫，反而躁扰不宁，其故何也？诚以玄府闭塞、热郁不达使然。倘能及早参用柴胡，往往易于作汗，使退热增速，可见其达郁解热之功远非他药所能及。少阳为病，内应乎胆，此方用柴胡，殆取其直入胆经，引清气上奉，疏气达邪，推陈致新之故。邪犯少阳，经气不舒，郁则生热，胆火内炽。口苦，胆热上熏之明验也。柴胡能发不能清，是以伍以黄芩，赖其直折胆火，如斯则发中兼清矣。胆火内郁，胃腑首当其冲，木火犯胃，胃失通降，则聚液生痰，故又用半夏和胃化痰，且半夏与黄芩、生姜同用，苦辛通降，具清胆和胃、降逆止呕之功，为后人示胆胃不和用药之法门。方中又用人参以助胃气，为扶正达邪之需。且参、半同用，得通补阳明之意。姜、枣同用，调和营卫。甘草调和诸药。由斯观之，此方外和寒热，内和胆胃，用意甚明。

邪郁少阳，枢机不利，清气不升，浊气不降。或郁热迫肺作咳；或湿郁气阻，痞塞不通，为痛为呕；或湿聚为饮，饮停胸膈。种种见症，均可从此方以求应病之策。所谓郁热咳嗽，其特点是呛咳连连，咽干，胸膺憋闷，舌苔薄腻，脉弦，或头痛，或呕吐，刘河间《素问病机气宜保命集》之清镇丸（小柴胡汤，人参加倍，加青黛半两，面糊丸，生姜汤下）即为此证而设。余尝以小柴胡汤去姜、枣，以南沙参代人参，天花粉代半夏，随症参用黛蛤散、青果、郁金等，多能收效。而湿郁气阻，寒热起伏，苔腻不化，在湿热证中屡见不鲜，治疗此证，《通俗伤寒论》柴胡枳桔汤（柴胡、黄芩、姜半夏、枳壳、桔梗、陈皮、雨前茶、生姜）轻灵可法，为余所习用。方中枳、桔、陈皮轻苦微辛，以展上焦气化，气化则湿化，湿化则热透矣；姜、茶一温一寒，和解寒热，亦彰柴、芩之效。饮积胸膈，例如渗出性胸膜炎，运用小柴胡汤有确切的疗效。余在《漫话“柴胡先生”》一文中，曾经提及吾师朱则如先生运用此方治疗渗出性胸膜炎，凡口渴者遵仲景法去半夏加天花粉；而泰州的另一位名医徐汉江先生则加用生地，亦即小柴胡加地黄汤。根据我的观察及实践体会，加生地的效果似尤佳，不仅退热甚速，胸腔积液多数能自行吸收；倘积液太甚，热退后予攻逐水饮之剂（如控涎丹）即可。小柴胡加地黄汤本为妇人伤寒发热，经水适来或适断，热入血室之证而设，而渗出性胸膜炎相似于悬饮，用生地治饮证是谓“破格”，殊足发人深思。生地具清血热、逐血痹、养营阴之功，能疗热病高热，津伤烦渴，《本草新编》称其“凉头面之火，清肺肝之热”，其中清肺热之说，可使我们获得更多的领悟。盖邪犯少阳，枢机不利，上焦不通，势必影响肺之宣发、肃降功能，于是水液不化，聚而为饮，饮停生热，热盛伤津。小柴胡汤枢转少阳，开通上焦，得生地之助，不仅增强其解热之功，抑且复其亏损之阴液，俾肺之治节有权，停饮自化。凡饮停胸膈，因邪热所致者，非清热不能肃肺，非肃肺不能行水。方中柴胡引少阳清气上奉以疏肺气之郁，芩、地苦泄清润，清肺之热，郁解热清，肺之肃降有权矣。且生地与柴胡并用，生地原无滋腻之嫌。世人只知通阳可以化饮，攻逐可以蠲饮，不知黄芩、生地之属肃肺亦能祛饮。可见小柴胡加地黄汤，在下能治血热之互结，在上能治水热之互结，全仗小柴胡汤疏利三焦、通调上下之力。经方随证变通，功用神奇。

一〇

栀子豉汤

《伤寒论》谓“发汗、吐、下后，虚烦不得眠，若剧者，必反覆颠倒，心中懊侬，栀子豉汤主之”。“懊侬”乃烦闷之状，《素问·六元正纪大论》言“火郁之发……目赤心热，甚则瞀闷懊侬，善暴死”，张景岳注言“火入肝则目赤，火入心则心热，火炎上焦则瞀闷，火郁膻中则懊侬”。观仲景用药通例，心烦为山栀所主，懊侬则为豆豉所主。何以知之？试看治“伤寒下后，心烦腹满，卧起不安”之栀子厚朴汤（山栀、厚朴、枳实），治“伤寒，医以丸药大下之，身热不去，微烦”之栀子干姜汤（山栀、干姜），均有心烦之见症，均用山栀，但无懊侬，均未用豆豉，即是明证。山栀能清心除烦，绝无疑义。但烦闷不安，反覆颠倒，莫可名状，较之虚烦更剧，表示气机郁滞，火郁不达。其郁结之气，非豆豉之升散不足以疏通；其郁结之火，非豆豉与山栀相伍不足以发越。二味相伍，方能奏清解膈热、安神宁心之功。

栀子豉汤治杂病气郁化火、心烦失眠之证亦效，以二味并用，具“心肾交合之义”（柯韵伯语）。山栀味苦，能导心火下行，黑豆能益肾阴，作豉后其性升浮，启阴气上潮，水升火降，心肾交合，神安寐至。这证明中医治病着重纠正内在脏腑功能的失调，将治内与治外融为一体。如栀子豉汤，解郁清热，清心除烦；清心滋肾、交通阴阳都在于斯，经方的学理值得探究。

栀子豉汤轻解表邪，清泄里热，其适应证从卫气营血辨证的角度来看，在乎卫气之间。叶天士《温热论》开宗明义“温邪上受，首先犯肺”。柯韵伯则以“阳明为成温之薮”。膈近于胃，是以清代医家王旭高将善清膈热的栀子豉汤视为治温邪之的方。王氏认为，“夫温则宜清宜泄，而叶天士《温热论》未出主方，但云‘挟风加入薄荷、牛蒡之属，挟湿加入芦根、滑石之流’。试思加入何方之内，当知主治不出此方矣。”此论确有见地，遵而行之，治疗温病初起，夹风夹湿诸候，大法不离矣！

栀子豉汤治疗热病、杂病所用甚广，兹举一例聊供参阅。

2014年2月1日，余治某女，43岁，埃及人。左侧肩胛骨内缘疼痛已延一年余，在当地医院多方治疗未效，遂两度专程来伦敦一家私人医院就诊，经核磁共振等有关检查，骨骼未见异常，服用止痛药物也无济于事，经主诊医生介绍来我处用中药治疗。细询其症，痛状若电击，有时局部肿胀，其色发红。疼痛难以忍受时，用热水袋外熨略减其苦，移时其痛又作。平时吸烟，咳痰较多。经汛尚调，口干，舌苔垢腻，脉细滑。此火郁夹痰之候，拟解郁清热，通络定痛。药用：淡豆豉10g，生山栀6g，制香附10g，广郁金5g，丹参10g，赤芍10g，当归须10g，川芎5g，白蒺藜10g，丝瓜络10g，生甘草3g。按方给三周之药，回埃及服用。服药一周后，电话告我，疼痛若失；继续服用两周，疼痛未作。按：此证痛在肩胛骨内缘，状若电击，经西医多方检查，无形迹可征。盖其病在无形之气，非有形之癥积可比。患者平素吸烟，其垢腻之苔，细滑之脉，表示内有蕴热。热蒸湿阻，酝生痰涎；热郁不达，痰滞络中，络脉失和，不通则痛。痛若电击，犹如火灼，局部有时肿胀，其色发红，亦火郁之象。热熨能暂缓其苦，以得热则气血周流，气结暂解，血行稍畅之故，但只能取效于一时，终非治病求本之图。方用栀子豉汤清泄膈上郁热，宣化湿浊。山栀为清热定痛之妙药，丹参、赤芍凉血活血；其余为辛香理气、辛润通络之品，其中香附、郁金、蒺藜解络中气郁，归须、川芎解络中血郁，丝瓜络解络中痰郁。郁解热清，络脉和畅，疼痛遂已。

一一

栀子干姜汤

栀子干姜汤由山栀、干姜二味组成，《伤寒论》言“伤寒，医以丸药大下之，身热不去，微烦者，栀子干姜汤主之”。伤寒热病下证未具，妄用丸药下之，下剂以苦寒药居多，以攻里不远寒之故。妄下后邪热未解，是以身热不解；表邪陷而未陷，余热留扰胸膈，是以心中微烦。轻解肌热，清泄膈热，是山栀所长；下后中阳难免受损，又有赖于干姜。二味并用，寒热互济，相制相须。俾邪热得解则阳气降，中阳得运则阴气升，故此方为和调上下寒热之剂，亦升降阴阳之剂。山栀不仅清热，抑且镇痛，特别擅疗火郁作痛。这就使本方的应用大大超出了热性病的范畴，被后人广泛应用于杂病，特别是胃痛的治疗。用山栀与豆豉相伍组成的栀子豉汤所主的痛证，仲景描述为“身热不去，心中结痛”。结痛，结塞而痛。山栀凉而能散，能开发郁结，发散郁火。前人所谓“火空则发”，发则郁热始散，故其与凉遏之品有间。朱丹溪称其有“治热厥心痛，解热郁，行结气”之功，是深得仲景之意者。火郁于内，凉而散之，是为正法，但以寒治热，尝或有格拒之嫌，干姜之用，不仅得“从治”之妙，且辛以散之，可增强山栀散结作用，亦即增强其止痛之功。

现代所称之食管炎，是指食管出现黏膜充血水肿甚则糜烂等炎性改变的疾病。食管有烧灼样疼痛感，泛酸或呕苦，咽际不适，状若梅核气；有的吞咽困难，进食时痛楚尤甚。长期嗜酒、恣食辛辣炙煿者最易发病，而情志因素又往往使病情增重。鉴于此方擅疗热郁作痛，又能疏气散结，调和阴阳，故不乏应用的机会。2004 年 4 月，曾治李某，男，48 岁。患食管炎、食管裂孔疝、胆汁反流性胃炎。症见胃脘痛如火灼，胸中窒闷，嗳气频作，经常泛吐酸苦之水；大便溏泄，日二三行；平昔恣饮烈性酒，嗜烟，咳痰甚多，色白质稠。曾经中西药多方治疗乏效，自胃病增重，深感恐惧，一年余滴酒未沾。舌苔薄腻罩黄，脉弦略滑。热郁气结，痰浊中阻，胃失和降。法当温清并用，升降阴阳，化痰和中，解郁定痛，予栀子干姜汤加味。药用：炒山栀 5g，干姜 3g，厚朴 5g，法半夏 10g，茯苓 10g，海蛤粉 15g，苏梗 10g，广郁金 10g，绿萼梅 5g，生甘草 3g。服药一周，脘痛消失，泛恶除，腹泻亦止，诸症大为减轻，嘱其仍用上方续服之。按：此证气郁、火郁、痰郁，与患者平昔嗜酒吸烟不无关系，烟客多痰，毋庸置疑；酒有水火两性，既能从阳化热灼伤胃阴，又能从阴化寒聚湿伤阳。此证胃脘痛如火灼，火郁胃中显然可见，而大便溏泄，又露出脾阳不振之端倪。加之痰热痞阻中焦，胆胃逆行则泛吐酸苦之水，通降失职则胸闷嗳气，诸恙以作。山栀清中定痛，但其性苦寒，为大便溏泄者所忌，炒后可略减其寒性。复用干姜振复脾阳，兼制山栀之偏。加入厚朴，参用栀子厚朴汤，意欲增强全方行气散结作用，且厚朴、半夏、苏梗、茯苓同用，行气化痰，得仲景半夏厚朴汤之意。海蛤粉，湿痰能燥，燥痰能消，为痰郁胃痛之要药。郁金行气止痛。绿萼梅疏肝解郁，开胃生津，尤善疗咽间气痰互阻之候。甘草调和诸药。诸药合用，开启中焦，升清泄浊，是以建功。

萎缩性胃炎尽管见症不一，但以缺乏食欲、食后痞满不适、胃脘隐痛为特征，由于气血生化乏源，患者往往体弱神疲。从其见症分析，知饥不欲食为胃阴不足之象，而运化乏权又为中阳困顿之征。病延日久，久郁生热、脉络郁滞亦在情理之中。由于见症复杂，非偏寒偏热可治，亟当权衡虚实，平调寒热，养胃助运。余尝以甘凉濡润与温通胃阳并举以疗气阴伤残之候，又尝用栀子干姜汤加味疗郁热作痛之证。曾治张某，男，41 岁，胃镜检查提示萎缩性胃炎、十二指肠球部溃疡。以胃脘嘈杂作痛为苦，终日不思饮食，食后胀闷，欲嗳不爽，口苦，溲黄，舌光少苔，脉细弦。郁热伤胃，肝胃不和，拟方清中达郁，养胃疏肝。药用：炒山栀 5g，炮干姜 3g，蒲公英 15g，制香附 10g，广郁金 5g，生白芍 10g，炒川楝 10g，玫瑰花 5g，甘草 3g。服药两周，脘痛遂已，纳谷渐增，嘱其续用原方巩固之。按：此方亦用栀子干姜汤加味，唯干姜采用炮姜，干姜炮后带有苦味，意在温摄，对胃溃疡患者还可减少辛辣对局部的刺激。川楝疏肝柔肝，为山栀清中定痛之助；蒲公英有健胃作用，还能散滞气，止脘痛，疗溃疡；香附、郁金解郁行气；白芍、甘草化合阴气，柔肝缓急；玫瑰花气芳香，能行气活血，醒胃进食，并有止胃痛之功。此类用法，养胃阴，通胃阳，行气血，达郁热，看似轻描淡写，其实综合考虑，吻合病机，余屡用不爽。

一二

千金三黄汤

此方出自《金匮》，治历节痛风之妙方，由麻黄、独活、细辛、黄芪、黄芩组成，原为“中风手足拘急，百节疼痛，烦热心乱，恶寒，经日不欲饮食”之证而设。因其冠以“千金”之名，遂令后人或误以为出自《千金方》，考《千金方》卷八有仲景三黄汤，方药、主治悉同，知此方出自仲景殆无疑义。言“千金”者，珍贵之意。

乍看此方发散与固表、温经与清热掣肘，颇为杂沓，殊不知此中深具奥义，若不明其义终不能用也。其主证首言“中风”，示人风为主因；“手足拘急”为风中夹寒，寒主收引之象；“百节疼痛”为风寒客于经脉，留着关节，痹闭不通所致；“烦热心乱”，心乱由烦热而来，烦热系风寒久郁所化，不仅身觉发热，关节痛处也有热感；“恶寒”，风寒外束，阳气不伸使然；“经日不欲饮食”，痛楚难耐，营卫不通，胃阳不宣。方用麻黄开达腠理，通阳行痹；独活为腰、膝风湿痹痛之专药，能搜筋骨之风邪，得麻黄可通行周身以利百节；细辛祛少阴之伏寒，即能拔去骨间之寒邪，辛香透络，舒挛镇痛，与独活并用更彰其效，临床验证，独活寄生汤若舍去细辛，治腰膝冷痛之效大减，可见二味并用之妙；麻黄主开，黄芪主阖，黄芪能抑麻黄发表之性，麻黄得黄芪则转而运行经气以布阳和，黄芪得麻黄则在固表中有达邪之意。此证以寒为本，以热为标，加用黄芩，其义有三：与麻黄同用，开发郁结之热邪，一也；性寒能监独活、细辛温热之性，勿使太过，二也；味苦能燥骨间之湿，三也。诸药并用，发中有收，温中兼清，为搜风宣痹、祛邪安正之良方。

今日临床所称之痛风，系嘌呤代谢紊乱所致，与古之历节风不可等同。然而余用此方别有会心，随证化裁每能应手。盖痛风之反复发作，病变之程度愈进愈深，由关节红肿疼痛到关节腔积液，由尿路结石到痛风石见于大小关节，由局部病变发展到心肾脏器衰败，必有其故。就正与邪的关系而言之，既显示正气节节败退，亦提示伏邪作祟。清人薛瘦吟尝谓“凡病内无伏气，纵感风、寒、暑湿之邪，病必不重，重病皆新邪引发伏邪者也”（转引自《重订广温热论》）。旨哉斯言！痛风之伏邪何在？就其局部而言，肿痛虽消，余邪未靖，毒邪入络。一遇外因，或寒热邪气；或饮食不慎，恣食厚味，妄饮酒浆，于是突然发作。治疗此证，一般主张发时攻邪，平时扶正。所谓攻邪，大多选用能降尿酸的药物为主，但湿浊邪毒旋消旋生，徒降尿酸，终非良策；而一味扶正，又恐有锢闭邪气之嫌。“不去庆父，鲁难未已”。不剔伏邪，病根难除。可假麻黄深入积痰凝血之中运行经气，搜剔风邪；细辛入络以剔寒邪；独活祛骨间风湿之邪，黄芩清蕴结之热邪，黄芪则具扶正托毒之意。组方当视邪毒偏胜而化裁，非每味必用之，至于用量之多寡，当视病情之轻重、发作之久暂予以权衡。

曾治一英国男子，40 岁，患痛风五六载，常因饮食不慎（如过食牛排、过饮啤酒）、感冒、劳累等因素而发作。就诊时痛风已作三日，寒热起伏，周身酸楚，两膝及左足踝肿胀，膝关节腔有积液，行走维艰，拄杖亦难自持，疼痛异常，几不能忍。小溲色黄，大便尚调。舌苔黄腻满布，脉浮滑。湿热邪毒伏匿已久，复感外邪，内外相合，是以见症若斯之重。拟千金三黄汤化裁，宣通痹闭，分消其内外相合之势。药用：麻黄 3g，羌、独活各 5g，黄芩 5g，忍冬藤 15g，白芷 5g，炒苍术 6g，炒牛蒡子 10g，威灵仙 10g，生甘草 3g。每日 1 剂。一周后复诊，痛楚顿释，左足踝肿胀近于消失，两膝肿胀十退八九，可弃杖行走。唯舌苔仍腻，用原方再服两周，诸症向安，行走如常。但劳累及久站后膝关节微肿，大便干结，舌质微红，苔薄，脉浮弦，再予前法加减。药用：麻黄 3g，独活 6g，黄芩 3g，生黄芪 12g，知母 10g，炒苍术 6g，赤、白芍各 6g，忍冬藤 15g，桑枝 10g，生甘草 3g。每日 1 剂，续服两周，诸症均已。按：此证痛风五六载，反复发作，湿毒化热，余邪藏匿，因恣食厚味而资其邪，复为寒束，陡然发作，来势汹汹。痛者，风毒走注，络脉不通也；肿者，湿浊积于关节也；寒热起伏者，湿热弥漫三焦，不得分解，正邪纷争也。方中麻黄、羌、独、白芷达邪于外，搜风定痛；黄芩、忍冬藤清彻里热，解毒和络；苍术强脾燥湿，以堵湿浊之源；牛蒡子通行十二经，既能消风散肿，又可通利二便，以利湿毒之排泄；威灵仙疏通经隧，祛风宣痹；甘草调和诸药。诸药并用，足以分解风邪、湿毒之纠结，俾热退则风静，疼痛渐已；湿去浊化，肿势渐平。唯劳累或久站后膝关节微肿，示正气已伤；舌质微红，示热已伤阴。参用黄芪，扶正以托邪；参用知、芍，育阴以助泄浊。故变方以期吻合病机。由此可知，从搜剔伏邪的角度出发，运用此方灵活化裁治疗痛风，很有研究价值。

一三

桔梗汤

此方由桔梗、甘草二味组成，为仲景治少阴病咽痛之剂，亦被用于肺痈吐脓如米粥者。桔梗苦辛，以畅肺气而达壅遏之邪；甘草甘平，泄火解毒。因其平调寒热，殊少偏胜之弊，故能通治咽喉口舌诸病。主要适用于邪热上犯，咽喉疼痛，色红微肿，或咳嗽有痰，或音嗄，或口舌生疮等。后世医家循此方扩充，曲尽其妙。其中尤以王好古《医垒元戎》之说有代表性，其谓失音无声加诃子皮（名诃子散），声不出加半夏，咳逆上气加陈皮，涎漱加知母、贝母，唾脓血加紫菀，咳渴加五味子，咽痛加牛蒡子、竹茹，疫毒肿加牛蒡子、大黄，呕加半夏、生姜，目赤加山栀、大黄，胸膈不利加枳壳，不得眠加山栀，少气加人参、麦冬，酒毒加葛根。盖咽喉口舌诸病，倘热毒偏胜，或兼夹时邪、痰火等，非用此方随证加味不足以应病。

诃子能疗咽痛失音，王氏仅取其皮，殆本五代医家李珣"诃黎皮主嗽，肉主眼涩痛"而来，以皮既有清润之力，又能敛肺止嗽，古人用药之精审，于此可见。值得一提的是，刘河间用治失音不能言语之诃子汤亦系桔梗汤加诃子，唯通过炮制使方义更为周匝，其方用"诃子四个（半生半炮），桔梗一两（半生半炙），甘草二寸（半生半炙），研为细末，童便一盏，清水一盏，煎五七沸，温服"。草木之性大多生凉熟温，生泻熟补，生散熟敛。诸药用半生半熟者，阖辟兼济，以利咽喉。用童便乃咸寒降火之意。半夏，《本经》言其主"咽喉肿痛"；仲景治"少阴病，咽中伤，生疮，不能语言，声不出者”用苦酒汤（半夏、鸡子清、苦酒），亦以半夏治咽喉之病。凡声不出缘风痰阻痹者，桔梗汤中加半夏，辛以开之确属有效。加牛蒡子、竹茹，治不仅咽痛，抑且治咽肿，故用牛蒡子疏风散结、消肿解毒；竹茹祛上壅之痰热。至于证系疫毒，仅用牛蒡子散结消肿，力有未逮，非加大黄不足以泄其毒火。

余曾治一急性扁桃体炎患者，吴某，男性，20余岁，病延三日，身热不退，两侧扁桃体肿大，色泽鲜红，疼痛异常，汤水难以下咽，咽间黏痰甚多，咳吐不爽，大便三日未行，舌苔黄腻，脉浮滑。急取桔梗6g、炒牛蒡子15g、生甘草5g，作煎剂，煎成后冲入鲜竹沥汁100ml，生姜汁5滴，嘱其徐徐饮服。服药1剂，即热退、便通，扁桃体肿痛大为减轻。转予养阴、涤痰、利咽之品以善其后。可见此证痰热盛者，竹沥之功尤胜竹茹。

又曾治张某，女性，36岁，慢性咽炎已延四载。咽际肿胀不适，咽壁色泽紫暗，伴见咽痛、音嗄，喉际有黏痰，咳时不易，舌尖红，苔薄黄，脉细滑。曾服抗生素无效，又服用泄火清上的中成药数种，亦未见功。自述咽干殊甚，虽饮水甚多，仍无济于事。风痰阻络，咽喉痹闭，玄府不通，津不上承，法当宣痹开音，解毒利咽，予桔梗汤加味。药用：桔梗5g，炙僵蚕10g，陈胆南星5g，马勃5g，炙诃子肉10g，麦冬10g，薄荷叶5g（后下），木蝴蝶5g，细辛1g，生甘草3g。每日1剂，服药一周，咽痛大减，咽干转润，咳痰已少，音声渐扬。嘱其仍用原方续服一月，其病遂愈。按：咽痛咽肿，热证居多，然过服寒凉，冰伏其邪，往往使病证缠绵难解。此证消炎解毒屡投不应，风痰阻络，郁而不达，化毒生热。郁热伤阴，咽干饮水不解；玄府不通，津液无以上奉。其咽壁色泽紫暗，尤为络痹日久，瘀滞毒结之明征。方用桔梗宣畅肺气，开其壅遏；甘草泄火解毒；僵蚕、胆南星以祛风痰；马勃质轻，能化热邪火毒，专消咽喉肿痛，与僵蚕相伍，利咽消肿之力更胜；诃子能阖能辟，炙用敛耗散之气，散结利咽以扬音声；木蝴蝶轻疏气郁，清肺开音，为阴伤气滞、久咳、音嗄之良药；薄荷散风利窍；麦冬润肺生津；用细辛为反佐，以散郁火，开玄府，通津液。总之，立法着眼于敛散兼施，选药则以轻灵为主，意在灵其机窍，通其郁闭，果见效机。

一四

半夏散及汤

此方亦称半夏桂枝甘草汤，由半夏（洗）、桂枝（去皮）、甘草（炙）三味组成，仲景用之于少阴病咽痛者。咽痛以热证居多，轻散凉解之剂最为常用。此方独采温散、温通之法，值得探究。主要适用于咽痛微肿，其色淡红或淡紫或暗红；声不扬，咽际有痰，其质清稀；舌苔薄白或白腻，脉浮弦或浮紧之证。还可用于喉痹经久不愈，咽痛、咽干、音嗄者。其适应证一言以蔽之，曰寒郁喉痹。

足少阴肾经入肺中，循喉咙，咽痛常与之有关。咽痛用玄参，有清少阴伏热之意；此方用桂枝，意在解少阴之客寒。两相对勘，用意即明。阳虚之体，或长期从事室外体力劳动者，偶感暴寒，寒邪郁于咽际不得疏解，肿痛作矣。亦有风热喉痹失于疏散，缠绵不解，或一见红肿，辄投清凉，过服苦寒解毒之品，致使阳气受戕，邪毒冰伏，均可导致寒郁喉痹。此证初起，以咽部色泽淡红、淡紫为多，延久则色泽暗红，均肿胀不甚，尝泛吐清水，咳吐清涎。此证咽痛且干，热是假热，寒乃真寒。燥非真燥，乃津液失于流通，玄府闭塞使然。方中半夏辛以润之，祛痰水而通津液；桂枝辛以散之，开郁结以散浮热；炙甘草甘以缓之，缓火以解咽痛。故可为此证的对之良方。此方作汤剂或煮散剂均可，唯以煎成后令凉，徐徐咽之为妙。温药凉行，庶无格拒之弊。

以余之体验，服用此方后，有的在二三日内咽痛即解，有的风寒郁而化热，转予辛凉轻解而收功。运用此方，凡寒郁甚者，可酌加细辛以增桂枝通散之力；审其寒邪将欲化热，亦可加玄参以监桂枝辛温之性。诸如此类，随证制宜可也。

喉痹不仅可用温散、温通法，也有宜温摄者。虚阳上浮，咽痛足冷，日轻夜重，大便溏泄，切不可误投凉药。前人有用蜜炙附子者，亦有用引火归原之法者，当审证而施。

一五

百合地黄汤

此方由百合、生地黄组成，为百合病的主方。《金匮》言“百合病者，百脉一宗，悉致其病也。意欲食复不能食，常默默，欲卧不能卧，欲行不能行，饮食或有美时，或有不用闻食臭时。如寒无寒，如热无热，口苦，小便赤，诸药不能治，得药则剧吐利。如有神灵者，身形如和，其脉微数”，其所述之症一派精神恍惚、神志不定之象。可见于热病后期，余热未楚之际，更多见于内伤杂病。

观乎《金匮》所列之杂病，以病因、主症命名者居多，此独以一药物来命名，必有特殊用意。细绎之，一者，症状不可捉摸，坐卧行止悉异常人，很难用某一种病症加以概括；二者，虽然诸症纷繁，仍有主因可辨，“百脉一宗，悉致其病也”，心主血脉，肺朝百脉，病与心肺有关，殆无疑义；三者，有主药可治，百合一味是也。百合病乃精神、神志方面的疾病，心营受损，心神涣散，使人茫无所主。唯润肺清心，柔养营阴，方能调和百脉，以宁神志。百合专入心肺，入药以野生者为胜，今则多采家种者，鲜者味甘微苦，性微寒，干则略带咸、涩之味，故能敛气养津，安神定魄，为治疗此证之不二良药。生地黄养营润燥，清心除烦。二味同用，营阴得养，脏躁得滋，百脉贯通，神自安矣。

仲景谓此证诸药不能治，得药则剧吐利，示人温燥、苦寒、偏攻、偏补均非所宜，唯甘味药得中和之义。何以要用甘而偏寒之剂？以其口苦、小便赤、脉微数之故。此类症状，在热病为阴伤液耗，余热逗留；在杂病为虚阳偏亢，水不济火。仅用甘味药尚不足恃，必甘而偏寒之剂方能和中兼清。《金匮》治脏躁之甘麦大枣汤证，谓“象如神灵所作”，此证则为“如有神灵者”，症状颇有相似之处，唯妇人脏躁源于子宫血虚生燥，无热亢可征，用甘平之剂养营润燥兼益心气，缓肝之急足矣。二方之区别在此。

曩年，余曾治一妇人，年五十，经断半年余，患失眠症日趋严重，近二三月来，通宵难以入眠，服安眠西药只得暂安，停药后亦复如故。

终日焦虑不安，抑郁，疲乏，悲伤欲哭，甚至妄图自杀。舌尖红，苔薄，脉弦。余以天王补心丹、朱砂安神丸二方出入，服药两周，竟无寸功。反复思考恍悟此证乃脏躁也。遂予百合30g、生地黄30g、炙甘草6g、淮小麦30g、大枣5枚（去核）作煎剂。药后即见显效，夜寐得安，精神渐趋正常。续服二周，经汛来潮，诸恙尽释。由斯体悟，百合地黄、甘麦大枣诸方，补不足，和阴阳，既可治“形”，又可安神，实形神兼调之剂。

治因形衰而神不安者，有应用百合地黄汤的机会。余用此汤加味治疗妇女更年期综合征，殆取此意。如治董某，女，52岁。近两年来，经汛延期，或二三月一行，或半年始行，烘热易汗，心慌心悸，夜难安寐，烦躁不宁，性急易怒，头痛，肢麻，口干口苦，舌上少苔，脉细弦。责之天癸将绝，血虚脏躁，风阳不平。拟方滋肾平肝，息风和阳，清心养营以宁神志。药用：百合30g，生地黄15g，白薇10g，白芍10g，白蒺藜10g，广郁金6g，丹参10g，莲子心5g，酸枣仁12g，炙甘草5g，淮小麦30g。14剂。药后夜寐渐安，烘热略减，汗出亦少，心悸渐平，唯觉口干、乏力。仍取原意，上方加玉竹12g、十大功劳叶12g。续服两月，诸恙遂已。按：更年期综合征之烘热为真阴不足、虚阳上浮之象，汗出亦系虚阳蒸逼营阴所致。形衰则神不安于宅，失眠、惊悸诸症因之而起。此证更兼头痛、肢麻、易怒，风阳不平为患显然。方用百合、地黄、玉竹、功劳叶之属滋灌营阴，以润脏燥，配合甘麦大枣汤，以枣仁代大枣，共奏益体安神之功。白薇、白芍清泄风阳，养阴柔肝；肝郁不疏，蒺藜、郁金疏肝通络；心经火旺，丹参、莲子心养血清心。总冀水升火降，复归平衡。

又治王某，女，55岁。经断两年余，面赤升火，烘热日作七八次，躁扰不宁，易汗，心烦，夜难安寐，稍闻声响则惊悸不平；咽间觉有物堵，嗳气稍舒；腰际酸楚，足冷；舌尖红，苔薄少津，脉细略数。此乃虚阳上扰，神不守舍，肝木失柔，气火上冲。拟方潜纳虚阳，以安神志。药用：百合30g，生地黄15g，白芍10g，沉香片5g（后下），炒黄柏5g，淫羊藿6g，代赭石18g（先煎），怀牛膝12g，合欢花10g，炙甘草5g。7剂。药后烘热稍减，夜寐渐安，汗出依然。续服两周，烘热、汗出均见好转，唯夜间仍觉惊悸。于上方加潼、白蒺藜各10g，续服一月余，逐渐恢复如常。按：此证亦系脏躁，不仅烘热易汗，抑且面赤足冷，虚阳上扰，阳不归宅之象显然。仅仅滋肾平肝、益水济火尚不足恃，必须戢降虚火，苦以坚肾，配合温润阳药“从治”，引火归原方可。方中百合、生地润养心肺，下荫于肾，为充养阴液之资；黄柏苦坚，淫羊藿温养，平秘阴阳。此四味为立方之主干。阴虚阳浮，肝阳易动，肝气易郁，若平素情怀不适，气郁化火，气火上冲，是以咽间气塞不舒。赭石、沉香、牛膝、白芍并用，敛降虚火，平冲逆之气；合欢花既可安神，又能轻疏气郁；甘草甘以缓之。

上列二案，同为更年期综合征，但阳亢有浅深之别，兼夹症亦各有不同。虽同用百合地黄汤加味，一则清滋为主，一则参用温导潜纳，方旨各异。

一六

吴茱萸汤

吴茱萸汤由吴茱萸、人参、生姜、大枣组成，所用为厥阴、阳明药。此方治厥阴病干呕、吐涎沫、头痛者；亦治少阴病吐利、手足厥冷、烦躁欲死者；还治阳明病食谷欲吐者。上列三种病证，虽见于《伤寒论》的不同篇章，但呕逆则为共同的见症。呕逆缘胃气上逆，冲气上干，有寒热之异，虚实之辨。干呕、吐、欲呕，均用吴茱萸汤治之，必有中焦虚寒、厥气上干之共性。吴茱萸为厥阴、阳明药，温胃抑肝，下气解郁；人参安奠中州；生姜温胃止呕；大枣养营和脾，兼济吴萸辛香燥烈之性。故此为肝胃同调、刚柔兼济之良方。吴萸善止呕，亦善止泻，凡寒凝中焦，水湿逗留，清浊不分，腹中疼痛之泄泻可以用之，以其能温散寒邪，辛散滞气，泄浊分清，止痛安中。少阴病吐泻交作，手足厥冷，阴胜阳微，自不待言。更兼烦躁欲死，诚恐阳不胜阴，取吴萸急温肝肾以逐阴寒；人参、姜、枣以复中气而定逆乱，则心肾阳回，生气来复矣。吴茱萸汤证所见之头痛为颠顶作痛，缘足厥阴肝经与督脉交会于百会穴，肝寒气逆，经气壅遏，因而作痛，用此方温肝降逆正是治病求本之图。

由吴茱萸汤方义加以引申可给后人很多启迪。譬如病在厥阴，而用人参、大枣，让人联想到“厥阴不治，取之阳明”之法。又如肝气犯胃而见脘痛、呕逆、嗳气频作，一般用泄肝安胃法，因肝为发病之脏，胃为传病之所。但若肝虚不耐疏泄，或病延已久、中气虚馁者，不妨通补阳明或益气培中为主，略参抑肝之品。再者胆寄肝内，阴尽阳生，为少阳生气所从出，寒伤厥阴，阳气不复，固当温肝散寒，以遂少阳升发之机。但若厥气不疏，郁久化热，或兼夹痰火，呕恶吞酸，用吴萸温肝达郁，必参苦降酸泄之品，方才合度，非一味温散温补所宜。还有如腹泻，倘病因单纯，仅仅受寒饮冷，泻下清稀，绕脐腹痛，用吴萸一味即可建功；若湿热交阻肠间，腹痛腹泻，纳谷不化，非温清并用不可。《太平惠民和剂局方》戊己丸，用吴萸伍黄连、白芍，即为此类病证而设。此外，吴萸性虽热，但能引热下行，凡口舌生疮，反复发作，痛楚不安，口渗清涎，用其研细末，以醋调敷足心（涌泉穴），导热下行，可收清上、止痛、生肌、摄涎之效。诸如此类，可谓丰富和发展了吴茱萸汤的内涵。

20 世纪末，我在回国探亲期间，曾治一乡间农妇，60 岁上下，中等身材，体型偏瘦。患者自诉头痛见于颠顶，其势甚剧，不时干呕，口吐清涎，唇紫，舌质衬紫，苔薄，脉弦细。曾经中西药多方治疗，未见效机。余观其主要症状竟与《伤寒论》厥阴篇所载毫无二致，当即处予吴茱萸汤。药用：淡吴萸 10g，党参 15g，生姜 6g，大枣 5 枚（去核）。服药一日，头痛大减，干呕已罢，清涎减少。续予原方，五日后诸症霍然。按：余从医多年，所见典型的吴茱萸汤证仅此一例，特志之。

一七 升麻鳖甲汤

此方由升麻、当归、蜀椒、鳖甲、雄黄、甘草组成，治阳毒为病，面赤斑斑如锦文，咽喉痛，唾脓血。若阴毒为病，面目青，身痛如被杖，咽喉痛，则以此方去雄黄、蜀椒治之。阴毒、阳毒均为见症重险之急性传染病，是以仲景谓“五日可治，七日不可治”。又因二者同出一源，只是见症不同，故用阴阳毒统称之，立升麻鳖甲汤一方统治之。

升麻鳖甲汤的要义在于用升散兼搜剔以解疫疠之毒，给予后人很多联想与思考。升麻功擅升阳解毒，辟瘟疫瘴气；鳖甲长于滋阴清热，平肝散瘀，搜剔阴络之邪，二味一升一潜，以靖毒氛。无论阴毒、阳毒均用升、甲，提示阴毒、阳毒常相兼夹，并可相互转化。用当归者，以毒疠伏匿血脉之中，虽然有阳毒唾脓血，阴毒面目青、身痛如被杖之不同，但同为血涩、血瘀殆无疑义，故用其以通血脉。盖血涩则毒无由化，血瘀则热无由泄，血脉不通则生化之机息矣。此方令人难以索解之处，在于阳毒面赤斑斑如锦纹偏用辛温之蜀椒、雄黄，岂不抱薪救火？阴毒反去此二味，焉不失阴阳相制之义？历来注家对此认知不一，有谓阳毒用蜀椒、雄黄意在“从治”（张璐），有谓“以阳从阳，欲其速散也。阴毒去之者，恐阴邪不可劫，而阴气反受损也”（尤在泾）。还有以为阳毒用蜀椒，意在“导火归元，以达命门”。诸如此类，各执一说。因缺乏实践的支持，仅是推论而已，仲景遣方用药的真意依然扑朔迷离。

细思阴阳毒乃当时之瘟疫病，既然毒热深重，仲景何以不用苦寒直折、凉营解毒、通里攻下诸法，说明此类证候必有不宜用大剂寒凉药之理由。随着时间的推移，某些烈性传染病的流行，使人们对阴阳毒的认识有了新的感悟。例如鼠疫是因感受病鼠秽气疫毒而致，突然寒战发热，头痛面赤，肢节剧烈疼痛。疫毒由皮毛进入血脉使血壅不行，腋胯等部位起核，红肿热痛；或见衄血、吐血、溲血、便血，毒邪攻心入肾，迅速出现神昏谵语、唇焦舌黑等危象。因患者死后瘀血青黑见于皮肤，故亦称黑死。其见症竟然与阴毒“面目青，身痛如被杖”酷似。清光绪甲午年（1894），广州鼠疫流行，死者以十余万计，据当时名医黎天祐所云，“时医皆认作大热证，饱食大寒之品及生草药等，入腹即下利，宜其死也”。盖谵语为毒邪攻心，下利乃毒邪入肾，入肾则不可救矣。黎氏这一记载十分珍贵，既说明疫病有其特异性，亦说明治疗疫病要注意保护心肾功能。黎氏以升麻鳖甲汤为主方，其言“余每用（升麻）一两或二三两，但当归、鳖甲、甘草则二三钱可矣，倘证沉重危险者，可日服两三剂，当食赤小豆粥以护心，勿使毒气入心，服药至热退神清为度”(《伤寒论崇正编》)，并制成散剂施赠市民，活人甚众。后来章太炎先生亦称“鼠疫即阴毒”。因阴阳毒确实涵盖了鼠疫一类的烈性传染病，而升麻鳖甲汤一方提示后人注意毒邪的特异性，倘见热用凉，见毒用凉，往往难以切中肯綮。

得此汤之意而用之，当不为瘟疫病所限。2011 年 10 月，余回国探亲期间，一董姓女士，48 岁，患肝炎，谷丙转氨酶长期增高，前来求治。患者 2010 年 8 月外出旅游期间忽感不适，纳谷乏味，时欲呕吐，小便色黄，疲乏异常，遂往某省中医院就诊，经多方检查确诊为病毒性肝炎。服用中药年余，谷丙转氨酶在 800 ～ 1 400U/L 间波动，多方图治未见效机。求诊时患者神疲乏力，情绪不佳，右胁略感胀闷，口苦，尿黄，经汛先期，常超前二三日即行，舌上苔少，脉来虚细。气阴两伤，邪毒藏匿，姑予化毒清肝扶正达邪。药用：升麻 5g，炙鳖甲 15g（先煎），炒苍术 6g，生地黄 15g，五味子 5g，青葙子 10g，忍冬藤 30g，蒲公英 15g，广郁金 10g，绿萼梅 5g，甘草 3g。嘱其每日 1 剂。因余已返英，未能复诊，患者坚持服用此方六个月，于 2012 年 5 月初电话告余，经检查谷丙转氨酶为 24U/L，恢复正常，且精神、体力均佳，病体康复。按：近世治疗肝炎，常用扶正解毒法。扶正意在提高机体免疫力，解毒在于抗肝炎病毒。看似合理，其实似是而非。以余观之，机体免疫力是指阴阳平衡状态而言，非滋补一途。气虚用人参固为提高机体免疫力，而实证用大黄，热证用石膏，寒证用附子，以致中和，谓之提高机体免疫力亦无不可。至于病毒，其属性若何，属阴属阳，是寒是热，亦当细辨。且毒邪常相兼夹，阴阳、寒热也相互转化，未可一例衡之。假使毒邪属阴，误用苦寒，非徒无益，适足戕伤阳气；邪毒鸱张，一味蛮补，为敌赍粮，反张邪毒之势，均为智者所不取。此证缠绵年余，而脉来虚细，示邪毒久羁，正气已伤。口苦、溲黄，邪渐化热之征；谷丙转氨酶大幅升高，示邪毒化而未化，化而未透，毒焰未息。方用升麻、鳖甲，一从阳解毒，一从阴搜邪，执其阴阳两端，以祛毒邪之兼夹；苍术、生地亦是一阴一阳，二者燥湿相济，脾肾兼调，培元固本。且前者培土荣木，后者益肾生肝，不治肝而肝自受益矣。进而言之，苍术能祛湿毒，生地能清血中伏火，庶可操毒邪寒热、燥湿转化之权。五味子强阴益精，收摄阴液；青葙子清肝散瘀，导热下行；忍冬藤甘苦微寒，得少阳生气，在解毒中寓扶正之功；蒲公英清肝养肝，兼可健胃；郁金、绿萼梅疏肝解郁，调畅气机，气化行则毒邪难以留着矣。绿萼梅还具有良好的解毒作用，以梅占先春，花发最早，得春令生生之气。《本草纲目拾遗》称梅花解“一切毒”，良非过誉。总之，此方从升麻鳖甲汤演变而来，清不伤正，补不遏邪，解毒化毒，调和阴阳，是以奏功。而案中阴毒、阳毒之义，已越出仲景时代的范畴，学人切勿等量齐观。

一八

诃黎勒散

此散由诃子一味组成（煨诃子 10 枚为散，粥饮和，顿服），《金匮》用其治“气利”。仲景所称之“利”，涵盖了腹泻与痢疾两证，倘“利”后冠以“下重”二字，如“热利下重者，白头翁汤主之”，则专指痢疾而言。可见诃黎勒散所主的气利，则主要指腹泻，为矢气频作兼夹粪便的证候。仲景原方诃子用煨过者意在温涩，由此亦可推测诃黎勒散适用于久泻不已、滑脱不禁者。

既为气利，肠间必有气郁气滞，此散温涩有余，行气舒肠之力尚嫌不足。清·沈金鳌制“气痢丸”以治气痢，药用诃子皮、陈皮、厚朴等份作蜜丸，随证斟酌用量，米饮汤送下。沈氏称气痢“状如蟹渤，拘急独甚”（《杂病源流犀烛·痢疾源流》），是以用诃黎勒散化裁，参用陈皮、厚朴，芳香化浊，舒肠缓急，为通中兼涩之剂，颇具巧思。

2012 年 7 月，余治一女性患者，66 岁，英国人。自诉患慢性腹泻已七八年，其特点是腹部作胀，矢气甚多，常常急欲如厕，唯泻下时矢气频转，稀便甚少，往往移时又作，少则日七八行，多则日十余行，在公共场合尤为尴尬，不敢外出，曾服用抗生素等未见效果，深感痛苦。舌质淡紫，苔薄，脉细弦。此即气利之属，亟当疏肝和脾，行气舒肠。药用：煨诃子 12g，木瓜 10g，白蒺藜 10g，青、陈皮各 5g，桔梗 5g，防风 5g，益智仁 5g，桑枝 10g，生甘草 3g。每日 1 剂，连服 14 剂，腹胀已舒，泻下日三四行，矢气明显减少。仍予原方续服两周，大便日两行，基本成形，余无明显不适。乃予上方加炒白术 10g、炒枳壳 5g，续进两周巩固之。此后她高高兴兴地去美国度假了。按：此证腹泻已久，临圊有急迫感，矢气甚多，稀便甚少，与气利颇相吻合。乍看其为肠道病变，其实与肝脾功能失调有关。古人恒将腹胀责之于脾，腹痛责之于肝，此证虽无腹痛，却未必无肝邪。矢气频作乃“风壅”之象，系肝失疏泄，肠道气郁气滞所致。肝郁不伸则脾运受困，消化吸收功能障碍，清浊交混，稀便与矢气俱下。方中诃子除温涩外，兼化食消谷；木瓜香能入脾消胀，酸可入肝敛阴，庶几肝脾两调；蒺藜、防风、桑枝平肝散风，散风即是匀气，便可调气舒肠；桔梗宣通肺气，解肠中郁滞；益智仁温脾暖胃，助诃子以固下焦；青皮、陈皮、甘草理气和中。全方涩中寓通，舒肠缓急，俾清者升，浊者化，腹泻遂已。

一九

泽泻汤

此方由泽泻、白术二味组成，《金匮》用其治“心下有支饮，其人苦冒眩”。冒眩，指头旋昏冒、目眩而言，乃是“风象”。《内经》责之于肝，所谓“诸风掉眩皆属于肝”，仲景认识到饮邪亦可致之，确是古人对疾病认识的一大进步。饮停心下则清阳不升，湿邪阻滞则清窍被蒙，冒眩以作。泽泻导饮下达，白术健脾胜湿，邪去则浊气降，脾健则清阳升。浊邪去则清窍自灵，清阳升则精气上奉，头昏、目眩自瘥。饮邪引发的昏眩，头部往往有重着之感，是为湿阻之的据。其见症又有夹热、夹寒、夹风阳之异，必须细辨。泽泻汤证为饮邪夹热者，是以重用泽泻，咸降利水兼可泄热。倘寒饮不化，非通阳化饮不可，仅用此方难胜其任；倘兼夹风阳，常伴见呕逆、耳鸣等症状，又须参用平息风阳之品。

2009 年 7 月，余治一日本妇人，59 岁，家住伦敦，体型中等，两耳鸣响，声高且尖，耳内有闭塞感，伴见颈部不适已两月余。先从风阳上扰论治，药用夏枯草、菊花、白蒺藜、蔓荆子、香附、白芍、牛膝等，服药两周，未见效机。复诊细查其舌，质淡红、边有齿痕，苔白根腻，诊其脉濡而滑，平昔痰多，大便干结，恒三四日一行。脉证互参，恍悟此证乃痰湿内阻、气机郁滞之故，予泽泻汤加味。药用：炒白术 10g，泽泻 10g，白蒺藜 10g，炒牛蒡子 10g，制香附 10g，广郁金 10g，石菖蒲 6g，青皮 5g，法半夏 10g，生甘草 3g。服药两周，耳鸣大减，耳内阻塞感亦除，大便如常，一日一行。再服两周，耳鸣痊愈。按：耳鸣病因复杂，治疗亦颇棘手。患者年近花甲，倘因肾元渐衰听力老化，两耳渐渐失聪，往往鸣声低弱；然而其鸣声既高且尖，内风激荡不言而喻，与肾虚耳鸣迥异。初诊予平肝散风之剂不应，盖未识治病求本之旨。此证脾虚为本，湿痰为标，风乃标中之标。脾虚不仅滋生湿痰，且脾虚湿盛则肝郁，气郁痰阻致耳内有阻塞感，郁而不平则耳内鸣响，此“风”之由来。不健脾则不能治其源，不行气化痰开其郁闭则不能散其风。方用白术、泽泻为主药，健脾气，导湿邪；香附、郁金、青皮疏肝达郁，以行气滞；菖蒲伍郁金开窍涤痰；蒺藜开络痹；半夏祛湿痰；牛蒡子通行十二经，既能化痰散结，又能通利大便。诸药合用，益其虚，行其滞，达其郁，俾气血运行无碍，清气复充，耳鸣遂愈。泽泻汤本治饮邪引发之冒眩，此则用其治湿痰引发之耳鸣，因饮邪、湿痰同源异派，未尝不可借用。

二〇

大黄牡丹汤

此方由大黄、牡丹皮、桃仁、瓜子、芒硝组成，《金匮》用其治肠痈。其症见少腹肿痞，按之即痛，如淋，小便自调，时时发热，自汗出，复恶寒，脉迟紧。即今日所称之阑尾炎之属。此证瘀滞糟粕互结，气滞不行，蕴热化毒，壅聚不散，肉腐成痈，故用大黄、芒硝通里散结，急下有形之积滞；丹皮、桃仁凉血活血，清除瘀热；瓜子（冬瓜子）清肠泄浊，为排脓之要药。诸药合为消痈止痛、祛瘀生新之良方。

肠痈何时运用此方，一直有“脓未成”“脓已成”之争。由于《金匮》有“脓未成可下之”“脓已成不可下也”之说，致使不少注家认为此方当在脓未成之时使用。但《金匮》又云，服用此方后“有脓当下，如无脓，当下血”，又与上述观点矛盾。更何况疾病的演变是一个动态的过程，从就诊到煎药服药有一段时间，彼时脓尚未成，此时脓则已成，为之奈何？至于脓将成未成之际是否可下，仲景亦未明言，诸如此类的疑窦令人踌躇。

由于阑尾炎一类的病证，今人或选择手术疗法，或采用抗生素，或中西药相结合，单独用此方观察疗效的机会不是很多，故缺乏实践的认知。近代曹颖甫于《经方实验录》中云肠痈用大黄牡丹汤后所下之物为“黑色之河泥状”，余曾治一例所下之物为脓血，且一下即瘥，似说明脓成亦可用此方。虽不可以偏概全，但亲历的事实或可供进一步探索。

20 世纪 70 年代，江苏老家几乎每年冬季大兴水利工程，动员大量民工挖河。某年我受地方政府指派，到工地为民工做医疗服务，带去充足中草药以供应用。一日夜半出诊，治一殷姓男子，20 余岁，起先满腹作痛，后转移至右下腹，呻吟不绝，痛苦异常。查见腹肌颇紧急，阑尾部局限性压痛、反跳痛，周身微恶寒，舌苔垢腻，脉弦紧，知其为急性阑尾炎无疑，欲送地方医院就诊，惜天黑路遥，交通不便。情急矣，迟恐生变，于是取中药服之，俟天明再议。药用大黄牡丹汤去芒硝（因当时无芒硝），加枳实、赤芍、白花蛇舌草、甘草煎成急服之。翌日清晨，患者忽跑来相告，药后两三小时即欲大便，泻下脓血若干，腹痛若失。因其将脓血排在荒野，我急往视之，果见红白脓血甚多。于是默想仲景“有脓当下”之说信而可征，而患者能及早通下亦是获效的关键，似不必纠缠脓成与否也。白花蛇舌草单味治疗阑尾炎有效，但用量需达 60g 方可，若用鲜品（用量加倍）药力尤胜，唯见症不重险者为宜，若病急症重力有不逮。加入消痈排脓、通里解毒方中可以提高疗效。

二一

温经汤

《金匮要略·妇人杂病脉证并治》篇曰："问曰：妇人年五十所，病下利数十日不止，暮即发热，少腹里急，腹满，手掌烦热，唇口干燥，何也？师曰：此病属带下。何以故？曾经半产，瘀血在少腹不去。何以知之？其证唇口干燥，故知之，当以温经汤主之。"此方由吴茱萸、当归、川芎、芍药、人参、桂枝、阿胶、丹皮、生姜、半夏、麦冬、甘草组成，为调经种子之名方。主要适用于妇人宫寒血瘀，久不受孕；因患崩漏，出血过多，致月经愆期以及痛经等。

温经汤的病机，简而言之，宫寒、血虚、瘀血留着。是以方中用吴萸、桂枝以温经，归、芍、芎、胶养血活血。但既曰温经，何以要用清润之麦冬、凉营之丹皮？既然治在胞宫，何以要用和胃降逆之半夏？观乎一些注家对方义的阐释，不乏随文敷衍者，殊难令人解惑。

玩味《金匮》原文，"唇口干燥"为辨证之眼目。这一症状的产生，尤在泾认为是"血内瘀者不外荣也"。但根据我的临床观察，此乃宫寒之确据。因为宫寒，逼迫无根之火上浮，火烁津伤，故口干唇燥，是以此证以虚寒为本，燥热为标。方中用麦冬，不仅赖其化萸、桂之热，亦取其清上润燥，庶几标本兼顾。瘀血留着，久郁生热，"手掌烦热"，职是之故取用丹皮，其不仅凉营，抑且化瘀。或以其与宫寒有碍，殊不知与萸、桂同用，原不致有害，且桂枝能通血脉，丹皮得桂枝之助，化瘀之力尤胜。试观《金匮》桂枝茯苓丸，桂枝与丹皮等同用以消癥，可识其义。不仅此也，桂、丹相伍还擅疗瘀阻痛经。此类证候，大多气郁血瘀，非辛开不能达其郁，非苦泄不能破其瘀，二味苦辛并用，寒温兼施，收散结化瘀、调和寒热、通脉镇痛之效。倘腹中寒凝殊甚，气结不散，桂枝力有未逮，加入吴萸散结解凝尤验。笔者临证常用丹皮伍桂枝或伍吴萸或三味并用疗痛经，取法于此。由是观之，此方不仅温宫散瘀，且有镇痛之功。用半夏其义安在？可从冲任与阳明的关系参悟其旨。冲为血海，任主胞胎，妇人经、带、胎、产诸疾无不与冲任息息相关，此汤所主诸症概而言之皆系冲任失调。但冲脉源于肝肾，隶于阳明，阳明为多气多血之经，故冲脉与阳明往往相互影响。凡瘀阻胞宫，经血不得下行则气逆，引发冲气上干，致使胃失和降，痰浊滋生。反之，胃气顺降下行，亦能安奠冲脉之气，俾气顺血行。可见温经汤用半夏，实寓降胃安冲之深意。明乎此，其用人参补益胃气，生姜温中和胃，也就不难理解了。

曾治一女，33 岁，英国人，以痛经前来就诊。据述经汛一般如期而行，唯行前腹中疠痛难耐，经量中等，色泽不鲜，夹有瘀块，纳谷尚可，大便偏溏。时经汛一周左右将行，胸闷泛恶，曾呕吐一次，舌苔薄白，脉弦，此冲任失调、胃失和降之征，从温经汤取法。药用：赤、白芍各 6g，丹皮 10g，淡吴萸 5g，炒川楝 10g，法半夏 10g，麦冬 10g，苏梗 10g，制香附 10g，甘草 3g，生姜 3 片。每日 1 剂，连服两周，经行腹痛锐减，泛恶亦平。乃用上方去生姜，再服三周，痛经遂瘥。此证经前胸闷泛恶，行时腹痛夹瘀，示冲任失调，冲气上干，兼夹肝邪为患。是以用赤芍、白芍、丹皮和营化瘀；川楝疏泄厥气；吴萸折逆下行，既能温宫散寒，又能下气散结，与川楝、芍药并用以和腹痛；麦冬养胃阴，半夏、生姜和胃阳，三味同用以平胃气之上逆；苏梗、香附理气调经。此方从温经汤蜕化而来，将调冲任与和胃气一线贯穿，果中病机。

又曾治一女，34 岁，英国人，以不孕前来就诊。自述婚前曾同居七年，现婚后年余未能怀孕，男方身体健康。以往经汛大致如常，但近两年来经汛错后，一般间隔五六周方行，行时淋漓，约七至十日方净；腹中隐痛，带下清稀，其量不多；口干，舌质衬紫，苔薄腻，脉弦细。此虚中夹瘀，宫寒不孕之候，予温经汤损益。药用：当归 10g，白芍 10g，川芎 5g，桂枝 5g，丹皮 10g，淡吴萸 5g，干姜 5g，麦冬 10g，法半夏 10g，甘草 3g。每日 1 剂，连服两周。药后颇适，遂用原方出入，曾参用制香附、炒川楝、紫石英、艾叶等，随证化裁。计治疗近三月，经汛渐趋正常，不久即怀孕。此证宫寒、瘀滞并见，用此方温经化瘀，正为合拍。方中以干姜易生姜，意在增强温经作用。每值经行，淋漓多日，既是瘀滞之象，亦是冲任不固之征，参用香附、紫石英、艾叶之属，且行且止，且通且塞，终获效机。

二二

侯氏黑散

此散出自《金匮要略·中风历节病脉证并治》篇，组成如下：菊花四十分，白术、防风各十分，桔梗八分，黄芩五分，细辛、茯苓、牡蛎、人参、矾石、当归、干姜、芎䓖、桂枝各三分。“治大风，四肢烦重，心中恶寒不足者”。所谓“大风”，言风邪之剧，如矢石之伤人；“四肢烦重”，风邪入中，四肢经脉不遂之象；“心中恶寒不足”，素体亏虚，风中后心阳衰微之征。此方以菊花为主药，且用量独重，因风气通于肝，菊花功擅平肝养肝，疏散风热，上清头目，重用则清中兼降，能泄上逆之肝阳；防风善于祛风，风乃气之变动所致，善于祛风即善于调匀气脉，佐菊花能定风眩，与细辛、桂枝、川芎相伍能运行经气，开通痹闭，畅达四肢；黄芩清风化之热，兼制辛、桂、姜之温性；白术、茯苓培土御风；人参益心气之虚；当归行血脉之滞；干姜温经通脉；桔梗散胸膈滞气；牡蛎潜镇，以定风扰；矾石涩中寓通，能祛痰垢，此方用之，发中有收之意。观此方用药，看似杂乱，实以疏解风邪为主，温阳通脉辅之，标本兼顾。

清代医家喻嘉言对此方用矾石别有悟解，其认为治中风“驱风补虚，谁不能之，至于驱之补之之中，行其堵截之法，则非思议可到。方中取用矾石，以固涩诸药，使之留积不散，则渐填其空窍……空窍填，则旧风尽出，新风不受矣”（《医门法律》）。斯说后人附和者众，例如陈修园就有“填窍方，宗《金匮》”（《医学三字经》）之说。余以为此说可商。质言之，风即气也，倘空窍填塞，气运受阻，血行不利，升降出入之机息矣，有斯理乎？！

此散能治大风，“大风”有诸多不同的解析，按照《素问·长刺节论》的说法，“病大风，骨节重，须眉堕”，亦即疠风、大麻风。究竟此方能否治疗大麻风，笔者无此经验，不敢妄议，但却引发一些联想，譬如油风（鬼剃头）的治疗，未尝不可从此方获得启迪。脱发的原因，一般认为有血虚、血热、血瘀之异，因而养血荣发、凉血清热、化瘀通窍诸法较为常用，但循此用药，未必中的。据余临床观察，今人以饮食不节与情志因素而发病最为常见，亦有二者相兼为患。饮食不节指过食滋腻、辛辣、油炸食品，脂质难消，生热生痰，堵塞毛窍，一遇外风或情怀不适，肝郁风动，内外合邪，血气不上奉以养发，发根不固，焉得不脱？从初起的斑状脱落，毛囊清晰可见，到头发成片脱落，乃至眉毛、体毛渐脱，毛囊不复可辨，头皮一片光亮。斯时风药独擅胜场，不仅能祛邪散热，抑且能疏通毛窍，引领清气上行，津液上奉，促进新发萌生。余常用菊花为主药，每用 10 ~ 15g，配合防风、黄芩、细辛、川芎、白术、茯苓、当归、桔梗、枳壳、泽兰、甘草等出入以治之。取菊花伍防风散风利窍，开达玄府，发现菊花确具生发、养发之功；黄芩清里热、祛湿热而洁肠胃；用小量细辛配合川芎直达颠顶，通络启窍以生津液，“辛能润”是也；用白术、茯苓健脾助运，以祛油脂，头皮光亮者术、苓力有未逮，需加泽兰以祛垢；用桔梗伍枳壳，一升一降，行气利窍，化痰泄浊；用当归养血活血，以利散风。发为血之余，今人奉养太过者多，营养亏乏者少，故以消为补，以通为用。问其所以，无非从侯氏黑散获得启发且变通而已。

二三

风引汤

风引汤出自《金匮要略·中风历节病脉证并治》篇，称其“除热瘫痫”，“治大人风引，少小惊痫瘛疭，日数十发，医所不疗，除热方”。由大黄、干姜、龙骨、桂枝、甘草、牡蛎、寒水石、滑石、赤石脂、白石脂、紫石英、石膏组成。欲探究古人治中风、痫症、偏瘫、热病抽搐等的治则，不能不研究此方。

风引汤所主诸证，无论是大人之风引瘫痪，肢麻振掉，还是小儿之惊风痫疾，四肢瘛疭，总缘于风。《金匮》称此汤为“除热方”是说内热生风，《外台》宗之，因有“中风多由热起”之说。《金匮》以降，中风有“真中”“类中”之分，又有“外风”“内风”之别，聚讼纷纷，迄今未息。其实不必强分，以内、外乃一气之消息，以证为主，无不可通。循此义引申，疏散外风与平息内风之品亦不必强分，均可因证择用。此方治风首重泄热，取石膏、寒水石、滑石大清气分之热，恐其力有未逮，复入大黄清泄血分之热，庶几气血两清。诸味折逆下行，釜底抽薪，泄下即是清上，清上即可宁脑。风阳上翔，必是肝邪作祟，欲遏风势，必潜肝阳，白、赤石脂一入气分，一入血分，配合龙、牡镇之、敛之、潜之，庶不致风阳妄动。阳升风动，必扰心神，石英镇摄，定惊悸而安神志。既是热风，何以要用姜、桂？浅而论之，作寒凉药之反佐，勿使格拒；监寒凉之性，勿使太过之义。深一层推勘，中风偏瘫，肢体不遂，不假温药不足以运行经气，振复痿废之经脉功能。桂枝能达四肢，干姜有通脉之功，故可用之。更何况惊痫日数十发，即今之癫痫持续状态。久搐耗气，心气必虚；脑部缺氧，脑气必弱。故在清热镇惊外，加姜、桂顾护阳气，振奋机能，正所必需。

尝思此方治中风，得行中有止、静中寓动之义。盖风乃无形之邪，纵有痰浊，亦因热而生，热为主因。下无形之热与下有形之燥屎、积滞有间。下有形之物可以通下，一决无余；下无形之热若失之孟浪，诛伐无过，徒伤正气，必致变端。此方用大黄通下，复用石脂收涩，虽下而不致大下，意在缓缓清泄血分之热，防止邪热上干，热逼血溢。大黄功善，与石脂并用通中兼涩，不仅可潜消已溢于脉外之血，并可补络补管，修复罅漏。古人用意之神奇，殊堪惊异。推而论之，息风制亢，在大队清热泄火、安神镇静药中，反佐以温通之品，补偏救弊，静中寓动。

明乎上述诸义，运用此方便可进退自如，随证加减。例如现代所称之帕金森病，以震颤、麻痹为特征，伴见肌肉强直、运动迟缓等症状。分析病机，震颤乃风邪引动之象，麻痹则系气血衰败、经气不充、络脉不荣之故。前者需息风镇静，后者需充养经气，旺盛血行。一需抑制，一需兴奋，立法用药往往掣肘。观乎今日的一些内科学著作，恒将此病分虚实论治，虚者补益肝肾，滋填精血；实者息风化痰，清热镇静。征之临床疗效，很难评估。再观乎某些西药，有的虽能抑制震颤，却使肌肉强直增重，运动更加迟缓。临证谛思，必须另辟蹊径，层层推敲，不意此病证治之枢机竟与风引汤之旨暗合。若以此病之震颤为内风，按照习俗风药之分类，惧用辛温之品，不仅风不能去，麻痹恐难望减轻。对此病风阳偏亢之证，径可从风引汤取法。石膏善于平肝阳、止震颤，正可用之（一般用 18g 左右，不宜偏大），龙、牡亦当选用，还可择用灵磁石、代赭石；不仅可用桂枝作平肝之反佐，兼以通络，还可用防风；若惊悸不宁，正宜用紫石英，还可加龟甲以静摄而益心肾；倘伴见顽固性便秘，正宜用大黄（一般用 5g），伍以桂枝，再加白芍，尤具温通、缓下之功。至于本虚标实者，加用生地、阿胶等，更可寓祛风于养血之中。要之，立方动静结合，刚柔兼施，庶几与病机相契合。一得之愚，质之高明。

贰 古方篇

本篇所说的古方是指仲景之后，自唐、宋、金元，下及清代一些著名医家所创立之方剂。其遴选的标准是笔者确有心得体会、大多有案例可资佐证者。古方不可胜计，其不过略示其例而已。精思穷研，举一反三，存乎其人。

张仲景创立的经方，确属大经大法，但无论就病种、还是疾病的千变万化而言，经方绝不能包罗万象，涵盖一切。于是历代医家各树新帜，自出机杼，创立新方。这些方剂凝聚了先贤的智慧，足可比翼经方，辉映后先。它反映了不同历史时期医家的风格，可供后人观摩、品鉴与应用。清代医家张璐对《千金方》作过深入研究后，不无感慨地说："不读《金匮》方，无以知《千金》之法源；不读《千金》方，何以广《金匮》之变法。"此言深刻揭示了经方与古方之间的关系，启示后之学者，学习前人的方剂不仅要从源到流，还要从流溯源，才能将先贤的经验与睿智融为一体，为我所用。

如何变仲景之法，化裁经方是一大法门，从本篇所列的有限方剂中可略窥一斑。例如阳旦汤是由桂枝汤加一味黄芩而成。桂枝汤被清代医家柯韵伯称为"仲景群方之魁，乃滋阴和阳、调和营卫、解肌发汗之总方也”。但若证见内热已起，此方即不适用，于是《古今录验》有阳旦汤之制。而黄芩与桂枝相伍，或取其监桂枝之温性，或意在调和寒热，因其用量之多寡而异，径可随证择用。又如消水圣愈汤，是由“桂枝去芍药加麻黄细辛附子汤”加用一味知母而成，仲景此方原为“气分，心下坚，大如盘，边如旋杯，水饮所作”之证而设，加用知母滋阴化阳，遂为化气行水、消退水肿之良剂。再如《千金方》之橘皮汤，系由麻杏石甘汤去甘草，加橘皮、紫苏叶、柴胡、生姜而成，主治肺热上气、咳喘奔迫。由于方中参用了散滞气、疏逆气之品，方义也由麻杏石甘汤的清肺平喘演变为平降与升疏相结合，在平喘诸方中独具一格。至于篇中其他一些方剂，并非都从仲景方通变、蜕化而来，而是戛戛独造，无不法度严谨、寓意良深，非有药无方、有方无法者可比。

学习古方的目的在于古为今用。金元医家李东垣说过，“是知方者，体也；法者，用也。徒执体而不知用者弊。体用不失，可谓上工矣”（《兰室秘藏》）。由方而明所主之证，以证而析所用之方，真正领悟立方的真谛，才能泛应曲当，做到体用不失。明乎此理，笔者运用阳旦汤治疗感冒反复发作、面瘫、过敏性鼻炎、过敏性哮喘缠绵难愈者，也就不难理解了。同样，消水圣愈汤可用于臌胀，橘皮汤可用于过敏性哮喘肺气壅遏、胸闷喘憋之候，都在情理之中。还可举出一些例证：玄参升麻汤原为热毒发斑、时行喉痹之证而设，今用于邪毒蕴结阳明，循经外发，作肿起核之候获得佳效；泻黄散善泻脾经伏火，用其加味，治愈一例口腔溃疡反复发作、缠绵二十余年的患者，此方并可疗唇风、唇茧；倒换散本为癃闭而设，一例重症腰腿痛患者，审系瘀热互结，二便秘涩，用之获验，另一例腰椎融合及减压术后大小便功能障碍患者，用之也获得很好的效果。如此等等，不一一列举。

古方虽古，倘能为我所用，古方即现代方。

〇一

独活生地煎

（《千金方》，方名为笔者自拟）

独活 6g，生地黄汁 50g，竹沥（冲）50g。先煎独活、生地汁，煎成后去滓取汁，冲入竹沥，温服。无生地汁径以生地黄 30g 代之。

《千金方》曰："治凡风着人面，引口偏着耳，牙车急，舌不得转。"观其主治，并无神志症状，一派络脉空虚、风邪入中之象。似属口僻之重症，唯"舌强"不类口僻，乃风痰阻痹舌根所致。此方径从风中血脉取法，若分而观之，独活与生地相伍，意在养血祛风，且独活得生地，无虑伤阴劫液；生地得独活，润养兼开痹着。此用深得刚柔互济之妙。独活与竹沥相伍，祛风痰兼开机窍，痰热去，脉络通，则舌体自灵活矣。药仅三味，配伍却深具法度。惜乎生地汁难求，不妨以生地代之，唯清心凉营之力逊。若无竹沥，用大剂竹茹煎汤代水亦可。

此方为余治口僻所习用，以其简捷精当，易于掌握。口僻多系足太阳、足阳明二经之病变。张仲景谓"络脉空虚，贼邪不泻，或左或右，邪气反缓，正气即急，正气引邪，㖞僻不遂"。缓急不调为此证的基本病机，引发笔者思考，以为处方用药的张弛有度正可纠正此证缓急不调的失衡状态。盖非"张"不足以振其缓，非"弛"不足以缓其急。独活之搜风宣痹、运行经气谓之"张"，生地之清热凉营、柔润滋养谓之"缓"，二味同用，治疗营阴不足、风邪入中之口僻正为合拍。随证参用荆芥、防风、秦艽、白芷、豨莶草之属，以为独活之助；当归、白芍、丹参之属增生地之力。热盛加黄芩、石膏；痰多加竹茹、橘红；无舌强，舍去竹沥可矣。庶几使缓急不调归于平衡的生理状态。

独活是一味祛风湿药，却具有"宁心"的妙用。从此入手，余用独活、生地相伍，治疗风湿犯心引起之心律失常、心悸不宁尝收佳效，扩大了此方的应用范围。独活宁心之义发自清人陈修园，陈氏《神农本草经读》云独活"味苦甘无毒，得火味而入心，得土味而入脾""入心以扶心火之衰……入心而主宰血脉之流行”。言之有味，令人服膺。以余观之，风湿犯心多系风湿痹痛久延，邪气乘虚而入，正邪相搏、胶结，始则心脉不畅，继则心脉不通。因而心脏虚馁，心气逆乱，血行失序，与内伤杂病的心律失常有所不同。斯时蛮补则碍邪，一味化瘀通脉则妄耗心气，当以宣痹通脉为大法，以独活温心阳与生地养心营相配，既抗风湿又调心律。特别在心脉不畅尚未至心脉不通之际，及早使用，防微杜渐，更有临床价值，可资参考。

用独活、生地相伍，随证组方，治疗痹证，有时竟收到意想不到的效果，兹举一案例于后：某女，51 岁，英国人。2010 年 10 月前来就诊，患风湿性关节炎多年，周身关节疼痛，手指挛痛，形体消瘦，口干舌燥，两目干涩，长期服用布洛芬及扑热息痛片以缓疼痛之苦。近四个月来，两膝疼痛甚剧，右侧膝下见一鸭蛋大小之囊肿，僵硬不适，两侧肩关节疼痛，尤以右侧为甚，活动明显受限，不能上举。心慌心悸，大便偏干，舌苔薄黄，脉细而数。营阴亏虚，风湿留着，脉道不利，拟养营通脉，祛风和络。药用：生地黄 12g，独活 6g，威灵仙 10g，木瓜 10g，路路通 10g，夜交藤 15g，制香附 10g，桑枝 10g，甘草 3g。14 剂。药后口干略减，津回舌润，但周身百节疼痛，状如针刺，又予原方 14 剂。两周后复诊，关节疼痛减轻，贝克囊肿竟消退十之六七，唯右上肢仍难上举，苔薄，脉数渐缓，予上方去香附，加海桐皮 10g、川续断 10g，每日 1 剂，守方不变。服至 2011 年 2 月，关节疼痛明显减轻，贝克囊肿近于消失，两上肢活动自如。俟后用上方出入，曾随证参用玉竹、白芍、秦艽、络石藤、陈皮等，计服药半年后，贝克囊肿完全消失，关节活动自如，停服布洛芬及扑热息痛片。以后 1 剂药分两日服，直至 2012 年 5 月，体力恢复，脉息如常，下蹲、起立、行走、跳舞、运动一如常人。按：此证辨证的眼目端在脉细而数。一般说来，细主血虚，数为有热，且是心率偏快之象。心动过速日久，未有不耗伤心气者，故风湿痹痛而见此脉，为心力不健之征。心力不健则血涩运迟，脉道不利；骨失血养则弱，筋失血养则挛急，虚中夹瘀则关节痛如针刺。口干、目涩既属营虚液乏，亦与风湿留着、玄府闭塞无以启津液上奉有关。方中生地养营阴兼逐血痹，独活启肾气以通脉，抗风湿以宁心；灵仙为祛风宣痹之要药；木瓜功善柔筋缓急；路路通通行诸经，《本草纲目拾遗》称其“舒经络拘挛，周身痹痛”，此证手指挛痛，以其与养血药同用，正为相宜；夜交藤养血和络；桑枝祛风通络而利关节；香附以行气滞，流通津液；甘草和之缓之。诸药合用以益肾宁心、养骨舒筋为主，祛风通络辅之，寓祛邪于扶正之中。诸药性平和，不求速效，因此证其来也渐，其去也迟，唯“王道无近功，多服自有益”耳。

独活、生地相伍，还可治疗腰痛。某女，39岁，英国人。因骑马不慎扭伤腰部，腰脊疼痛异常，不能扭转、弯曲，伴见右下肢麻木，已一周，经骨科按摩未见效机，触之腰际发僵，舌苔薄白，脉弦。此系扭伤闪挫，气滞、瘀阻、湿停，经脉不畅使然。拟和血通脉，疏通经气。药用：生地12g，独活6g，怀牛膝10g，威灵仙10g，赤、白芍各6g，泽兰10g，炒白芥子10g，小茴香5g，甘草3g。药后即见效机，一周后复诊，腰痛、肢麻大减，予上方再服一周，腰痛遂已，肢麻亦除。予原方加川续断10g，嘱其再服一周巩固疗效。按：扭伤闪挫，腰际疼痛发僵，不仅瘀阻，抑且湿滞，以致血行不利，下肢麻木。独活利腰膝，祛风通络，配合生地运行营气；芍药、甘草柔筋缓急；小茴香拨动气机，行气通络，气行则血行，气行则湿化；白芥子作通络止痛之用，兼祛络中痰湿，凡腰际发僵可相机使用。余药皆壮腰、通络、化瘀之品。总之，此类证候以通为主，切忌骤用补药，不可不知。

〇二

橘皮汤

（《千金方》）

橘皮10g，生麻黄5g（先煎），柴胡5g，紫苏叶10g，光杏仁10g，生石膏30g（先煎），生姜5g（原方用宿姜）。

此方原治肺热上气、咳喘奔迫。今可适用于哮喘发作，身热气急，胸闷窒塞，咽间痰鸣，舌苔薄黄，脉浮滑者。现代所称之过敏性哮喘，喘逆胸闷，伴见喷嚏连连，鼻痒目赤，可以借用。

历代治疗哮喘的方剂不胜枚举，唯此方独从疏逆气、散胸满入手，颇具特色。其证治的着眼点与过敏性哮喘契合，因而对过敏性哮喘之治疗有借鉴之价值。过敏原（花粉、草粉、粉尘等）自鼻而入，直犯清道，首先导致肺气壅遏，而后致生他变。肺卫心营相互影响，肺气郁阻则营运乏力，心脉不畅则心气逆乱，转而肺循环障碍，营卫失和，卫外功能衰减。肺气不能输布津液则生痰，肃降无权转而上逆，气郁痰阻则咽际痉挛，喘逆呀呷之声以作。凡春夏之交，兼夹热邪，热喘尤为多见。方以橘皮名之，端赖其散胸膈气滞、芳香辟秽之功。气行则湿去痰化，气行则肺之宣肃有权。苏叶色紫，不仅能疏逆气，且能和血以助营运，改善肺循环。尤妙在柴胡一味,《名医别录》（以下简称《别录》）称其主“诸痰热结实，胸中邪逆”,《日华子本草》言其“消痰止嗽”，许叔微称其配合甘草，能“止咳嗽，除壅热”，金元以还，治肺经郁火之咳嗽，有用小柴胡汤清之之法。以余观之，宣达胸胁壅遏之气正是柴胡所长，用其治咳喘诸疾，以胸中憋闷为应用主要指征。过敏性哮喘喘憋屡见不鲜，正宜用其疏之达之。治疗喘逆，以平喘降逆为常法，用升疏乃变法，然而升清意在泄浊，用药当知权变。此外，方中麻、杏、石膏清热平喘；生姜辛散逆气，与石膏寒温并举，以化胸中水气。未用甘草，恐其助满；若咽际急迫殊甚，不仅甘草可以加入，再加小麦亦无不可。总之，此方以斡旋气机为主，泄卫不忘和营，清肺兼祛痰浊。持此意治过敏性哮喘可谓执其枢机，得其要旨矣。

○三

阳旦汤

（《古今录验方》）

阳旦汤由桂枝汤加黄芩组成，收载于《外台》，治疗“中风伤寒，脉浮，发热往来，汗出恶风，项颈强，鼻鸣干呕”之症。观其主治，多与桂枝汤仿佛，唯“发热往来”异之。此方适用于外见桂枝汤之形症、里热已起者，取桂枝与黄芩同用以调和寒热。唯此种发热往来与少阳病邪在半表半里之寒热往来有别，不可不知。至于“项颈强”则系或然症，不必拘泥。方中黄芩之用量，当视里热之轻重而定，倘风寒有化热之渐，阳旦汤中黄芩用小量，以监桂枝温热之性，倍觉稳妥，这就扩大了桂枝汤的应用范围。于今运用此方灵活变通，随证化裁，可治疗反复发作之感冒、面瘫、过敏性鼻炎、过敏性哮喘等病。

感冒反复发作，古人称之为数数伤风，卫外功能不足，自不待言。而余邪未彻，胸膈痰热留恋，亦往往为发病之关键。盖痰热恋膈则邪有凭依，汗出表疏外邪易入，内外合邪，缠绵难解，致使表气更虚，形成恶性循环。现今抗感冒病毒法盛行，以清热解毒为时尚，不知清凉太过戕伤阳气，卫阳衰减则抗病能力更弱，焉能有济？2004 年 4 月，余治吴某，女，36 岁。近半年来感冒此起彼伏，稍有不慎，寒热便作。鼻塞，耳鸣，有汗，胸闷，咳嗽阵作，咳痰较多，痰质稠黏，其色或黄或绿。脉浮弦，舌苔薄、根部微腻。曾服西药抗生素及板蓝根冲剂和多种止咳成药，未见效果。营卫失和，风邪未净，痰浊滞膈，里热未清，姑予阳旦汤出入。药用：川桂枝 5g，生白芍 8g，生黄芩 5g，前胡 6g，光杏仁 10g，白茯苓 10g，生山药 15g，生苡仁 15g，冬瓜子 15g，生甘草 3g。每日 1 剂，连服两周，痊愈。按：此类证候内外合邪倘徒事益气固表，如玉屏风散之类，与痰热有碍；若一味清肺止咳，又无以顾护卫阳：阳旦汤是其选矣。方中桂、芍以和营卫；前、杏以畅肺气；黄芩以清肺热；苡仁、冬瓜子以排浊痰；茯苓、山药以和脾气。此乃表里兼顾之剂。须知里气清则表气易和，表邪解则里热易达也。

面瘫类似中医所称之口僻，多由络脉空虚、风邪入中所致。有内热者更易招风，当初起口眼㖞斜，兼见易汗、口苦、舌苔薄白、脉浮缓等症，审系卫表疏豁，风邪入中，里热已起，用阳旦汤的机会就出现了。可予此方加荆芥、白芷、当归、豨莶草、桑寄生之属，尝可迅速纠正口僻缓急不调的病理状态。若失治误治，口眼㖞斜经年累月未能全复，面肌发僵，舌体发麻，易汗，脉浮，表明风邪伏匿，络脉失和，仍可用阳旦汤出入，药用桂枝、赤芍、白芍、黄芩、生地、当归、川芎、制白附子、白芷、白蒺藜等，意在运行经气，搜剔伏风，养血和络。持之以恒，可使损伤的络脉功能逐渐恢复。倘气虚甚者，不妨加入黄芪、地龙以益气和络。

过敏性鼻炎喷嚏连连，鼻塞不通，鼻流清涕，与古人所称之“鼻鼽”仿佛。此证卫外不固显而易见，虽然鼻流清涕多为寒象，但反复发作而寒郁化热乃病理之常。鼻塞声重属诸“鼻鸣”，为阳旦汤适应证之一，正可借用。随证参用防风、苍耳子、白芷、乌梅等，辛散酸收，多能奏功。对于鼻流清水如注者，温肺止流是为要法，阳旦汤中生姜宜用干姜代之，加入细辛、五味子、苏叶等，散寒透络，温摄固津，敛散兼施，方有助益。斯时苦泄之黄芩，旨在监温药之性，勿使太过。苏叶芳香透达，辟除不正之气、宣化浊邪之意。此类病证往往反复发作，极难根治，有待进一步研索。

由于患者体质的差异，过敏性哮喘的临床表现不一，在吸入剂普遍使用的氛围下，患者的机体失衡状态一时难以恢复，使治疗更为棘手。阳旦汤主要适用于对外来刺激极为敏感，心肺功能衰减，痰浊阻滞者。2011 年 12 月下旬，曾治某男，38 岁，葡萄牙人。自 4 岁起即患哮喘，多因粉尘过敏引发。近两年来对寒冷气候特别敏感，每逢冬令发作尤甚，长期使用含有激素成分的吸入剂，严重时内服抗生素甚至激素，并试用针灸等疗法，但病情未见好转，因而情怀抑郁，精神不佳。刻下见喘咳不平，胸闷殊甚，气短，心悸，易汗，鼻鸣，痰呈绿色，质稀量少，咳吐不易，舌中见裂纹，苔薄，边有白涎，脉弦数。肺气失肃，气痰互阻，营卫失和，正虚邪恋。法当温清并用，祛邪安正。药用：川桂枝 5g，白芍 8g，生黄芩 5g，桑白皮 10g，光杏仁 10g，炙紫菀 10g，广郁金 6g，炒枳壳 5g，竹茹 10g，生甘草 3g。每日 1 剂，连服 7 剂，喘逆大减，咳痰亦爽。惜乎因故回葡萄牙探亲未能及时复诊，至 2012 年 1 月底喘逆又作，再来就诊，斯时喘逆尤以夜间为甚，难以平卧，夜寐不安，心悸气短，易汗，胸闷，咳痰质稀、量不多，舌尖红，苔薄腻，脉来偏数。再调和营卫，肃肺平喘。予上方去枳壳、竹茹，加炒苏子 10g、五味子 5g。服药一周，喘逆减轻，夜寐已安，夜间仅用一次吸入剂。仍用上方续服一个月，喘逆遂平，并停用吸入剂。

以后近一年内，患者哮喘未频频发作，即使发作症状亦减轻，用上方出入均能控制。按：哮喘长期不愈，反复发作，往往正邪交混，痰瘀阻滞，遂成“宿根”，稍受外因刺激其病遂作。究其转归由肺及心，及早顾护心气，不仅有助于控制发作，且利于善后调理。此证易汗、鼻鸣，为卫外不固之征；而心悸气短，脉来偏数，表示心营虚衰，心气不足；痰色发绿为痰伏肺系已久之象，状类“劳风”；舌边有白涎示痰热逗留胸胁，少阳枢机不利，与其长期抑郁亦有关系。方用阳旦汤出入，桂、芍并用调和营卫，既能增强卫外功能，还能调心脉、益心气；黄芩伍桑皮清热泄肺，消痰祛水；枳壳伍竹茹得温胆汤之意，理气化痰兼清胆热；杏仁、紫菀、郁金宣畅肺气；甘草调和诸药。以证属寒热兼夹，虚实错综，故立方温清并用，庶几虚实兼顾。此类病证，疾病因素与药物因素（长期使用西药的副作用）交相迭见，很难以常情衡之，必须通盘考虑，权衡主次，施治方能中的。

○四

温胆汤

（《三因极一病证方论》）

法半夏、茯苓、竹茹各10g，炒枳实、陈皮各6g，甘草3g，生姜5g，大枣3枚。

此方为临证所常用，然而方名之义颇多争拗。问题集中到一点，即其“温”字究作何解。假使胆寒需温，方中不仅无温元阳之品，亦无太多温药，生姜一味，充其量温胃而已，与温胆无涉。再从临证实践来看，以此方作温胆腑用者恐不多见。不妨溯源以求之。

此方首载于《千金方》（无茯苓、大枣二味），谓“治大病后虚烦不得眠”。迨后，宋陈无择《三因极一病证方论》（以下简称《三因方》）之《虚烦证治》《惊悸证治》均载有此方，其中《虚烦证治》篇主治与

《千金方》同，《惊悸证治》篇主治为“心胆虚怯，触事易惊，或梦寐不祥，或异象惑，遂致心惊胆慑，气郁生涎，涎与气搏，变生诸证，或短气悸乏，或复自汗，四肢浮肿，饮食无味，心虚烦闷，坐卧不安”。很显然，大病后虚烦不得眠属伤寒热病，《惊悸证治》篇所载属内伤杂病，这说明自唐及宋，此方的应用范围有所扩大。就伤寒热病而言之，病后余热未楚，胃气未复，热灼津液为痰，气痰互阻，胃失和降，胆火不得宁谧，转而上逆，于是口苦、泛恶、心烦、不寐诸症作矣。伤寒热病后虚烦不得眠见于《伤寒论》，原文言“发汗吐下后，虚烦不得眠，若剧者，必反覆颠倒，心中懊憹，栀子豉汤主之”。唯温胆汤证尚未至“反覆颠倒，心中懊憹”的程度，不妨为仲景此条加一新注，作“发汗吐下后，虚烦不得眠，可与温胆汤。若剧者，必反覆颠倒，心中懊憹，栀子豉汤主之”。以此方堪补仲景之未备耳。后世医家治虚烦不得眠，恒有将此二方并用者，谅非无故。竹茹善清膈上余热，为清胃化痰之品，清人周岩以其能清“胆热”，堪称卓识；陈、半、苓、草化痰和中，且半夏原可交通阴阳，为治“胃不和则卧不安”之要药；枳实专理胸胁气滞，涤痰散结，得半夏能散心下痞满；生姜和胃止呕，得竹茹一寒一温，升降阴阳而平胃气；大枣甘缓以益中虚。诸药合用，清虚热而宁心，和胆胃而安神，心宁则烦除，神安而寐至矣。就杂病而言之，情怀不适，忧思气结，惊则气乱，郁则涎生，清气不升则浊气不降，胆腑失通降下行之职，逆而犯胃则脘闷泛恶，上扰心神则虚烦不寐。舍行气解郁、化痰和中，不足以清净胆腑以遂少阳升发之机。故此方亦为所宜也。

温胆汤证之脉、舌，《千金方》《三因方》均未涉及。以余临证观之，其脉以弦、弦滑居多，其舌以舌尖红、苔薄腻或根部厚腻，或舌边有白涎为常见。其中舌边有白涎更是肝胆惊痰之的据，为运用此方之重要指征，可见此方在“清”不在“温”。但温胆汤之“温”究作何解？古之医家煞费苦心曲为之说，如“命名温者，乃谓温和之温，非谓温凉之温也”（《医宗金鉴》），“和即温也，温之者，实凉之也”（罗东逸语）。依余之见，温者，升发少阳之气也。涎与气搏，郁于胆经，不去痰热，少阳不能行升发之令，胆气终不得温也。以清为温，以消为补，正古人逆以求之之意。无独有偶，《三因方》之《劳瘵治法》有温金散一方，治

"积劳，咳嗽，喘闷，咯痰，中有血"。药用：生甘草、黄芩、桑白皮、防风、杏仁、麦冬、茯神。明明一派清肺肃肺之品，"温"从何来？岂有用芩、桑、麦冬温肺之理乎？乃是祛痰热而宁肺气之意。两个"温"字，用意仿佛。古人立方命名之意，可类推而得之。

曾治某男，71岁，英国人，体型魁梧，平昔恣食厚味，喜饮酒。三年前患面瘫，口眼㖞斜，来我处用中药而瘥。近因血压升高，于2012年4月前来就诊，测得血压168/104mmHg，心悸不宁，夜间烦躁难寐，痰多质稠，胸闷胁胀，肢麻，口苦，舌苔垢腻罩黄，脉弦滑、有间歇。痰热互阻，心脉不畅，胆热上蒸，风木内动，拟温胆汤出入。药用：生黄芩6g，瓜蒌皮10g，法半夏10g，茯苓10g，陈皮6g，炒枳实5g，广郁金5g，豨莶草12g，桑枝10g，竹茹10g，生甘草3g。7剂。复诊：药后血压下挫（156/94mmHg），咳痰减少，夜寐渐安，唯大便溏泻，日三行，仍觉口苦、肢麻，苔腻渐化，脉来仍有间歇。痰热已减，风阳渐平，心脉未畅，原方加生姜3片，7剂。三诊：血压146/92mmHg，药后夜能酣寐，咳痰甚少，胸闷、口苦均已，肢麻大减。舌苔根部微腻，脉来较前柔和，未见间歇，方药合辙，守原意出入，上方去黄芩、蒌皮、生姜，以枳壳易枳实，加丹参、柏子仁各10g，14剂。药后再次就诊，症情稳定，略事加减，巩固疗效。按：温胆汤证前人有"胆涎沃心"之说，此证因气郁化火，胆热上蒸，由痰涎演变为痰热，其热象较温胆汤证更深一层。风阳夹痰热为患，不仅扰乱心神，夜寐不安，抑且使营运受阻，心脉不畅，脉有间歇。斯时温胆汤力有未逮，故加用黄芩直折胆火，以抑亢阳；且芩、蒌、枳、半、竹茹同用，苦泄辛开，正可涤胸中之痰热；枳实伍郁金，宽胸理气，气为血帅，气行无碍则心脉得畅矣；豨莶、桑枝息风和络，为兼顾肢麻一症而设。诸药相伍，俾痰热去，风阳平，血压即下挫矣。药后大便溏泻，既为痰热下泄之征，也提示患者有胃阳不足的一面，加入生姜以和胃阳，腹泻即瘥，于此亦可体悟温胆汤用生姜之义。转方去芩、蒌，以痰热之象大减也；加入丹参、柏子仁，意在和络安神。可见运用此方随证加减，方能合辙。

惊悸病因颇广，而温胆汤的适应证为情志不和、气郁痰阻、由胆及心者。此类病证，因气血运行失序，心神不安，引发心律失常，其中以心动过速、早搏为多见，严重者甚至出现房颤。看似心系疾患，但见病治源，当治胆以宁心方能有济。前人着眼于心胆同治者，如《证治准绳》十味温胆汤（温胆汤去竹茹，加人参、熟地、远志、酸枣仁、五味子），适用于心虚胆怯，兼夹痰涎者。余以为此方尚欠灵动，盖情志为患，宜疏宜调，疏养结合，方为的当。曾治孙某，女，45 岁。长期情怀不适，引发失眠，焦虑，烦躁，心悸，触事易惊，面色少华，头晕神疲，纳谷尚可，大便易于溏泻，舌苔薄腻、边有白涎，脉细弦、节律欠佳。气郁痰阻，神不守舍，宜解郁温胆，通脉宁心。药用：法半夏 10g，茯苓 10g，陈皮 6g，炒枳壳 5g，广郁金 10g，羌活 5g，酸枣仁 12g，生龙骨 15g（先煎），生牡蛎 15g（先煎），竹茹 10g，生甘草 3g。每日 1 剂，连服一周，夜寐已安，心悸大减，脉来节律如常，嘱其用上方续服一月巩固疗效。按：此证乃七情致病，失眠，惊悸，心烦，脉来节律欠佳，确系由胆及心之候。寻常治法，以温胆汤配合镇静安神、养血宁心之品未尝不可，惜乎对畅达郁结、调节情志尚隔一层，不妨动静结合，综合考虑，用温胆汤为主方，参入羌活疏风定惊，假风药之性升发清阳，调匀气脉，疏通络脉，与枣仁、龙、牡相伍，开阖兼济，调节心律，以安神志。不仅如此，防风、合欢皮、丹参、玉竹之属亦可因证而施。

○五

玄参升麻汤

（《类证活人书》）

玄参 12g，升麻 10g，生甘草 5g。

此方出自宋朱肱《类证活人书》，原为煮散剂，三味各等量，“锉如麻豆大，每服抄五钱匕，以水一盏半，煎至七分，去滓服”“治伤寒发汗吐下后，毒气不散，表虚里实，热发于外，故身斑如锦纹，甚则烦躁谵语，兼治喉闭肿痛”。汗吐下为治伤寒热病之大法，然而若治不如法，或内蕴之毒邪非汗之吐之下之所能解者，邪热聚于胃，可能导致发斑。所谓“表虚里实”，虚实乃对待之辞，邪热聚于胃则胃实，相对于里实而言则表虚，此之谓也。前人以斑发于胃、疹发于肺，斑属血分、疹属气分为辨证之分际；又以斑色红者属胃热、紫者热极、黑者胃烂来判断邪热之轻重。今斑色赤如锦纹，胃热无疑。阳热偏胜则烦躁，热甚神昏则谵语，非清胃凉营不足以解毒化斑。方中升麻专入阳明，能解百毒，既可升清又可泄浊，尤善解时行毒疠；玄参为凉营增液、清温化毒之要药，其性清肃而不浊，使在上之毒能清，在下之亢阳可制，故前人尝以其为枢机之药。然而玄参能清不能透，升麻能清气不能凉营。玄参得升麻，气营两清；升麻得玄参，清透郁伏于营血之毒热。此配伍之妙也。甘草一味，意在泄火解毒。简而言之，此方乃清温泄热、凉营化毒之剂。

识得此方之用意，知其应用当不为热毒发斑、时行喉痹等所拘。2012 年 6 月 21 日，余治某男，20 岁，英国人。病起一周，始则人迎穴附近淋巴结肿大，渐至上腹部肿大起核，伴见寒热、胃痛、不能进食，一周内体重下降 7kg。西医给予抗生素，但病情有增无减，特来就诊。查见颌下淋巴结肿硬如蚕豆大，而上腹部之梁门穴（中脘旁二寸）起核如小鸡蛋大，坚硬异常，按之作痛，均呈对称性。两侧扁桃体轻度肿大，色泽红而不鲜。不仅进食胃痛，饮水也痛。大便已六日未行，亦不转矢气，小溲色黄。自觉寒热起伏，测体温 37℃。口干，舌边红，舌苔状如积粉、厚而糙腻，脉弦劲。邪热疠毒，郁蒸阳明，内闭腑气则大便不通，循经外发则结毒为肿。拟方疏利阳明，解毒散结，予玄参升麻汤加味。药用：升麻 10g，玄参 12g，生大黄 6g，忍冬藤 30g，生甘草 5g。1 剂。并嘱其家人用上等大米煮粥取汁备用。药后三小时左右即欲大便，连下三次，先为燥屎，继则状如稀水，随后即欲饮食，饮米汤若干，胃部甚适。翌日凌晨即能正常进早餐，餐后即来复诊。诊见颌下淋巴结肿大已见缩小，而上腹部肿核竟退十之三四，其质已变软。口干转润，舌苔渐化，脉弦。毒热已得分消，原方略减其制。乃用上方去大黄，余药照旧，续服 3 剂。药后诸恙均瘥，竟能外出度假。三周后随访，已愈。按：此证之临床表现，以人迎、梁门穴附近的肿大起核为主要特征，伴见腑气不通，胃痛，不能饮水、进食，为邪毒蕴结阳明之征。两侧扁桃体轻度肿大系胃热上薰使然，与外感风邪、邪在肺卫之证有别。舌苔如积粉满布，在古人描述的瘟疫中可以见到；而糙腻罩黄，不仅提示邪入阳明，亦显示毒邪之甚矣。毒从何来？系非时之气，抑饮食不慎……很难遽下结论。患者是一建筑工人，长期室外劳作，冷暖不一，饥饱失时在所难免，以致非时之气、秽恶之毒乘虚而入，聚于阳明。其发病部位正是阳明胃经循行之处，这一经络现象殊令人惊异。就诊时患者已数日不能饮食，连饮水也觉胃痛难受，津液亏乏，邪毒鸱张，乘其元气未漓，急予玄参升麻汤加味。斯时用玄参，不仅赖其增液、凉营、清温，亦赖其软坚散结；升麻入阳明解毒泄浊，周转经络，疏通郁闭之气机；大黄通闭解结，下毒热以安脏气；忍冬藤解毒热，化疫气，用大量尚有扶正之功，为清中兼和、清中兼补之品；甘草泄火解毒，调和诸药。方仅五味，药无虚设，俾毒邪清透于外，下泄于内，化之于无形。此证切忌骤进蛮补，胃安能食后仅以米汁养之，扶正气以达邪。复诊时裁去大黄，因连下三次，深恐药过病所，余则仍守原意，遂收全功。《伤寒论》谓“阳明居中主土也，万物所归，无所复传”，柯韵伯据此引申出“阳明为成温之薮”之说。联想此案，斯说确具至理。阳明为多气多血之经，正气方盛，抗邪力强，然而邪入阳明，化热、成实亦属必然。见症虽重，治之得法，速愈亦有其机。

无独有偶，事隔两个多月，2012 年 9 月 4 日又治某男，16 岁，英国人。其见症与上列案例仿佛，斯时病证已延六周未解，曾服抗生素未见效机。其颌下（人迎穴）、颈部（扶突穴）附近淋巴结肿大，按之作痛，纳谷不馨，食后脘痛，大便偏干，小溲色黄，咽红、舌苔垢腻，脉小滑、偏数。余即用手触及梁门穴，果见肿大起核，如鸽蛋大小，按之作痛，呈对称性。仔细询问，患者经常吸烟，咳痰颇多，平时常进快餐饮食。审证求因。为阳明蕴毒所致，法当清泄阳明，化痰散结，予玄参升麻汤加味。药用：玄参 12g，升麻 6g，忍冬藤 15g，青、陈皮各 5g，大贝母 10g，炒牛蒡子 10g，赤芍 10g，生甘草 3g。每日 1 剂，服药 4 剂。一周后复诊，颌下、颈部淋巴结肿大已难触及，梁门穴所起之硬核已消十之七八，饮食如常，胃痛消失，痰涎亦除，苔腻也化，唯大便偏溏，遂予上方去牛蒡子，加蒲公英 12g，每日 1 剂，再服 6 剂痊愈。按：此证的成因可能与某些不健康食品及吸烟有关，病在阳明胃腑，邪热蕴毒循手足阳明经外发，作肿起核，殆无疑义。与上案相较，虽病机相似，但证情有轻重，病程有长短，故立方用药同中有异。盖病延月余，正邪胶着，难分难解，非下法所宜。况腑气自通，故未用大黄，加入贝母、牛蒡子化痰散结，赤芍活血消肿，青、陈皮畅达气机，且疏且化，旨在分解邪热、痰涎相结之势，以和中焦而苏胃气。在症情大退、肿硬渐消之际，舍去牛蒡子，恐其滑肠，与大便偏溏不宜；加入蒲公英，取其善解肝胃热毒，并可散滞气也。

〇六

三黄熟艾汤

（《类证活人书》）

炒黄芩 5 ～ 10g，川黄连 5g，炒黄柏 5g，熟艾 5 ～ 10g。

此方载于《类证活人书》，治“伤寒四五日而大下，热利时作，白通汤诸药多不得止，宜服此汤除热止利”，原为伤寒热利而设。迨后，其应用范围不断扩大，至明王肯堂《证治准绳》，不仅用于下痢赤白，或纯下鲜血，里急后重，身体壮热，心烦躁渴，腹胁胀痛之热痢，还用于“时行毒痢”，倍觉引人注目。黄芩，《本经》言其一名腐肠，陶弘景以为腐肠之得名，乃就其形态而言之，所谓“圆者名子芩，破者名宿芩，其腹中皆烂，故名腐肠”。宿芩乃黄芩旧根，多中空也；若就其功用而言，祛肠中积热，解肠中热毒，疗肠澼泻痢，谓之腐肠，亦很形象。古人称黄连能厚肠止痢，以其味苦能坚，性寒能清，凡湿热壅遏大肠，而致赤白痢，均为当用之要药。黄柏入下焦血分，能清肠道湿热，抑制肠黏膜出血，以余观之，其治血痢色鲜，功胜芩、连。三味同用，清肠解毒之功甚著。艾叶气芳香，辟秽解毒，和营止血。以其作芩、连、柏之反佐，清中兼散，引热外达；寒而不凝，止血而不留瘀；且寒温相制相须，调和阴阳而止腹痛，制方之精妙在于斯矣。

2009 年 4 月 30 日，治某男，44 岁，英国人。患溃疡性结肠炎已两年余，自述症情波动反复，腹泻严重时每日十五至二十行，多系脓血及黏液，经西医多方治疗，直至使用激素，症状方有所控制。2009 年 2 月又发作，采用抗生素及激素等收效甚微，故来求诊。顷已停服激素六周，腹泻日七八行，多为脓血及黏液，有后重感，中脘及左下腹作痛，腹胀殊甚，纳谷不馨，泛吐酸涎，面色少华，精神疲惫。舌苔薄腻，脉弦滑。邪热积垢互结，化为脓血，肠黏膜受损，疡面难复。姑予通塞互用，清肠护膜。药用：桔梗 5g，炒枳壳 5g，炒黄柏 5g，熟艾 5g，白芍 12g，青皮 5g，广木香 5g，诃子 10g，菝葜 12g，仙鹤草 12g，生甘草 3g。每日 1 剂，连服 7 剂，腹泻次数略减，腹中胀痛减轻，再予上方 14 剂，腹泻日三四行，便中已无黏液，但仍有少量出血。又予上方 14 剂，服药期间病情有所反复，就诊前数日，泻下次数忽又增多，中夹脓血，有急迫感，腹中作胀，舌苔薄腻，脉小滑略数。审证谛思，毒热藏匿已久，一时不易廓清，脏腑功能衰减，运化乏权。察前方，清肠解毒之力尚嫌不足，当损益进退，以期合辙。药用：炒黄芩 6g，川黄连 5g，炒黄柏 5g，熟艾 5g，白芍 12g，青、陈皮各 5g，广木香 5g，菝葜 12g，生甘草 3g。此方连服 14 剂，腹泻减至日二三行，出血得以控制，仅见少量黏液，唯仍觉腹胀，予上方加木瓜 10g、桑寄生 12g。续服 14 剂，大便日一二行，基本成形，腹胀亦除。迨后用上方出入，有时去黄连或黄柏，随证参用葛根、防风、白术、茯苓、藿香、厚朴、合欢皮、五味子等，一般 1 剂药分两日服，坚持治疗半年，病情稳定。按：溃疡性结肠炎病因尚未完全明了，一般认为可能是免疫、遗传、感染、精神及过敏等综合作用所致。其局部以肠黏膜炎症与溃疡为特征，就整体而言之，因长期腹泻、失血，导致体力下降乃至贫血。初则阳明失阖，伤在胃气；终则下焦不固，伤在肾气。其溃疡的存在乃肠络受损之必然结果。而疡面难以修复，又导致毒邪伏匿，乃至正邪交混，毒邪难以清彻。寻常扶正达邪之方未尝不善，但补不得法徒碍消化功能；消无章法又有伤正气之嫌，很难兼顾。三黄熟艾汤寓扶正于祛邪之中，在清肠解毒中有温脏之力，对溃疡性结肠炎之慢性过程，阳伤与毒热并存之候颇为合拍，令人对此方的理解多了一层领悟。观乎此病的临床表现，特别是经过激素的治疗，机体的阴阳平衡一时难以恢复，气血虚衰，关门不固，毒热稽留，传导失司。先予通塞互用，且清且固，疗效平平，运用三黄熟艾汤加味其效即显。菝葜性涩，既能化浊消坚，又能辟恶解毒，并有收涩护膜之功。桑寄生一味，《千金方》用之治血痢，此则取其祛肠间风气，与木瓜、青皮、陈皮、木香并用，舒肠缓急，以解腹胀之苦。须知此种腹胀乃肠功能衰减所致，宜养宜调，非见胀治胀，浪投通利之品所宜。运用三黄熟艾汤，三黄与熟艾之用量，芩、连、柏之去取，当视邪正之盛衰，寒热之多寡而定，不必拘泥。

〇七

神效散

（《普济本事方》）

白浮石、蛤粉、蝉蜕（去头、足）各等份，共研细末，每用9g，取鲫鱼胆7个调服。

此方为南宋医家许叔微所创制，治消渴饮水不止者。其证候颇类古人所说的肺消、膈消之属，多系膈上燥热殊甚，故饮水自救，亦有因木火上炎所致者，火灼金伤，渴饮不已。仲景所称的厥阴病“消渴”，即此之类。寻常治法，寒以胜热，润以滋燥，如斯而已。究其实际，有效有不效，盖与气化一层尚未悟及，且过服清凉寒润，见渴止渴，其流弊亦不可不知。观许氏另辟蹊径，立方用意不凡，膈上燥热，必然炼液成痰。浮石、蛤粉二味，既能清热止渴，又能化热痰、坚痰，且咸寒润下，兼可化水；鲫鱼胆益胆汁，清胆热，化热毒，使木火不致上炎，即可杀消渴之势；蝉蜕轻清上浮，既能散郁热，又能引领诸药化燥生津。诸药合用，祛有形之痰浊，化无形之燥热，俾水化为气，津气上腾，消渴自已。唯方中鲫鱼胆取用不便，可参入许氏治消渴另一方（浮石、青黛、麝香）之意，用青黛以代之，而龙胆草一味，亦在选用之列。若不用散剂，作汤剂亦可。

今人糖尿病亦消渴之属，审系此方之适应证，即可化裁而用之。1996 年 4 月曾治贺某，男，50 岁。患糖尿病多年，长期服用降糖西药，血糖、尿糖依然偏高，平时抽烟嗜酒，咳痰颇多，质稠色黄，口干欲饮，肤干不泽，舌尖有朱点，苔黄腻满布，脉滑。此痰热伤阴之候，用许叔微法。药用：净蝉蜕 6g，海蛤壳 30g，海浮石 15g，生地黄 12g，南沙参 12g，天冬 10g，丹参 10g，泽兰 10g，桑白皮 15g。每日 1 剂，药后咳痰渐少，口渴减轻，血糖、尿糖递降，服至两个月，血糖、尿糖降至正常范围。1997 年 9 月复诊，云药后血糖、尿糖一直正常。观其舌上黄腻苔已退，平昔咳痰甚少，乃用上方去桑白皮，加生山药 30g 巩固之。按：此证糖尿病已久，不戒烟酒，恣食厚味，蕴热生痰，化燥伤阴，致使气化乏权，血涩不利，无以敷布津液，口渴、肤干诸恙以作。取蝉蜕、蛤壳、海浮石散郁结之热，祛蓄积之痰，升清泄浊，化气生津；取桑白皮清肃上焦，以增蛤壳、浮石清化痰热之力。考《肘后备急方》治消渴尿多，用桑白皮炙黄黑，以水煮浓汁，随意饮之。今人用治糖尿病，知其有降血糖之功。以余观之，必有痰热之见症，用之方为的当。痰热伤阴，取沙参、天冬清滋肺阴；津伤血涩，用生地滋血分之燥，丹参、泽兰和血散瘀。总之，此方侧重治肺，兼顾心营，化气不忘濡血，血濡则气不燥矣。祛其有余，补其不足，展其轻清，复其气化，则燥转为润，水化为气，津液敷布复归常态。

2011 年 10 月，又治张某，女，53 岁。患糖尿病已十二年，一直服用降糖西药，血糖、尿糖波动，总体偏高。近两年来，尿检发现微量蛋白，多方治疗未见消失。伴见高血压、冠心病。顷诊口干思饮，面色少华，胸闷心悸，腰酸乏力，下肢轻度浮肿，午后尤为明显，肢麻，肤干且痒，口中黏腻，大便尚调，小便色黄，舌尖红，苔薄，脉浮弦。脾肾两伤，精微失固，姑予升清泄浊，以利开阖。药用：净蝉蜕 5g，海蛤壳 30g，生黄芪 15g，生山药 15g，佩兰 10g，女贞子 10g，五味子 5g，马料豆 15g，龙葵 15g，生甘草 3g。每日 1 剂，连服四周后，电话告我云，药后诸恙明显好转，下肢浮肿已消，尿蛋白转阴。嘱其仍用原方续服之。按：此证水不能化气则口渴，气不能化水则肢肿。尿中蛋白之出现，责之肾虚不能固摄精微。究其肾虚，不仅和久病精气亏损有关，与邪毒伤肾亦有关系。糖尿病经久不愈，有生痈疽疮疡之患，即是血涩致瘀、瘀热化毒之明征，故当权衡邪正盛衰，开阖兼施，方才合度。此时蝉蜕的使用，尚有升清解毒这一意图；蛤壳旨在化水止渴；黄芪、山药、五味子补益脾气，固摄肾精；马料豆补益肝肾，且养血祛风；龙葵解毒散结，并有利尿作用，此则假其清泄下焦湿热，庶无热毒伤肾之虞；佩兰芳香化浊，以助津液流通；女贞子滋不足之肾阴；甘草调和诸药。通涩互用，存精汰浊，获得效机。

〇八

白薇汤

（《普济本事方》）

白薇 10g，当归 10g，人参 6g，炙甘草 5g，作煎剂（原为散剂）。

此为治血厥的名方。许氏描述血厥的症状作“人平居无疾苦，忽如死人，身不动摇，默默不知人，目闭不能开，口噤不能言，或微知人，恶闻人声，但如眩冒，移时方寤”，进而详述其病理转归，言“此由已汗过多，血少，气并于血，阳独上而不下，气壅塞而不行，故身如死。气过血还，阴阳复通，故移时方寤，名曰郁冒，亦名血厥，妇人多有之”。此证多见于大汗、大出血之后，或阴虚液乏之体，津亏血少，气并于血，孤阳独走于上，以致阴阳之气不相顺接，厥证以作。方以白薇为主药，其味苦、咸，性寒，不仅上清风阳，清热安脑，且清中兼降，能平抑冲阳；人参益气宁心，以安神志；当归养血和血，以利血行；甘草甘以缓之，缓此证冲逆急迫之势。亢阳降则阴自和，气血调则脉自通，神志自清，厥证遂已。

推究此证突然发作，忽如死人，必有诱因。例如情志不遂，忽然暴怒即可致之。因阴阳之气不相顺接，气血周流失度，于是心、脑等重要脏器失于滋养，精神失于主宰，致使神昏、晕厥。厥而能反，取决于“气过血还”；若气不过，血不还，焉能复苏？古人有鉴于此，除用白薇平息风阳，还用人参、当归充养气血，不使脏器功能衰竭，确有卓识。

《冉雪峰医案》载一“气厥”案，女性，病心膈痛，突尔昏迷不知人，不能动，冥然罔觉。其脉参伍不调，时或一止。究之心痛至于暴厥，总属大病。因取许叔微白薇一方：白薇四钱，当归须三钱，人参须二钱，甘草一钱，加苏合香丸如大豆大三粒，分三次化开灌下，隔半时一次，不醒，再服一剂。翌日复诊，云服药二次，未终剂已醒，现已坐立、言动如常。停药逾一月，其病复作，缘病至肝气较旺，最易动怒，心脑易生阻碍，仍用前方，俟厥回后，再以消瘀导滞，柔筋通络，宁脑宁心为治。予白薇汤加石决明、龙齿、石菖蒲、天竺黄，又改作丸剂，再加琥珀、熊胆、缬草、朱砂常服，遂愈。按：此证虽曰“气厥”，但气血相依，气不行则血不至，故“气厥”“血厥”可分而不可分，白薇汤仍可因证施用。患者“肝气较旺”，其心膈痛恐亦与之有关，也说明“气厥”或“血厥”尝有情怀不适之诱因。风阳上冒，要用白薇平降，但“其脉参伍不调，时或一止”，表示心力不健，心气逆乱，是以要用人参、当归、甘草补之和之；参、归用须，兼能通络之意；配合苏合香丸以开气闭，兼舒气郁。冉氏为一代名医，用成方随证变通，可资借鉴。

2019年6月7日，余治一英国女性，67岁，因情绪激动、暴怒，一周前突然晕厥，跌仆倒地，磕去上面两颗门牙。伴见呕逆、出汗、肢冷，遂送往医院急诊，经核磁共振检查未见颅内出血，因其神志已经苏醒，遂在家养病。顷诊面色皖白，头晕头痛，心悸乏力，口干，苔薄，脉来节律不齐，有间歇。风阳未靖，扰乱心神，耗伤心气，予白薇汤。药用：白薇10g，当归10g，党参15g，炙甘草5g，7剂。一周后复诊，头晕头痛已除，精神颇振，脉来节律如常，予上方略事出入巩固之。

厥者，逆也。若言其病理，是自下而逆上；若言其主症，神昏、手足逆冷是也。肝气暴张，气逆血逆，若“血之与气并走于上，则为大厥”（《素问·调经论》），“大怒则形气绝，而血菀于上，使人薄厥”（《素问·生气通天论》）。大厥、薄厥，中风似之。而许氏所称之血厥，是血少而气并于血，以致阴阳之气不相顺接之故。不相顺接其间必有阻隔，但非痰非瘀，乃是风阳，或曰逆乱之气。气不行则血不至，影响心、脑的功能。心失血养则节律不齐，或怔忡心悸。冉氏所见之“脉参伍不调，时或一止”，余所见之脉来节律不齐，有间歇，均是其征。脑失所养则晕眩昏冒，僵仆如死。白薇汤用白薇平息风阳，即是降逆上之气；用人参、当归、甘草益气养血，即是强心健脑。二者不可偏废。人参亦可用党参代之，用意不殊。热病高热鸱张，尝可使心力不支；杂病气郁化火，风火狂飙，亦能损伤心气。能在诸多有余的表象中找到不足，方可防患于未然，这是白薇汤给予我们的启示。

〇九

泻黄散

（《小儿药证直诀》）

泻黄散又名泻脾散，为宋代钱乙所制，由藿香叶、山栀、石膏、防风、甘草组成，主治小儿脾热弄舌。因其善泄脾经伏火积热，还可用于口疮初起、色红量多，甚则满口烂斑，灼痛，身热，口干唇燥，口苦口臭，溲黄，舌红之症，并可用于唇风、唇茧。脾胃相连，石膏专清阳明，清阳明即是泄脾热；心与脾相互影响，脾胃积热则心之火用不宣，上炎为患，山栀质轻，清气凉营，散膈上郁热，导心火下行；藿香芳香化浊，辟不正之气；防风能发散脾经伏火，得“火郁发之”之意；甘草和中解毒。全方清之、发之、缓之，俾脾经之积热、伏火、湿浊、邪毒尽蠲。脾属土，土色黄，故曰“泻黄”。

口疮有实火、虚火之分，实火宜清宜泄，虚火宜温宜敛。实火多缘饮食不节，平昔恣食厚味、辛辣炙煿，或恣饮烈酒，日久积热而成，亦有受时邪，引动内蕴之湿热而致者。审系脾胃积热上熏，泻黄散均为其选。若不用散剂，作汤剂亦可。倘口疮兼见舌肿，或色红痛不可耐，示心经毒热殊甚，可加生蒲黄清心凉血，消肿止痛；若兼见口干、心烦，可用麦冬、竹叶滋养阴液，清心导赤。

曾治一例顽固口腔溃疡，颇不多见，用此方加味获验，录之如下：某男，42 岁，几内亚人，2013 年 2 月 25 日初诊。口腔溃疡此起彼伏、反复发作已二十载，多方治疗未见效果，西医反复检查，除血检白细胞偏低外，余无异常。九年前曾做过骨髓穿刺，亦未能查明原因，反而引发腰痛，缠绵三载方瘥。查舌、上腭、两颊、齿龈乃至口唇均见溃疡，状如黄豆大小，色红且痛，有的覆盖黄色分泌物。耳内及足趾外发红疹，呈细粒状，痒痛异常，溃流脂水。大便秘结，一般一周一行，腹中作胀，矢气频多。溲黄，伴见右肩作痛，活动欠利。舌上有朱点，苔黄腻，脉弦动。平时常服抗生素、扑热息痛、布洛芬等。脾胃郁热，化毒生火，上熏口腔，发为溃疡。嘱其停服西药，予泻黄散加味。药用：广藿香 10g，防风 5g，生山栀 5g，生石膏 15g（先煎），连翘 10g，薄荷叶 5g（后下），桑枝 10g，白蒺藜 10g，川芎 5g，生甘草 5g。每日 1 剂，7 剂。同年 3 月 4 日复诊，云服药三日，口腔溃疡大减，五日后全部消失，大便较前为易，一周三四行，腹胀随之减轻，尿黄亦减。舌边红，苔黄腻，脉弦。上方允合病机，予原方 7 剂。3 月 12 日三诊，口腔溃疡已愈，眠食均安，二便如常，耳内及足趾之红疹完全消退，右肩疼痛亦减，舌苔薄腻，脉弦。予原方去连翘、桑枝、蒺藜，加丹参、合欢皮、茯苓各 10g。14 剂，以巩固疗效。半年后随访，口腔溃疡未作。按：此证颇奇，虽然证类复发性口腔溃疡，但又不尽相同，因其二十年来，并非时愈时犯，而是几无间断，仅是症情轻重、口疮多少而已。一般说来，病证延久必虚，初期纵为实火，久则演变为虚火，口疮连年不愈，尝为虚火之确据。而此证二十年来火势未衰，毒力未减，上为口疮，下为便秘，外窜为红疹痒痛，且能耐苦寒药，殆禀赋有异耶！方从泻黄散加味，取连翘解毒散结，透达邪热，与山栀并用，清心止痛；薄荷辛开香窜，助防风发散郁火。大便秘结，腹胀，矢气频多，责之胃肠热而生风，若徒事清热，不疏风气，尚难合辙。方中桑枝、蒺藜平肝疏风，实有助于运肠通便，消除腹胀。且疏风通络之品，对其症兼右肩作痛亦有益处。川芎一味作反佐之用，盖口疮久不愈合，营中必有瘀滞，借其温理营血，旺盛血行，推陈致新，与清气凉营之品同用，收相反相成之效。

唇为脾之外候，唇干为脾燥，色白为血虚。唇风是指口唇发痒、色红且肿，日久皲裂流水，痛如火灼者。盖热则生风，风动则痒，风盛则肿，是以“风”名之。至于唇肿起白皮，起而复脱，脱而又起，甚则干而成壳，坚硬疼痛，皱裂如蚕茧者，称为唇茧。二证病因不一，但皆与脾胃关系最切，看似小恙，而难见速功。2011 年 9 月曾治一患者，男，47 岁，病起一年余，口唇干燥，微痒微肿，起皮起壳，脱去一层，唇红且痛，复又再起，如此反复不已，口苦，口中觉有异味。曾经中西药多方治疗未见效果，又用唇膏外涂滋润皮肤，惜愈涂愈干。伴见前列腺轻度增生，尿黄，并有等尿现象，尿后余沥不尽。舌尖红，苔薄腻，脉弦。脾经伏火伤阴化毒，口唇失养，故唇干脱皮；脾胃湿热下注，有碍气化，是以小便欠利，姑予泻黄散出入。药用：广藿香 10g，炒山栀 5g，生石膏 15g（先煎），薄荷叶 5g（后下），白芷 5g，丹参 10g，菝葜 12g，蒲公英 15g，怀牛膝 10g，泽兰 10g，生甘草 3g。每日 1 剂，连服两周，电话告我云药后唇已不肿，亦无痒痛，唯依然干燥脱皮。嘱其原方加生地黄 15g，再服一月，口唇已不干燥起壳，脱皮略见好转。后予原方出入，随证参用升麻、蝉蜕、赤小豆、乌梅、大蓟、小蓟、合欢皮等。治疗三月余，不仅唇茧治愈，且小便如常。按：此证以唇茧为主，前列腺增生引发小便不利为兼症。前者系脾经伏火上熏，后者系脾胃湿浊下注，故二者均与脾胃有关。唇肿、唇干、起皮起壳，乃伏火伤阴化毒之征，非泻火不足以折其亢，非消风解毒不足以消其肿，非养阴不足以润其燥。燥者润之，固为大法，然病久玄府闭塞，不足以启津液以上奉，徒事润燥亦无功。方从泻黄散出入，立方之枢机在于取白芷代防风，以其与藿香、薄荷相伍，辛通芳化，发散郁火，开启玄府以资津液而泽唇干；并取其兼可利窍，配合菝葜、泽兰、牛膝化浊散结，以助下焦气化。庶几主症、兼症兼顾。方中山栀、石膏用意见前。治疗此证，泻黄散尚欠解毒之力，方中用蒲公英之意在此，后来用大、小蓟之意亦在此。大、小蓟不仅凉血止血，且能解毒消痈，有助结痂，对唇红干裂之候有效。其余用药或散风解毒，或生津润燥，或清热利水，或保护黏膜，均不难体悟，不再赘述。

一〇

倒换散

（《黄帝素问宣明论方》）

大黄（小便不通减半）、荆芥穗（大便不通减半）各等份，上药共为细末，每服 3 ~ 6g，温开水调下，作煎剂亦可。

此方“治无问久新癃闭不通，小腹急痛，肛门肿疼”。

癃闭病因不一，此方之适应证当系热结不通者，对二便秘涩均可参用。荆芥，其性轻扬上行，其气芳香，疏通络脉，运行经气，升举郁陷的大气；大黄沉降下行，通腑气，下热结，熟则导湿热从前阴而出。二味并用，清升浊降，以利三焦气化，气化达于州都则小便利，行于胃肠则大便行，二便秘涩则自解矣。小便不通，荆芥倍于大黄，是欲以升清为主，减大黄通下之力，只取其开闭解结足矣；若大便不通，则大黄倍于荆芥，盖欲其急通腑气，辅以荆芥升清，以增肠腑蠕动，助其通下。进而言之，大黄能入血分，为祛瘀热之良药，荆芥亦入血分，能行血中之气，祛血中之风，散血中瘀滞，是以二味同用，能祛下焦瘀热留着。故不仅可用于癃闭，还可用于血淋。若尿血色鲜，中夹瘀块，尿频且痛，牵引小腹，甚或大便干结，取此方作汤剂，加用生地、赤芍、白芍、小蓟、川牛膝、琥珀、白茅根之属，收效甚捷。

此方之妙用不仅如斯，余用之治一例重症腰腿痛者亦获得佳效，简介如下：某男，37 岁，已婚，英国人。有膝关节外伤史，曾于 2010 年 4 月施行膝关节手术，同年 7 月出现腰痛及坐骨神经痛，长期服用止痛片，并进行整骨、理疗及针灸，病情未见好转。2011 年核磁共振检查显示第 5 腰椎间盘突出、骶骨肿胀，伴见视力模糊。为缓解疼痛，医院对其进行神经根激素封闭治疗，不仅未效，反使痛势增重。同年8月再度进行核磁共振检查，发现第5腰椎间盘及骶骨有破裂，以致疼痛难忍，使用可待因合剂，每日8片，服药后疼痛略见减轻，旋又如故，且视力更为模糊。于2011年11月28日前来就诊，患者双手拄杖前行，步履维艰，腰腿痛不可支，观其局部，腰际明显肿胀，触之僵硬，肤色状如花斑，紫色纹理甲错，大便干结难排，肛门有热痛感，小便色黄，频数不爽，严重时十分钟左右即再次小便，舌苔黄腻满布，脉弦滑。瘀热互结，络脉痹阻，体虚证实，法当泄化瘀热，祛其留着，予倒换散加味。药用：荆芥穗5g，生大黄5g，怀牛膝10g，泽兰10g，赤芍10g，木瓜10g，苏木10g，小茴香5g，桑枝10g，甘草3g。7剂。2011年12月5日二诊：腰际肿胀略减，疼痛尚未减轻，服用可待因合剂，大便干结，小溲频仍不畅，苔、脉同前。宿瘀久着，气机郁滞，予前法参入行气通络，以增推荡之力。上方加炒枳壳5g，威灵仙10g，7剂。2011年12月12日三诊：药后忽作腹泻，日五六行，臭秽异常，守方照服，二日后大便渐趋正常，小溲已畅，频数锐减，腰腿疼痛大为减轻，竟可弃杖行走，可待因合剂每日减至3片。查其腰部，肿硬大退，一侧肤色亦已正常，黄腻苔已退十之六七，脉弦。宿瘀已行，余邪未净。原方大黄改用3g，14剂。2011年12月26日四诊：腰腿痛近于消失，行走如常，苔腻全退。转予活血通络，益肾固腰。药用：川续断10g，怀牛膝10g，丹参10g，赤芍10g，泽兰10g，木瓜10g，威灵仙10g，小茴香5g，桑枝10g，甘草3g。14剂。俟后因感冒，咳嗽，咽痛，曾予疏风宣肺之剂治之。腰腿疼痛于劳累后偶有发生，但不甚重，予上方稍事出入，调理二月余，疼痛全已，停服止痛剂，视力亦较前清晰，于2012年3月恢复全日制工作。追访至2013年11月，一切如常。按：此证肾督久虚，筋骨失养，变质变形；气滞瘀阻，久积生热；瘀热留着，络脉不通。不仅腰腿疼痛难忍，还影响下焦气化功能，二便秘涩，小便状如热淋，其量甚少，其次甚频；而肛门尝有热痛感，竟与倒换散适应证“肛门肿疼”相符合。审时度势，借用此方，先予荆芥、大黄祛瘀热而通二便，苏木、赤芍、泽兰消瘀散肿，牛膝、木瓜健骨舒筋，小茴香通络止痛，桑枝祛风通络。服药一周，病势未见明显减轻，缘气机窒滞，宣通乏力。原方加入枳壳、威灵仙行之，遂连作腹泻，臭秽异常，为瘀热下行之征，随之小便通利，腰际顿觉轻松，因压迫解除，络脉渐和，坐骨神经痛亦获缓解。联想到《三因方》熟大黄汤，“治坠堕闪肭，腰痛不能屈伸”，药用大黄（切如豆大）、生姜（切）各15g，同炒令焦黄，煎服。药后“所下如鸡肝者，即恶物出”，可供相互印证。要之，此证有筋骨失荣、络脉不通两个方面，可谓虚实错杂，立方先夺其实，予疏养结合之剂以善其后。其骨质实质性损害能否修复姑置勿论，但因证立方，解除疼痛之苦毋庸置疑。笔者体会倒换散治腰腿疼痛之疾，必有瘀热互结、二便秘涩之证方可用之。而荆芥一味，既可入血散瘀，又能解痉缓痛，凡瘀伤腰痛日久，在化瘀通络方中加用此味，恒可提高疗效。一得之愚，聊供参酌。

一一

地龙散

（《兰室秘藏》）

地龙、当归尾、桃仁、苏木各10g，麻黄3g，羌活、独活、黄柏各5g，肉桂、甘草各3g。

此方治“腰脊痛，或打扑损伤，从高坠下，恶血在太阳经中，令人腰脊痛，或胫腨臂股中痛不可忍，鼻塞不通”。

打扑损伤必然留瘀，瘀积于脏腑可相机用下法，今瘀积于太阳经中，络脉不通，以致腰脊胫腨等处作痛，非下法所能胜任，观此方从活血舒筋取法，其意可知。地龙性寒味咸，功擅通络解痉，清经中之热，散络中之瘀；麻黄宣通太阳经气，破癥坚积聚，散凝滞之血；归尾、桃仁、苏木直入血分，活血消瘀，其中苏木散瘀消肿之力尤胜；羌活、独活一开太阳，一入少阴，祛风宣痹，通利关节，活血固可散风，祛风亦可散血；肉桂温通，行血分之滞；黄柏苦坚，清瘀血所积之热；甘草和诸药寒热之性。习俗取麻黄发汗、平喘，此则假其引领诸药深入太阳经隧，通脉化瘀，正是东垣过人之处。匠心独运，地龙散不失为治疗打扑留瘀之的对良方。凡瘀热夹杂的腰脊疼痛亦可斟酌用之。

法不可废，方可活用。余曾取此方之意，后又用倒换散加味，治愈一例腰椎融合术后大小便功能障碍者。观其治疗之全过程，值得玩味之处颇多，录之如下。

某男，55 岁，已婚，英国人。夙患腰腿疼痛，于 1998 年在医院检查，被诊断为继发性脊柱侧凸、颈椎病及腰椎间盘退行性病变、腰椎间隙狭窄等。腰际僵硬、疼痛，转侧、弯曲不利，两下肢麻木，行走不便。曾经多方治疗未见效果，于 2011 年 3 月 11 日在伦敦一家医院施行腰椎融合及减压术，对 1 ~ 5 腰椎用椎弓根螺钉实施器械性融合及硬脊膜撕裂修补。术后腰痛明显减轻，行走方便，但出现大小便功能障碍。大便需用通便药，小便全凭导尿管，且下肢麻木，腰际时有针刺般疼痛感，曾使用抗焦虑药、小便不畅药、消炎止痛药、可待因合剂、肌肉松弛药、抗溃疡药，上列症状未见改善。于 2011 年 8 月 25 日由主诊医生介绍前来求治。斯时持续性大小便功能障碍已五个月之久，患者神疲、焦虑，舌边有齿痕，苔薄，脉弦、小滑。详审病史，脉证互参，责之肾督络脉痹阻，经气不行，拟化瘀宣痹，以展气化，从地龙散取法。药用：生地黄 12g，生麻黄 1.5g，当归尾 10g，苏木 10g，红花 5g，炒白芥子 10g，小茴香 5g，怀牛膝 10g，川续断 10g，甘草 3g。7 剂。

2011 年 9 月 8 日二诊：服药一周，下肢麻木大减，小便自行，无须导尿管，但不能自控，尿后有自遗现象。近四日大便未行，腹中作胀，服西药通便收效不显，舌、脉同前。升降不利，肠痹气塞。前法参入升清降浊，宣通腑气，倒换散用之，正其时也。药用：荆芥穗 5g，生大黄 5g，怀牛膝 10g，当归尾 10g，桃仁泥 10g，红花 5g，苏木 10g，炒白芥子 10g，小茴香 5g，炒枳壳 5g，甘草 3g。7 剂。

2011 年 9 月 15 日三诊：药后腑气已通，每日一行，唯其质偏干，排泄不畅，小便自行，自控依然欠佳，下肢麻木减而未已。前方合辙，加减出入可矣。药用荆芥穗、生大黄、怀牛膝、桃仁、杏仁、红花、全瓜蒌、炒枳壳、赤芍、白芍、甘草。14 剂，患者携药外出度假。

2011 年 11 月 3 日四诊：二便均能正常排泄，但大便有时偏干，腹中作胀，小便时或乏力，时或难以自控，尿后滴沥不尽。络伤未复，经气未充。遂以苏子、杏仁、火麻仁、全瓜蒌、枳壳、厚朴、赤芍、白芍、木瓜、菟丝子、生乳香、甘草为主方，略事出入，调理二月余，二便如常，除下肢时有麻木感外，未见明显不适。

按：此证腰腿疼痛多年，肾督亏虚，络脉痹闭，自不待言。术后骨骼异常得到纠正，但正气受伤、络脉受损难以避免。肾司二便，络伤气馁，气化不行，二便不通，若延久不复，则有络脉萎废，难以激活之虑。地龙散本为打扑损伤，恶血在太阳经中所引发的腰脊疼痛之症而设，如此大型腰脊手术，难免不伤络脉，焉得不留瘀？其病理与打扑损伤恶血在太阳经殆无二致，其的对之良方正可借用。地龙为虫类药，国外禁用，取其意不泥其方，故用生地伍麻黄，以麻黄引领诸药，深入太阳经隧，兴奋冲动，激活经脉功能，且麻黄原可利小便；地黄质黏，能续骨疗伤，润泽水道之干涩，兼逐血痹，得麻黄之阳和，开痹之力益显；归尾、苏木、红花化下焦瘀滞；白芥子清除皮里膜外之痰湿，并可通络止痛，子为生气所钟，行而不破；牛膝、续断益肾固腰；小茴香辛香入脉，温通经络，运行经气；甘草调和诸药。诸药合用，俾衰者振、断者续、痹者通，果然肾气来复，生机再现，小便自行。惜乎经脉之功能非一时可复，故尿后有自遗现象，且肠痹日久，蠕动乏力，腹中作胀，大便不行，屡用西药强行通便，始则有效，终则使肠功能减弱。倒换散能升清降浊，通利二便兼具通络化瘀之功，当癃闭初复、升降乖违、大便不通之际，用之正为合拍。药后果然中的，二便均利，功能障碍已获解除，乃予原方出入巩固疗效。此证余波大致有三：一为便秘时有发生，一为尿后常见滴沥不尽，一为下肢麻木未能全已。究其症结，端在络脉损伤未能全复，遂予标本兼顾之剂，取苏子、杏仁、麻仁、瓜蒌之属下气润肠；枳、朴以行气滞；木瓜、芍药、甘草柔筋缓急；菟丝子强阴益精，升固奇脉；乳香不仅活血定痛，且假其辛香入脉，引领菟丝子鼓舞肾气，以利开阖，终使尿后滴沥之症得以消除。此证立方用药，先从地龙散化出，再予倒换散加味，后予标本兼顾收功。总以行气化、推陈致新以恢复脏腑经络之功能为念，倘见癃闭妄用淡渗利尿之剂，见便秘妄用攻下，殊失治病求本之旨。

一二

通关丸

（一名滋肾丸）（《兰室秘藏》）

黄柏（酒洗）、知母（酒洗）各30g，肉桂3g。上药共为细末，水泛为丸，如梧桐子大，每服一百丸，空腹温开水送下。若作汤剂，用量据证情而定。

李东垣《兰室秘藏》："治不渴而小便闭，热在下焦血分也。"此为治癃闭之要方，以小便涓滴甚则不通、尿线细、尿色黄、小腹胀满、口不渴为主要见症。癃闭病位在膀胱，但与三焦气化有关。分析此证的病机，实证多缘于湿热、痰浊、瘀血留滞，以致气化受阻；虚证多系肾气不足，责之气化不及。征诸临床，虚实兼夹者多，单纯者少，且症情急迫，不容蹉跎，如何开关启闭，通利小便，实为首务。开关启闭以除热结最为常用，诚以膀胱热则不通、冷则不禁之故。东垣以此证皆邪热为病，有在气在血之分，以渴与不渴为辨。凡渴而小便不利者，为热在上焦气分，主以淡味渗泄之品，用茯苓、泽泻、琥珀、灯心、车前子、木通、瞿麦、萹蓄之类。东垣云"渗谓小汗，泄谓利小便也"，盖淡味气薄，其功能恒先上升而后下降，清肺热在斯，化水停在斯，利下窍亦在于斯。肺热清则源自洁，气化行则津液生，不治渴而渴自止矣。热在下焦何以不渴？以热逼营阴，津液蒸腾之故。热伏下焦，肾阴受灼，膀胱液涸，阴不化阳，关门不利，小便不行。取知母寒以胜热，润以滋燥，育阴化气；黄柏苦以坚肾，清血中伏火；肉桂作反佐之用，以展膀胱气化。三味共奏滋肾通关之功。

当今癃闭的病因更为明确，结石、前列腺肥大、肿瘤等等都可通过检测而获知。东垣对癃闭所列的治则与方药，至今仍有效地指导着临床实践，运用古法古方，随证变通，常可获得意想不到的疗效。试举一例前列腺肥大引发的癃闭案于后。

某男，67岁，英国人，2010年1月20日初诊。患者于11年前曾进行左侧眼角膜移植手术，俟后长期服用抗排异药，并有耳鸣史，尤以右耳为甚，听力差，使用助听器。自述患前列腺肥大已五年之久，近两月来，排尿日渐困难，由尿如细线至涓滴难出乃至不通，终日依赖导尿管，为此深感忧虑。观其面热如醉，面赤升火，一派阴火上冲之象，口不渴，唇干，舌质红、少津、有裂纹，苔薄，脉小滑。瘀滞热阻，水道不通，癃闭已成，亟当滋肾清热，戕降阴火；软坚散结，通关开闭。药用：知母 10g，黄柏 5g，肉桂 3g，怀牛膝 10g，小茴香 5g，升麻 5g，青盐 2g。每日 1 剂，药后忽觉有尿感，拔除导尿管后能自行排尿，惜其量甚少，约 15ml，其色深黄，旋又放置另一型号的导尿管。三日后复诊，面赤升火之状已减，舌红略见转淡，方药合辙，毋庸更张，予原方再服 3 剂。药后小便可自行，且甚少阻隔。又予原方 3 剂，拔除导尿管可自行小便，但其量不多。舌色虽红，但萌生少量白苔，脉小滑、略数。生机渐复，尚未足恃，拟原方出入，以增气化之力。药用：生黄芪 12g，知母 10g，白芍 10g，升麻 5g，怀牛膝 10g，肉桂 3g，青盐 2g。6 剂。药后小便自行，尿量增加，但排尿不甚均匀，有忽大、忽小、忽然中断之象。去医院复查，换了一种装有开关、可自行插入的导尿管。气化行而不畅，开阖不利，上方加生牡蛎 15g、泽泻 6g，7 剂。患者除夜间偶尔使用导尿管外，白天不用，时觉少腹微胀，即予上方加佩兰 10g，又服两周。病情日渐好转，不用导尿管，守原方未变，唯药量减半，1 剂药分两日服，每日一次，除因感冒或外出停药外，很少间断。至同年 8 月 27 日来诊时，自述左眼视力恢复，阅读、书写竟胜过右眼。盖其左眼自眼角膜移植后，虽已复明，但报纸、书籍字体偏小者难以辨识，至于书写，笔画运行起落尤为困难，今不仅能识蝇头小字，且书写如常，特别兴奋。当场书写呈述他的治疗过程，强调这七个月来未服用任何其他药物，证明是中药的功效。俟后，原方去肉桂，随证增损，如尿色发黄加黄柏，尿行欠畅加白芷，1 剂药分两日服，间断服至 2012 年 4 月，不仅小便悉如常人，且右耳听力恢复，不需用助听器。经检查前列腺依然肥大，但不影响排尿。

按：患者自眼角膜移植术后，长期服用抗排异药，免疫系统受到影响，虽前列腺肥大导致癃闭，未采用手术治疗恐与之有关。日渐增大的前列腺压迫尿道，使小便由不畅、难出而致不通。瘀阻水停，久郁化火，肾阴受灼，膀胱液涸，气化不行，小便不通，正所谓“无阴则阳无以化”是也。患者面热如醉，的系阴火上冲，急用知、柏以清阴中伏热，且知母善疗下焦积热之小便不利，黄柏为清肾经血热之要药。阴火上燔，知、柏苦寒，难伏其焰，故假肉桂从治之，导热下行，且肉桂可助膀胱气化，正为此证所必需。凡尿液潴留，膀胱胀大，必碍气机之升降，将欲降之，必先升之，故用升麻以升清气，周转气机之运行（升麻一名周麻）。气化不行，络脉不通，以小茴香拨动气机，通络开痹；牛膝直达下焦，补中兼行；青盐咸寒入肾，既可软坚，又清水道。仲景立茯苓戎盐汤（茯苓、白术、青盐）治小便不利，今参其意用之。诸药合用，开窍闭，通湮塞，散热结，是以获验。俟后关门虽开，小便犹觉乏力，遂用黄芪与知母、白芍同用，以增气化之动力，且白芍原可利小便。后来从其排尿不匀，忽大、忽小、忽断分析，断其开阖不利，参用仲景牡蛎泽泻散（牡蛎、泽泻、葶苈、蜀漆、商陆、海藻、瓜蒌根），此散原为大病瘥后，腰以下有水气之证而设，独拈出牡蛎、泽泻二味以作方名，值得参究。一般认为，此二味味咸，“能入肾而导水”（汪苓友语），然而方中商陆、葶苈子之力远胜，何以不视为主药？窃思牡蛎、泽泻并用，乃开阖兼济之意。盖开阖者，天地之道也。开而不阖，则生气竭；阖而不开，则化机息。开阖迭相为用，正有助于膀胱气化功能之恢复。至于小便欠畅加白芷，是从《千金方》水道散（白芷、甘遂、大黄、厚朴、枳实、芒硝）取意，以白芷能散风、利窍、消肿。此证患者别无选择，坚持服药还带来两个意外的收获，一是眼角膜移植术后的视力恢复，一是耳聋复聪。就方剂的功效言之，殆为肾阴渐充，精气上奉使然。就药物言之，令人想起《本经》泽泻“久服，耳目聪明”之说。泽泻一味，医家历来有补肾、泻肾之争，独不思其能益阴气，复可利小便，乃泻中寓补之品，且其善导肾经虚热下行，邪热去则肾自安矣。六味地黄丸之用泽泻，本案之用泽泻，均可作如斯观。

一三

选奇汤

（《东垣试效方》）

此方由羌活、防风、黄芩（酒制）、甘草组成，李东垣用之治疗“眉骨痛，不可忍”。原方为煮散剂，今作汤剂亦可。眉棱骨痛多因痰湿内郁、风热上干所致。羌活气味雄烈，功专上升，善祛头面之风，并有镇痛作用，辅以防风，祛风镇痛之力尤胜。唯二味性温，与风热证不宜，伍入黄芩，一变为发散风热之剂。且黄芩用酒炒，意在增其清上之力。甘草调和诸药。此方乍看之，并无祛除痰湿之品，细究之却有深意，盖风能胜湿，寒能清热，湿去热除，痰湿自消，且黄芩原为祛热痰之妙品也。要之，此为祛风泄热、通络止痛之剂。

眉棱骨痛为临证所常见，余用此方加减多能获验，其中有症情颇为特殊者，录之如下。某女，37 岁，英国人，2012 年 7 月 21 日前来就诊。患眉棱骨痛已四载，牵及前额，痛不可耐。四年来西医采用多种治疗手段，如内服阿司匹林、布洛芬、可待因合剂、托吡酯等，并配合佐米曲普坦鼻喷雾剂，偶或减轻痛楚，嗣后复又增重。2011 年 12 月起，服用抗癫痫药丙戊酸钠三个月，不仅头痛未减，反而人觉昏沉、乏力，精神不振，医生给予抗抑郁药米氮平，因服用多种西药又引发胃部不适，经常泛酸，服用多潘立酮等等。诸法备尝，未见效果，深感痛苦。细询其疼痛之状，犹如被人撞击感。时当盛夏，伴见花粉症，目痒，鼻塞，耳内作痛。舌苔垢腻微黄，脉浮弦。气血瘀滞已久，久郁生热，风痰阻痹，络脉不通。拟方疏风泄热，宣通络痹。药用：荆芥穗 5g，防风 5g，白芷 5g，生黄芩 5g，赤、白芍各 6g，制香附 10g，白蒺藜 12g，法半夏 10g，陈皮 5g，生甘草 3g。每日 1 剂，7 剂。

7 月 28 日二诊：眉棱骨及前额疼痛甚剧，服上方尚未减轻，精神困顿。时当花粉、草粉弥漫，目痒，鼻塞，耳内作痛，近二日又增咽红、咽痛，舌尖红，苔薄腻，脉浮滑。宿疾、新邪交相为患，三阳经脉受累，拟方辛散苦泄，疏通郁滞，清上蠲痛。用选奇汤加味：羌活 5g，防风 5g，白芷 5g，前胡 5g，生黄芩 5g，生石膏 18g（先煎），制香附 10g，生甘草 3g。7 剂。

8 月 4 日三诊：药后痛势次第减轻，近三日眉棱骨痛未作，为四年来所仅见。咽痛、耳内作痛亦瘥。目微痒，苔薄。方药合辙，毋庸更张，再予原方 7 剂。

8 月 18 日四诊：眉棱骨痛迄未发作，精神转佳。天气晴和，花粉症余波未靖，喷嚏连连，鼻塞流涕，前额微痛，舌苔薄腻，脉浮弦，拟方疏风利窍。药用：苍耳子 10g，白芷 5g，薄荷叶 5g（后下），广藿香 10g，威灵仙 10g，白蒺藜 10g，生黄芩 5g，炒枳壳 5g，败酱草 12g，生甘草 3g。7 剂。

8 月 25 日五诊：头痛已愈，除鼻塞流涕外，未见明显不适，予上方略事出入巩固疗效。

按：此为眉棱骨痛重症，西医采用对症疗法，镇痛、镇静未能见功。眉棱骨痛除关乎阳明外，与足太阳、足少阳亦有关系，盖足太阳之脉起于目内眦，上额交巅；足少阳之脉起于目锐眦，上抵头角。经气壅遏，不通则痛，此证延久不愈，气血郁滞尤甚，郁则生热，理之必然。就诊时患者兼见花粉症，可谓内外合邪，风热无从发泄，游溢于三阳经脉，邪害空窍，目痒，鼻塞，耳内作痛，诸恙以作。初诊用荆芥、防风、白芷散风；黄芩泄热；香附、蒺藜疏气郁；半夏、陈皮和胃化痰；芍药、甘草解痉缓急。看似合拍，无奈病情已深，加之花粉、草粉刺激，风热有化为风火之势，上方尚未足恃。二诊改用选奇汤加味，增入石膏清降阳明，清上镇痛。羌、防、芷、芩、石膏并用，散风清热之力较上方过之；前胡善祛风痰，《别录》称其主“风头痛”，此方用之，取其还可宣畅肺气之功；香附则为气血郁滞头痛之要药。盖发散风热也罢，通络止痛也罢，参用行气解郁之品，拨动气机，则邪易去，正易复。

一四

左金丸

（《丹溪心法》）

此方一名“回令丸”，为泄肝火之正剂。原方取黄连六两，吴茱萸一两或半两，共为细末，水丸或蒸饼丸，白汤下五十丸，善疗肝火内燔、横逆犯胃之脘胁胀痛、吞酸嘈杂、噫气不舒诸症。

五脏之火，乃一气之消息，既可分，又相互关联，故泄火之药尝可借用。黄连本为泄心火之专药，今以吴萸为引，庶可直达肝经以折肝火。且吴萸辛通达郁，火因气郁而成，郁解则火易散。吴萸其性虽热，但下气则速，能引热下行，得丹溪“火盛者，不可骤用凉药，必兼温散”之义，允合《内经》“微者逆之，甚者从之”之旨。推究方名，对方义可获另一层悟解，盖金能平木，一则黄连泻心火，火不刑金则金自安；一则吴萸味辛，辛味属金，佐金以平木也，古人之用意如此。

左金丸苦辛并用，折肝火、通胃阳是其所长。肝阳胃湿，交相为患，久郁不解，酸涎频仍，黄连泄热，吴萸制酸，用之尤宜，然必施之于胃阴未伤，可耐刚药者方为的当。且连、萸之用量当随热郁、湿郁之多寡而进退，以期切合病机。

2011年7月，余治一男性患者，48岁，夙患食管裂孔疝，又查见胆囊息肉，近来胃中嘈杂殊甚，时有酸涎上泛，食管有烧灼感，口苦，噫气频作，食后腹胀，大便偏溏。查其咽壁，色泽暗红，舌体胖大，苔薄腻，脉关弦、寸小滑。肝郁不达，胆胃逆行，亟当泄肝安胃，疏解郁气，用左金法。药用：黄连3g，淡吴萸2.5g，法半夏10g，苏梗10g，广郁金5g，白蒺藜10g，木瓜10g，青皮5g，生甘草3g，枇杷叶10g。每日1剂，14剂。

二诊：药后酸涎已少，噫气亦减，食管烧灼之感减轻，再宗前议，14剂。电话联系云药后酸涎近已，因外出不能前来复诊。

三诊：停药一月，酸涎复作，口苦，噫气，心下痞坚，食后腹胀，肠鸣，大便溏泄，日二三行，舌苔薄、根部微腻，脉弦。胃逆脾陷，升降乖违，拟温理中阳，和降胆胃，左金、枳实理中合法。药用：黄连3g，淡吴萸2.5g，党参10g，炒白术10g，淡干姜5g，炒枳实5g，法半夏10g，青、陈皮各5g，茯苓10g，生甘草3g。14剂。

四诊：心下痞坚顿释，酸涎已少，腹胀亦除，大便溏，日一行，原方以枳壳易枳实，再予14剂以巩固疗效。

按：此证嘈杂泛酸，食管有烧灼感，口苦，噫气，一派胆胃逆行、肝郁不舒之象。连、萸同用，泄肝安胃，正为合拍。加入半夏，降胃制酸之功更胜。苏梗、郁金、枇杷叶开肺胃窒塞，宣展气化。蒺藜、郁金、木瓜疏肝柔肝，且木瓜之酸，兼和吴萸之刚愎。药后果有效机。唯此证舌体胖大，隐伏中阳不足之本质，至三诊腹胀肠鸣，大便溏泄，脾阳不运之象显现。清阳不升则浊阴不降，于是心下痞坚，左金法未足恃也。于是参用枳实理中之意，以理中汤（参、术、姜、草）坐镇中焦，分利阴阳，连、萸泄肝安胃，庶几清升浊降，脾胃运化功能渐复常态。又，心下痞坚，多系阴阳不交，浊气痞阻中焦，有的有形可征（如痰水），多为虚中夹滞，切戒一味攻伐。方中参、连、枳、半同用，益胃气，消痞坚，乃古人成法，余屡试不爽。而术、姜、连、萸同用，又能分清浊，止泄泻。可见运用古方当随证化裁，不可拘泥。

笔者体会，观察咽壁色泽，可以测知食管炎症之新久与轻重。一般说来，若色泽鲜红，表示炎症早期；色泽暗红，表示慢性炎症；若色泽由紫暗而转深，甚则发黑，要警惕恶性病变，需嘱患者作进一步检查，以免误诊。在治疗过程中，若咽壁色泽由暗红而转淡红，多为病体向愈之征。上述所见，可供临证参考。

一五

痛泻要方

（《医方考》引刘草窗方）

此方由炒白术、炒芍药、防风、炒陈皮四味组成，为治疗腹中作痛、痛则泄泻之良方。明代医家吴昆认为，“泻责之脾，痛责之肝。肝责之实，脾责之虚。脾虚肝实，故令痛泻”。方用炒白术健脾燥湿，白芍柔肝缓痛，防风抑肝散风，陈皮理气和中，共奏扶脾助运，解痉缓痛之效，为治疗腹中痛泻之效方。今之过敏性结肠炎，或腹泻与情志有关者，可以加减用之。

腹中痛泻，有土虚木贼与伤于饮食之异，其间何以区别？吴昆云“伤食腹痛，得泻便减，今泻而痛不止，故责之土败木贼也”，后之方书多沿用此说，以为二者辨证之分际。以余观之，斯论可商。临床所见，凡腹中作痛，痛即泄泻之证，无论基于何因，泻后均痛减，欲判断是伤食或土虚木贼，须结合其他症状综合考虑方为的当。一般说来，伤食腹泻属实证，因食积内蕴，阳明传导失常，故作腹痛，常伴见脘腹胀满、嗳腐吞酸、大便臭秽、舌苔垢腻等症；而土虚木贼之泄泻，乃虚中夹实之候，尝因受寒、饮食冷热不调、水土不服、情怀怫郁，引发脾失健运、肝失疏泄，以致水谷不化而作泄泻。痛泻要方是和法，不是消法，是为土虚木贼之证候而设。

《景岳全书》引用此方，方后云“久泻者加炒升麻”，此句切勿草草读过。盖《内经》有“清气在下，则生飧泄”之说，凡腹中痛泄已久，反复发作用原方不应者，加用升麻每每应手。盖久泻则清气郁陷，浊气中阻，升麻既可升清，亦可泄浊解毒，正为合拍。岂止升麻，倘辅以葛根更妙。

2006 年 5 月 10 日，余在北京治一男性患者，50 岁上下，患慢性腹泻多年未愈，甚以为苦。泻前必作腹痛，腹中作胀，日五六行，经常餐饮刚毕，即欲如厕，泻后腹中始安。苔薄，脉虚弦。此肝脾失调之咎，予痛泻要方出入。药用：炒白术10g，白芍12g，防风5g，小青皮5g，炒川楝10g，木瓜10g，香白芷5g，白茯苓10g，生大麦芽15g，生甘草3g。每日1剂，药后腹中痛泻次第减轻，连服数日，痛泻全已，大便成形。此后竟间断服用原方一年，腹泻再未发作。两年后再次相见，告我病已痊愈。

按：运用痛泻要方，应随证加减变通，以期切当。如此证泻前不仅腹痛，且腹胀较甚，仅取原方则力有未逮。今以青皮代陈皮，因青皮不仅长于伐肝，且善于消积化食。加入川楝、木瓜、生麦芽，与白芍、青皮同用，疏养结合，条达肝气，既能增强原方止痛功能，亦有助于缓解腹中撑胀。白芷其味芳香，辛能散风，温可化湿，假其内托之力可以醒脾阳，剔肠垢；倘与白术、白茯苓同用，能疗脾虚夹湿之慢性泄泻（腹痛加白芍，腹胀肠鸣加白蒺藜；和脾建中加白扁豆、生山药）；今与防风并用，还可祛肠间风气。诸药相伍，肝脾两调，痛泻瘥矣。

又曾治吴某，男，65岁。腹泻经常发作，每日三次左右，多作于中、晚餐后，迭治不愈。其特点是泻前肠鸣腹痛，伴见腹胀，旋即泻下稀溏之便，有的如稀水，其痛方已，腹胀渐松。舌苔薄腻，脉濡缓。证属肝脾失调，湿浊内停，拟抑肝扶脾，芳香化浊。药用：白术、白芍、防风、青皮、陈皮、藿香、厚朴、炒川楝、木瓜、吴萸、六神曲、甘草。每日1剂，连服两周。药后即见效机，但大便稀溏仍难成形，停药后腹泻又起，仍觉腹痛腹胀肠鸣，平昔倦怠乏力。思久泻脾气郁陷，清阳不升，取痛泻要方加升麻法。药用：炙升麻5g，粉葛根10g，防风5g，炒白术12g，白芍12g，青、陈皮各5g，菝葜15g，广藿香10g，白蒺藜15g，六神曲10g，生甘草3g。每日1剂，一周后腹痛、腹泻即已；再服两周，腹泻痊愈。

按：此案亦类痛泻要方证。凡腹中痛甚者，往往寒热夹杂，阴阳不和，余尝参用戊己丸（黄连、吴萸、白芍）意，取白芍、川楝与吴萸并用，往往能提高疗效，以吴萸善于散结止痛故也。藿香、厚朴、陈皮、木瓜并用，意在化浊消胀。然而此证用之，似效未效，有暂效而无长效，盖久泻脾气郁陷，清阳不升。于是参用升麻、葛根鼓清气上行，泄肠间浊气。白蒺藜疏肝气，散风邪，疏肝有助消胀，散风即可胜湿，既能疗风壅之便秘，亦可疗肠鸣之泄泻。笔者颇谙其性，故援笔志之。菝葜化湿解毒，其性通中兼涩，久泻久痢，下焦气化不固，肠间湿浊逗留者可以用之。此痛泻要方参用上述诸药之意也。

一六

交泰丸

（《韩氏医通》）

交泰丸（黄连、肉桂）出于明代韩懋《韩氏医通》（原书无方名），主治心肾不交之不寐。韩氏云："火分之病，黄连为主……生用为君，佐官桂少许，煎百沸，入蜜，空心服，能使心肾交于顷刻。"后人有将二味制作丸剂使用者，疗效相似。所谓心肾不交之失眠，多系心火偏亢，肾阴不能上济，往往有心烦不安之症。不能入寐，甚则通宵不能交睫，方为应用交泰丸之确据。还可见舌尖红、脉细偏数、男子遗精、女子月经不调等症状。若泛泛用之，必难应手。方用黄连泄心火，肉桂入肾经蒸动肾水，于是水升火降，神安寐至。

2006年4月20日，余在北京治李某，女，49岁。以失眠、烦躁不安为主症前来就诊。自述经常通宵难以交睫，白天疲乏异常，头痛，胸闷，焦虑，口苦，口渴引饮，饮多也不解渴，经汛按月而至，行前一周左右胸部作胀，行时腹痛殊甚，量多夹瘀。舌尖红，苔薄，脉弦偏数。心肾不交，水火失济，肝失条达，郁热内生，拟方交通心肾，平肝达郁。药用：川黄连5g，上肉桂5g，海蛤壳20g，制香附10g，川芎5g，丹参10g，酸枣仁12g，炒川楝10g，白茯苓10g，生甘草3g。每日1剂。

4月24日复诊：服药三日，夜寐已安，口渴、烦躁、头痛顿减，经汛三日左右将行，胸胀未作。阳亢渐平，肝郁渐伸，拟以交通心肾为主，参入和营调冲，冀缓痛经之苦。药用：川黄连3g，上肉桂3g，制香附10g，广郁金6g，丹参10g，丹皮10g，炒川楝10g，川芎5g，柏子仁 12g，白茯苓 10g，合欢皮 12g，生甘草 3g。每日 1 剂，连服两周。

5 月 8 日三诊：药后经行腹痛未作，据云此为前所未有之佳境。夜寐已安，唯胸闷太息，有时烘热、易汗，苔薄，脉弦细。年届七七，天癸将绝，脏躁之象显现。拟滋阴润燥，平肝缓急。药用：百合 15g，生地黄 15g，川黄连 3g，上肉桂 3g，制香附 10g，广郁金 6g，炒川楝 10g，白蒺藜 12g，合欢皮 12g，炙甘草 5g，酸枣仁 12g，小麦 30g。嘱其照方服一个月以调理之。

按：凡妇人天癸将绝，阴阳失衡在所难免，易于引发失眠、焦虑、烘热、易汗等症，只是因个体的差异，临床表现不一而已。此证更年期将至，经常通宵失眠，烦躁不安，正是交泰丸之适应证。因心肝火旺，胆热上蒸而口苦；因阳失潜藏，心火上炎而口渴引饮；因气郁、血郁，经气壅遏而头痛。方用连、桂交通心肾，香附解气郁，川芎解血郁，川楝泄肝阳，丹参、枣仁养血宁心，海蛤壳咸寒潜降、清热止渴。药后心火戢降，肾阴上济，夜寐即安。二诊针对其经将届期，从其经行腹痛、量多夹瘀之症分析，知其瘀热内阻，冲任失调，立方守交泰丸不变，参用凉营化瘀之品，斯时方中之肉桂，与香附、丹皮、川楝同用，还有散结止痛之功。须知调理冲任亦有助于机体阴阳失衡之恢复。三诊取交泰丸、百合地黄汤、甘麦大枣汤（以酸枣仁代大枣）合方，将连、桂融入大队甘平、甘润药中，缓其苦降之性，滋其阴升之源，相得益彰。

一七

黄鹤丹

（《韩氏医通》）

此方由香附、黄连组成。韩悉谓："二味香附为主，黄连减半，俱选择净料，共制为极细末，水糊为丸，梧子大。假如外感，姜、葱汤下；内伤，米饮下；血病，酒下；气病，木香汤下；痰病，姜汤下；火病，白汤下。余可类推。”其适应证之广泛，在验方中颇不多见。

韩悫思路新颖，识见独超。其治病之枢要，独重乎“气”。他认为“天地万物，气成形也”，人焉能例外？人之所生源乎气，长养亦在乎气，为病亦因乎气。“人在气交中，如鱼在水，气能令人病不病，如水能令鱼嘉与馁也”。大抵气禀冲和则人不病，气失其平则百疾丛生，而“火”往往是气失其平所致。韩氏谓“五脏皆有火，平则治，病则乱，方书有君火、相火、邪火、龙火之论，其实一气而已”。从这一论点出发，他倡言“凡疾之所在为邪火”之说。为医者倘能调气以归于平，泄火以治其乱，就能执简驭繁，以应百病。

韩悫将香附、黄连二味视为主气分、火分病之专药。他认为香附“香能窜，苦能降，推陈致新”，故有“益气”之功，而“俗有耗气之讹、女科之专，非也”。在病理状态下，气往往因滞而馁。不散滞气，衰者无以复振。倘以“香附为君，参、芪为臣，甘草为佐，治气虚甚速”。可见气以“行”为贵，其着眼点不同如此。至于黄连，他认为并非只泄心火，而是主各种火分之病，可通过不同的炮制（如实火用朴硝汤、假火用酒、虚火用醋、痰火用姜汁，俱浸透炒）及配伍（如配肉桂治失眠，配五苓、滑石治梦遗），以尽其用。今将此二味组合成方，其用意不仅仅行气泄火，而是具有扶正达邪、治乱致平之功，故能适应多种疾病也就不难理解了。据韩氏云，此方乃铢衣翁在黄鹤楼所授。他对香附、黄连的功用别有领悟，也许是受到此方的启示。

韩氏挟术以游，足迹遍于大江南北，随时施药济人，为了携带方便，选择了几种最常见且有效的成药，尝谓“悬壶轻赍，百病黄鹤丹，妇人青囊丸，小儿科天一丸，随宜引用”，足见其对黄鹤丹之倚重。笔者对黄鹤丹用于外感病证体验不多，但发现对内伤杂病，其中如心系疾病之不寐、心悸、心律失常、心痛等，常可用其清心安神，或赖其调畅气机，或取其通脉止痛，悉见效机。对耳鸣、高血压等，因证制宜，亦有明显的疗效。

2008 年 7 月 3 日，曾治某女，62 岁，英国人。夙患慢性鼻炎，斯年一月从印度度假归来，先是旧疾复作，鼻塞不通，流浊涕，继则两耳有堵塞感，耳内觉有压力，耳鸣甚剧，其鸣音呈金属音，甚尖甚高，影响睡眠。西医采用清洗耳道、外用滴鼻药、内服抗过敏药等办法，历时五月余，不见效果。舌尖红，苔白腻，脉弦。湿浊阻滞，清窍被蒙，气郁不平，风动则鸣，予黄鹤丹、四逆散合法。药用：制香附 10g，川黄连 3g，柴胡 5g，炒枳壳 5g，赤芍 10g，广藿香 10g，川芎 5g，白蒺藜 10g，生甘草 3g。每日 1 剂，7 剂。7 月 17 日复诊：服药一周，耳鸣锐减，两耳压力明显减轻，右耳听力恢复如常，夜能安寐，鼻塞亦通，浊涕减少，苔腻渐化，仍用原方再服一周，耳鸣痊愈。

按：耳鸣一证，前人有虚、实之分，有外感、内伤之别。今之患者病因更趋复杂，噪声、航空、药物、污染、情志等因素可致之，病延愈久，图治愈难。此证因鼻炎而诱发，殆与咽鼓管堵塞、发炎有关。耳内有压力感，鸣音甚尖甚高，非鸣音低怯、耳渐失聪之虚证可比。盖湿浊阻滞，上蒙清窍，久郁生热，瘀热内着，气塞不通，风动则鸣，病在少阳、阳明二经。欲靖风阳，非达气郁、启窍闭、泄郁火、化瘀浊不可。方取香、连舒郁气，泄郁火；柴胡为少阳引经之药，与枳壳并用，一升一降调畅气机；藿香芳香化浊，以涤陈垢；赤芍解血郁，行瘀滞；白蒺藜疏肝通络，以袪风气；川芎长于解郁，且引清气上行；甘草调和诸药。诸药并用，俾湿浊去而气化行，风火息而清窍利，清气充而耳复聪矣。

一八

劫嗽丸

（《医方考》）

此方由诃子、百药煎、荆芥组成，作蜜丸，含化，主治“久咳失气者”。“久咳失气”乃《素问·咳论》描述的“小肠咳”之状，因小肠受邪，故咳与失气并作，其实既云“失气”，与大肠也相关联。其选药之妙，在于诃子、百药煎二味，均有敛肺涩肠之功，为久咳、久泻之良药，故用于久咳失气之症正相宜也。诃子性擅敛降，唯生用、煨用功用有异，生用降过于敛，煨用敛胜于降。张仲景曾用一味诃子治“气利”，所谓“气利”，乃泄泻矢气频作、兼夹粪便之候，其所用诃子为煨过者，其意重在温涩。今用其治久咳失气，当以生用为宜，以其能敛肺降火、化痰消食，兼行肠间气滞。百药煎之主药为五倍子，《炮炙论》有“肠虚泻痢，须假草零”之说。草零，即五倍子。百药煎系以五倍子配合酒糟、茶叶汁，或配合桔梗、甘草，或配合乌梅、白矾、酒曲、水荭蓼汁发酵而成，具清肺化痰、解热生津之妙用。荆芥疏风、利咽、宣肺，蜂蜜润肺滋燥，四味并用，敛中寓散以利开阖，肃肺下气以祛痰浊，镇咳无留邪之弊，泄化无损正之嫌。在久咳诸方中颇具特色，殊堪效法。

惜乎百药煎一味于今难觅，纵有良方亦令人扼腕兴叹。余用此方作汤剂，仅取荆芥、诃子二味，意在宣肃兼施。治外感咳嗽已久，风邪未净，痰热留恋，肺失清肃，咽痒、咳痰不多者；或久咳不已，肺胀上气者，为弥补百药煎缺药之憾，热痰取黄芩、燥痰取知母以代之，亦能应手，深感此方乃镇咳劫嗽之良剂。

曾治某女，64 岁，英国人。始患感冒，继则咳嗽，已延四月之久，曾经家庭医生多方治疗，未见效机。刻诊咽痒且干，每咳则连声不断，难以自控，痰色微黄，其量不多，胸闷且胀，舌苔薄黄，脉浮弦。风热夹痰，留恋肺系，亟当疏风泄热，清肃上焦，予劫嗽丸法。药用：荆芥穗 5g，诃子 10g，光杏仁 10g，生黄芩 5g，桑白皮 10g，炙紫菀 10g，广郁金 5g，制枇杷叶 10g，生甘草 3g。每日 1 剂，7 剂。一周后复诊，患者告我云，服药当夜咳嗽即已，今已无不适矣，并笑问：是否有药一服完刚放下杯子，病即已愈的说法？余应曰：有之，此即中医所谓“覆杯即愈”也。

按：此证咳嗽已久，因证发药获效甚速，足见药证相符。简而言之，处方用药有两个着眼点，荆芥针对的是咽痒，诃子针对的是胸闷且胀。咽痒示风邪未净，用荆芥以疏之；寒主收引，热则作胀，胸闷且胀，多系痰热留恋，用诃子苦以泄之，涩以收之；虑其泄热力有未逮，用黄芩、桑皮清肃以助之；痰阻肺痹，恐其气塞不通，故又用杏仁、紫菀以宣肺气；郁金、枇杷叶以开痹闭。至于咽干一症，系邪热伤津所致，痰热一清，咽干自愈。

一九

王氏安寐汤

（王孟英方，方名为笔者所拟）

此方出自王孟英的一则医案，由天冬 10g、人参 6g、熟地黄 15g、炙龟甲 20g（先煎）、生龙骨 15g（先煎）、炙远志 10g、石菖蒲 6g、黄连 5g、上肉桂 3g（后下）组成（原书无剂量）。适用于长期失眠，有时通宵难以交睫，头晕神疲，面色少华，气短乏力，心悸，心烦，口苦，溲黄，舌尖红，苔薄，脉细等病症。

不寐的证治，以调摄心神为要务。盖神安则寐，神不安则不寐。心藏神，阳亢神散者，宁心安神；气血两虚者，心脾同调。若因水饮、痰湿、瘀热内停者，祛其邪则神自宁。更有妇人更年期脏躁引发者，用仲景甘麦大枣、百合地黄之属滋其燥、缓其急而神方安。至于长期失眠，耗气伤阴，水火不济之证，王孟英医案所用一方颇觉合辙。案载一人“起居饮食如常，唯仅能侧眠，略难仰卧，仰而寤，无恙也。稍一合眼，则惊窜而醒，虽再侧眠，亦彻夜不得寐矣”，病延多年，予上方而获效。余观其方，虽由成方（三才汤、孔圣枕中丹、交泰丸）荟萃而来，而召阳归阴、静谧心神确有深意，非泛泛遣用成方可比。方中三才（天冬、人参、熟地）从肺、脾、肾入手，气阴兼顾，以复其虚，而人参也有安神定志之用。枕中丹为安神益智之名方，取龟甲静摄任阴，龙骨收摄精气，俾虚阳不致上僭扰动心神。远志通心气，引精气灌注以养心；菖蒲开窍益智，俾心神不致为痰浊所蒙蔽。交泰丸取黄连味苦入心，泄心包之旺气；肉桂蒸动肾水，俾肾阴上济。二味同用，韩悉谓能交心肾于顷刻。交泰丸主要用于失眠心烦，甚则彻夜难以交睫者，今与三才、枕中丹合用，寓交济水火与补益脏真、宁神益智方中，对失眠经久不愈、虚阳浮越者，尤觉熨帖。余用此方出入治疗此类疾患屡获良效。

二〇

消水圣愈汤

（《时方妙用》）

消水圣愈汤组成如下：制附子 10g，川桂枝 6g，细辛 3g，生麻黄 4.5g（先煎），知母 10g，甘草 3g，生姜 6g，大枣 3 枚。加减法：水盛者加防己 6g。此方治臌胀腹大如鼓，腹水兼见胸水，心下痞坚，上气喘急，小便赤涩不利，舌质淡，苔薄白或薄腻，脉弦紧。

臌胀系肝、脾、肾三经之病变，往往气、血、水交相为患，病根深伏，图治不易。简而言之，此证有阴虚、阳虚两大类。温阳犹可，救阴最难，因养阴与利水常相掣肘，且阴伤易于动血故也。证见阳虚水停者，有的始则腹水，继则水溢高原，出现胸水，心下痞坚如石，胸闷喘息，斯时心阳衰微，胸中大气不运，病之危重自不待言。犹忆我初涉医林，家乡血吸虫病尚未根绝，可见臌胀重症。尝闻某患者腹大如箕，屡进利尿药小便不行，以为无望矣，延一老中医治疗，径予大剂麻黄附子细辛汤，一服而小便即通，腹水渐消，深受启迪。陈修园此方，由仲景桂枝去芍药加麻黄细辛附子汤加知母而成，一味之加，极具深意。仲景之方原治“气分，心下坚，大如盘，边如旋杯，水饮所作”，明言“气分”，可知因气而病水，与因血而病水迥然有别。水饮停聚，心阳痹闭，非麻黄之透达不足以通之；阳虚寒凝，气运无力，非附子之温化不足以行之。水饮不化，桂枝通阳化水，细辛辛润行水。尤妙在知母一味，滋阴化阳，以通小便，庶几水饮直趋下焦，而无停蓄之患。《本经》载知母主“肢体浮肿，下水”，其味苦，性寒，其质柔润，是一味利水清热药，并有养阴之功。以余观之，知母无麻、附、桂、辛相伍，能利尿不能行水；知母得麻、附、桂、辛，能利尿复能行水，此中药配伍之妙也。曾治一肝硬化腹水患者，女性，50 余岁，腹水兼见胸水，心下痞坚，喘逆不平，口唇紫绀，审系阳虚水停，大气不运，径予此方治疗而奏奇功，遂对其疗效深信不疑。唯今之肝硬化腹水，多因肝病久羁转化而来，肝体已伤，邪毒、瘀热久结成癥，癖散为臌，证情殊不单纯，用附、辛、桂机会甚少，而麻、知并用依然可取。麻黄原有利尿作用，且能消癥坚结聚，肝硬化亦癥坚结聚之属。以二味为主，随证加入养阴疏络行水之属，有一定疗效，临证可斟酌用之。

二一

开郁通络饮

（《瘦吟医赘》）

香橼皮 5g，广郁金 10g，炒延胡 5g，远志 3g，真新绛 5g，陈木瓜 5g，蜣螂虫 6g，通草 3g，佛手片 2g。先用丝瓜络 1 枚、路路通 10 枚、生薏苡仁 24g 煎汤代水。

此方主治臌胀，腹中撑胀，气塞不行，水饮不化，二便不利，舌边衬紫，舌质偏红，苔薄腻，脉弦涩等症，为清代医家薛瘦吟所制。他认为臌胀“湿邪入络居多，消滞利水徒伤气分，焉能奏功？用此方出入加减自能奏效”。历来治臌胀重症或攻或补或攻补兼施，均从脏腑取法，独此方从络病着眼，从通络行水、通络化瘀、通络消癥入手，确属别开生面。盖久病入络，乃理之必然。方中香橼、佛手其气馨香，行络中气滞；郁金、延胡、新绛解络中血郁；丝瓜络、路路通、通草祛络中湿邪；苡仁和脾利湿；木瓜柔肝消胀；远志善通诸窍，窍开则经气自可贯通。上列诸味，不尚攻伐，不动脏气，着眼拨动气机，宣通痹闭，以利升降出入，深得“轻可去实”之义。然若仅以此治臌胀重症尚不足恃，盖腹中癥瘕癖积深痼难拔，于是用蜣螂虫一味，以通二便、泄浊邪、破癥积。须知气化未行之际，蜣螂难以奏功；络通气行，蜣螂可收佳效。此制方用药轻重得宜、配伍之妙也。

新绛药肆不备，可用茜草根代之。余用此方尝随证参用当归须、白蒺藜、炙僵蚕、泽兰、楮实子等化裁变通，颇能应手。

二二

补阳还五汤

（《医林改错》）

生黄芪120g，当归尾6g，赤芍4.5g，地龙、川芎、桃仁、红花各3g。加减法：初起半身不遂加防风3g，服四五剂后去之；如已病三四个月，服用寒凉药太多，加制附子12～15g；服用散风药过多，加党参12～15g。

此方为清代医家王清任所制，治“半身不遂，口眼歪斜，语言謇涩，口角流涎，大便干燥，小便频数，遗尿不禁”。王氏对半身不遂之候，力辩古人“风火湿痰所中”之非，认为沿袭旧法，采散风、清火、顺气、化痰之方鲜效，于是推究病因，详审病机，认为“亏损元气是其本源”。在王氏看来，人身元气亏损五成方病，“若元气一亏，经络自然空虚，有空虚之隙，难免其气向一边归并”，归并或左或右，导致一侧更为亏虚，半身不遂成矣。笔者尝谓“经络无气则不用，无血则不荣”，亦是此意。方名“还五”，即还五成亏损之元气也。分析其适应证是以半身不遂为主症，口眼㖞斜为兼见症，此种口眼㖞斜乃“受病之半脸无气”之故。如无半身不遂，仅见口眼㖞斜，乃口僻之候。按照王氏的说法，口僻乃“风邪阻滞经络之症”，宜用“通经散风”之剂治之，证治有别，不可混淆。王氏认为，语言謇涩并非痰火，缘半身无气，“舌亦半边无气，亦不能全动，故说话不真”。口角流涎并非痰饮，“明明气虚不固津液”使然。至于大便干燥、小便频数，一则缘气虚无力推荡，一则缘气虚失摄。总而言之，所有病症无不缘于元气亏虚，此乃王氏立论之所宗。“审气血之荣枯，辨经络之通滞”为王氏证治之心法，值得玩味。气血相依，气虚运行无力，经络必然留瘀，方中大剂黄芪补益元气为主，辅以归尾、地龙以通经脉，芎、归、桃、红行血中瘀滞，俾气旺血行，萎废失荣的经络功能渐复，肌肉、筋骨得养，衰者得起，颓者复振矣。

王氏在方后注云，半身不遂初起，方中可加少量防风，这一用法可能是受到古代名医许胤宗治柳太后病风不能言、脉沉而口噤，用黄芪、防风煮汤置床下熏蒸而获效的启示，虽然有外治、内服之异，但用意相似。此证初起，经络瘀滞，气塞不行，骤投下大剂黄芪，补益之力有余，开通之力不足，用防风作向导，行卫气，匀气脉，黄芪方能得力。至于中风后半身不遂久延不复，患侧欠温，手足发凉，防风不能胜任，余用此方尝加制川乌（5g）作引经药，敷布阳气，开经络之湮塞，颇能应手。若阴液已伤，舌上津少，不妨再加知母，以其凉润济芪、乌之温补，不仅有阴阳并调之意，且可久服无弊。

于今观之，此方为中风后遗症而设，以气虚瘀阻者为适用。辨证确切其效方显，临证详审脉、舌尤为重要。其脉往往缓弱或浮大无力，舌质衬紫或边有瘀斑，苔薄白者方为适用。若脉细涩或细数，舌红少苔，乃营阴亏损之征，此方即不适用。方中黄芪用至120g。余临证甚少用此大量。曩年曾治一女性患者，50余岁，中风后半身不遂，右下肢艰于行走，拄杖方行，右上肢不用。曾经针灸及有关药物治疗，收效平平。审其确为气虚瘀阻之候，予补阳还五汤加豨莶草、桑寄生以治之。方中黄芪先用30g，服一周不应，后渐加至60g、90g，直至120g，右上肢知觉渐复，手指渐能运动，下肢行走日趋方便。持续服药两月余，患肢功能大半恢复，此证虽未能痊愈，但患者已觉满意。王清任曾谓“如患者……畏惧黄芪，只得迁就人情，用一二两，以后渐加至四两”。对照此案之体验，觉王氏之言当是从临证实践中来，而黄芪用量递增的方法，可为临证取法。

二三

苏羌达表汤

（《通俗伤寒论》）

紫苏叶10g，防风5g，光杏仁10g，羌活5g，白芷5g，广橘红5g，浙苓皮10g，生姜3g。加减法：如风重于寒者，通称伤风，咳嗽痰多，原方去羌活、生姜，加仙半夏 10g，前胡 6g，桔梗 5g。

此方俞根初为“浙绍卑湿，凡伤寒恒多挟湿”之证而设，用代张仲景麻、桂二汤。其所说的“伤寒”乃多种热病之通称。适用于风寒感冒初起，发热恶寒，头痛，身痛，无汗，舌苔薄白，脉浮紧者。鉴于我的家乡地处长江下游，气候温和，湿邪害人甚广，风寒夹湿之证屡见不鲜，运用此方每多应手，深感其颇切实用。

立方之义，何秀山谓“方以苏叶为君，专为辛散经络之风寒而设；臣以羌活，辛散筋骨之风寒；防风、白芷辛散肌肉之风寒；佐以杏、橘，轻苦微辛，引领筋骨肌肉之风寒，俾其从皮毛而出；使以姜、苓，辛淡发散为阳，深恐其发汗不彻，停水为患也”，所述大致中肯。“辛淡发散为阳”值得留意。盖《内经》以辛甘发散为阳，未言“淡”字，此则以兼夹湿邪为患，淡能利窍，淡能通阳，故曰“辛淡发散为阳”，非但不悖经旨，反具创意。

紫苏叶辛而能散，温而不燥，能发散风寒，宣畅肺胃，调气和血，化浊和中。风寒感冒初起，若见症单纯，仅用此一味，加入生姜、红糖，煎服即可。倘与羌活同用，解表之功尤胜。防风祛周身风邪，若风寒感冒初起，喷嚏连连，鼻流清涕，尤当用之。白芷其气芳香，善通九窍，祛头痛，排鼻道浊涕。神白散即以白芷为主，配合生姜、葱白、豆豉、枣、甘草，以治时行一切伤寒，可以取法。尝闻内蒙古有一治感冒验方，系由白芷、七叶一枝花二味组成，解表清里，发汗解毒，寒热并用，中和平散，与羌活、板蓝根并用有异曲同工之妙，令人深为惊叹！橘红理气化痰，味辛也能达表。观前人发表之剂，发散药常与理气和胃药并用组合成方。加用理气药，有助于流畅气机，促进津液之流通、汗腺之分泌；加用和胃药，有助于醒胃气而资汗源也。

二四

葱豉桔梗汤

（《通俗伤寒论》）

鲜葱白 3 ~ 5 枚，桔梗 5g，焦山栀 6 ~ 10g，淡豆豉 10 ~ 15g，薄荷 5g（后下），连翘 6g，生甘草 3g，鲜淡竹叶 30 片。加减法：如咽阻喉痛者，加紫金锭 2 粒（1.5 ~ 3g，磨冲）、大青叶 10g；如胸痞，去甘草，加生枳壳 6g、白蔻仁 2.5g（后下）；如发疹，加蝉蜕 12 只、皂角刺 1.5g、炒牛蒡子 10g；如咳甚痰多，加苦杏仁 10g、广橘红 5g；如鼻衄，加生侧柏叶 12g、鲜茅根 50 支；如热盛化火，加黄芩 6g、绿豆 60g；如火旺就燥，加生石膏 25g、知母 10g。

此方适用于风温风热初起，周身灼热，无汗或少汗，咽喉肿痛，咳嗽，口苦，尿黄，舌尖红，苔薄腻，脉浮数者。系由《肘后备急方》葱豉汤与王海藏桔梗汤（桔梗、连翘、炒山栀、薄荷、黄芩、甘草、竹叶）配合而成，方药简练，切合实用。风温初起，常可见身热如灼，有汗热不解，微恶风寒之表证，又见胸闷烦热，咳嗽之里证（表里乃对待之辞，胸膈为卫表之里，咽喉肿痛则介乎表里之间）。斯时既不能专事解表，亦不能一味清热。专事解表则表解而里热未彻，一味清热则阻遏邪热外达之机。于是立此轻清宣透之法，于解表达邪中寓泄热之意。此方之妙，一言以蔽之，曰凉散（与苏羌达表汤之温散适成对照）。葱、豉、薄荷均善散，但葱、豉微温，不足以解风热之邪；栀、翘轻清之品，寒而不凝，凉而能散，但表散之力未逮，与上述诸品化合，遂变为凉散之剂。颇堪注意的是，桔梗汤中黄芩已被裁去，以其凉而不能散之故。俞根初氏选药之精审可见一斑。方中桔梗利咽喉，宣畅肺气；淡竹叶达表散热，且能导热从小便而出，甘草解毒和中，襄助葱、豉、薄、栀、翘建功。

方后加减法亦可取法。如咽阻喉痛加紫金锭、大青叶。紫金锭不仅长于外治，疗痈疽发背、疔疮肿毒、蛇虫咬伤，其磨冲内服，功擅辟恶、解毒、利窍，为治咽喉肿痛及感受不正之气而发泄泻痢疾等诸病症之良药。曩年，家母屡制此药以救人，获验者众。俞氏用其消肿、开闭、涤痰确具卓见。大青叶用以清热解毒。胸痞加枳壳、蔻仁，与方中桔梗相伍，意在开泄。发疹加蝉蜕、角刺、牛蒡子，用其松肌活络，以利透疹止痒。咳甚痰多加杏仁、橘红，意在宣肺化痰。鼻衄加侧柏叶、白茅根，凉血止血，而茅根又有生津透热作用。热盛化火加黄芩、绿豆，以黄芩与方中发表药同用可发散风火，绿豆有清热解毒之功。风温初起未用黄芩，热盛化火加用黄芩，一加一减值得玩味。火旺就燥加膏、知，以其清气泄火兼以滋燥。

豆豉之用由来已久，江南人善作豉，豉由黑豆蒸罯而成，善发越陈腐之气，辟时气，解表邪，化湿浊，和胃生津，种种妙用，不可尽述。《肘后备急方》葱豉汤微辛微温，为发汗之通剂，一切风寒初起皆可服之。前人有功代麻黄之说，其实此方药性平稳，远不如麻黄发汗之峻。

服葱豉汤后有得汗而解者，有得汗未解者，其故何也？或因感邪殊深，葱豉汤力所不及；或因内有伏热，徒事解表难切病机。斯时邪由卫分而入气分，可借用仲景栀子豉汤治之。此方原为治伤寒汗吐下后，热郁胸膈，烦热心中窒，或虚烦不得眠，或心中结痛之候，用栀子清泄膈上郁热，配合豆豉达热外出，寓清透之深意。凡外感热病初起用山栀，必有口苦、尿黄之见症，示邪热已渐入里，方为的当。若口中和，尿色清，断无用山栀之理。近代上海张氏（传人张镜人）以治温热病饮誉于此，其治温热病以“表”与“透”为中心，用药不离豆豉，初起邪在卫分者，用葱豉汤；邪留气分者，从栀子豉汤加减；邪入营分者，从黑膏加减（一般用豆豉与生地同捣。有热盛取生地、津伤取石斛、无汗取豆豉、有汗取豆卷之说）。大抵有界限可凭，有法则可依，临证方不致胸中无数。

二五

阳和饮

（《问斋医案》）

大熟地 15 ~ 30g，炙麻黄 5g（先煎），制附子 5 ~ 10g，怀山药 15g，山萸肉 10g，炒白芥子 10g，人参 6g，鹿茸 2g（研末，吞服），油肉桂 5g，赤茯苓 10g，菟丝子 12g，胡桃肉 10g。

此方可用于哮喘顽疾，多年不瘥，反复发作，形寒肢冷，胸闷气短，心悸，痰多咳吐不易者。哮喘有发时治肺，平时治肾之说。因其反复发作，不易根治，前人认为有“宿根”，若不去宿根，纵然补药漫投亦难控制其发作。何谓宿根？蒋宝素以为“伏风、痰饮凝结肺胃曲折之处，为窠为臼”者是，故极难搜剔。施治之要，“必借真火以煦和，真水以濡润，方能融化”。真火可解寒凝，真水可助稀释顽痰。《外科证治全生集》阳和汤（熟地、肉桂、麻黄、鹿角胶、白芥子、炮姜、甘草）本为阴疽而设，但其温阳解凝、散寒消痰作用移用于治顽哮，常可收效。《问斋医案》所引《椿田医话》之阳和饮，显然是受到该方之启示，并融入肾气丸、人参胡桃汤（又名观音应梦散）而成，方中参、茸、附、桂、地、萸、胡桃肉、菟丝子、山药之属，即蒋氏益真火、真水之意。而麻黄得熟地，意不在发表，转而入里以祛伏风，白芥子得熟地，缓缓搜剔，以祛胶黏滞膈之痰涎，又为配伍之妙也。胡桃肉补益肾阳，润肺消痰，治哮喘多不去皮，以其兼能敛肺。菟丝子具益肾填精之功，用于哮喘颇不多见，唯《日华子本草》称其“补五劳七伤……润心肺”，以其多脂也；且其补中兼行，辛润通络。以余临证体验，肺心病患者随证参用此药，大有宁心通络之功，有助于纠正心律失常。蒋氏采用此味，允合立方之主旨。要之，此方肺肾兼调，寓祛邪于扶正之中，较之阳和汤尤胜一筹。方中鹿茸亦可用鹿角胶代之。

叁 经验方篇

本篇所列的经验方，为笔者多年来经临床反复验证，确有疗效的方剂，涉及的病种包括流行性感冒、咳嗽、扁桃体炎、鼻衄、鼻渊、口疮、胃痛、腹泻、溃疡性结肠炎、淋证、胆石症、黄疸、眩晕、惊悸、面瘫、颤证、阳痿等。凡拙作《寒热并用药对串解（附：医论医话）》中已载之经验方，概不选录，以免重复。不揣谫陋，呈一己之心得，为初学者入门之助，为临证者作参考之资，是本篇之宗旨。

本篇的叙述方法与古方篇近似，先列方剂，包括药物组成、常规用量及加减法；次列适应证，包括主症及脉、舌等；进而分析证候与方义，阐明应用的着眼点；最后列举病例加以印证，俾知加减变通之妙。方是因证而立的方，法是守常知变的法。既有规矩可循，又不为规矩所限，法外求法，圆机活法，方能用古而不疑，学古而不泥，化古而为新。

采撷诸家为我所用，不拘一格追求实效。经验方不可避免地打上时代的印记，例如流行性感冒，一般有风寒、风热之分，但六气本是一气之消息，寒热温凉无不在转化之中，典型的风寒、风热证固然有之，而寒热夹杂、寒中包火、热中夹寒更属屡见不鲜，加味羌蓝汤之剂，打破了寒温的界限，在验方羌蓝汤（羌活、板蓝根、甘草）的基础上，配合葱豉汤以增强表透的功能；加入牛蒡子、薄荷，叶天士所谓“透风于热外”；参用桔梗、枳壳，以宣通胸膈之气结；或加用柴胡以通其郁闭，达热外出。这就将辛温解表、苦寒清里、辛凉宣泄融为一体。故能疏表清里、通调上下、斡旋气机、排泄毒素，流感早期用之收效甚捷。再如口疮，方书多分虚火、实火论治，其中以泄心脾积热之法为常用，于是清凉法为时尚，时弊因兹而起，多不达辛温反佐之义。口疮八味饮以黄柏、细辛二味为主药，用黄柏泄上炎之火，用细辛作反佐，除了能发郁火、散口内浮热外，还有助于生肌止痛。盖疮之形成必有气血之凝滞，一味清凉冰伏其邪，必假辛温之品以解郁滞、行气血，方有助于生肌止痛。推之历代口疮门诸方，在苦寒、甘寒药中，或佐肉桂或佐川芎，均寓此义。此或前人未发之秘，故着重阐明。方中其余诸药，丹参、茯苓、合欢皮、木蝴蝶有助于生肌敛疮；生、炙甘草并用，意在泄火缓痛。诸药合用，苦以泄之，辛以散之，甘以缓之，可通治一般口疮。又如溃疡性结肠炎，似泻非泻，似痢非痢，往往缠绵难愈。一方面脏气受损，下焦不固；一方面邪毒深伏，引发肠黏膜水肿、糜烂、溃疡。是通是补，是温是凉，殊少对证良方。笔者反复探究，拟一加味连艾煎以应之。方中黄连、熟艾温清并举，一解热毒，一解阴毒，分解湿热邪毒，调和阴阳，说二味温脏清肠亦无不可。配合黄芩、白芍、枳壳、青皮、菝葜清肠化浊，消积缓痛；复入石榴皮、五味子以固下焦气化，通塞互用，以克顽疾。此证常见的腹胀，往往矢气频多，须知不是肠实而是肠虚，不宜见胀治胀，过用下气消胀之品。笔者常取桑寄生、白蒺藜、木瓜等疏风解痉、舒肠缓急之品，往往其胀自消。其治疗与急性痢疾迥异。诸如此类细微之处，深望读者诸君细心体味。

从宏大处着眼，从细微处入手，方不致失之毫厘，谬以千里。古人以为医者临证，胆欲大而心欲细，智欲圆而行欲方，其斯之谓欤？！

○一

加味羌蓝汤

羌活 6 ~ 15g，板蓝根 15 ~ 30g，炒牛蒡子 10g，薄荷叶 5g（后下），淡豆豉 10g，桔梗 5g，炒枳壳 5g，生甘草 3g，葱白 3 茎。（若加柴胡 5g，退热更速）

适用于感冒或流行性感冒初起，症见恶寒发热，头痛项强，周身酸痛，无汗，或咳嗽，或咽痛，舌尖红或有朱砂点，苔薄腻，脉浮紧或浮数。

羌蓝汤（羌活、板蓝根、甘草）是现代用治感冒或流行性感冒初起的一张验方。羌活辛温雄烈，为发散风寒、解热镇痛之要药；板蓝根是凉血解毒药，能解时行温毒，今知其有抗病毒作用；甘草调和诸药，并有矫味作用。药仅三味，温凉互济，散中兼清，不失为外感热病初起之效方。增入牛蒡子、薄荷，意在疏风利咽；融入葱豉汤（豆豉、葱白），有助宣透表邪；桔、枳一升一降，宣通气机，盖气机不畅则汗不易透，里气未和则表不易解也。热病用柴胡为历代医家所推崇，如《千金方》记载，华佗即用此一味治“伤寒时行”，又如《普济本事方》之柴胡散，由柴胡、甘草二味组成，书中云“此药冬月可以润心肺，止咳嗽，除壅热。春夏可以御伤寒时气，解暑毒，居常不可阙，兼不以长幼，皆可服之”。柴胡治热病之效虽未必如此神奇，而其宣通郁闭、解热达邪、消痰止嗽之功不虚。特别是外感高热，表闭无汗，服用加味羌蓝汤后，尚未作汗之时，患者往往烦躁不安，加用柴胡通其郁闭，易于作汗退热，殆无疑义。

治疗外感热病初起，立法用药有辛温、辛凉乃至辛平之异，进而又有卫气营血之分，羌蓝汤治外邪初犯卫表，以解表药与凉血药相伍，是为破格。其实此类用法古人亦有之，如张元素之九味羌活汤（羌活、防风、苍术、细辛、川芎、白芷、生地、黄芩、甘草）即是。须知加味羌蓝汤之适应证舌尖红或有朱砂点示伏热内蕴，若卫气郁闭，通体无汗，营热必增，羌、蓝一气一血，发表兼可清营，实寓调和营卫之意。要之，外感热病初起，审有斯症，均可应用，大可不必计风寒、风热之殊也。所需注意者，羌、蓝二味之用量，当视表邪与里热之轻重以进退。一般服两三剂热退症减，即转方调理之。

○二

加味杏苏散

紫苏叶 10g，前胡 6g，桔梗 5g，光杏仁 10g，陈皮 5g，法半夏 10g，炒枳壳 5g，白茯苓 10g，白前 10g，炙紫菀 10g，生甘草 3g，生姜 5g，大枣 3 枚。加减法：咽痒痉咳，加防风 5g、炒牛蒡子 10g；胸闷气塞，加广郁金 10g、制枇杷叶 10g；若痰质由稀转稠，去大枣，加大贝母 10g、瓜蒌皮 10g；痰色由白而转黄，入夜呛咳连声，气逆声嘶，去苏叶、生姜、大枣，加黄芩 6g、薄荷 5g（后下）。

加味杏苏散适用于外感初起，周身违和，咳嗽痰稀，鼻流清涕，无汗，舌苔薄白，脉浮弦者。此方由杏苏散加白前、紫菀而成。杏苏散为吴鞠通《温病条辨》治外感凉燥之剂，其实一切风寒感冒初起，肺卫失宣，均可应用。苏叶发散风寒之邪。前胡辛通肺气，其性微寒，转能外解寒热（业师朱则如先生认为感冒用前胡有恶寒之见症），内化痰浊，外感痰多，用之尤宜。桔梗宣肺祛痰，与枳壳同用，一升一降，能理胸膈气滞。杏仁辛散苦降，润肺消痰。二陈（陈、半、苓、草）则为化痰和胃之通剂。姜、枣调和营卫。白前、紫菀二味，取法《千金方》白前汤（白前、紫菀、半夏、大戟），此方原治水饮为患，咳逆上气，身体浮肿，短气胀满，不能平卧，咽中作水鸡声，裁去大戟，以无须其峻逐水饮。白前为治咳嗽之要药，其应用指征约之有二,一为痰质清稀若水状，一为上气急迫，以其能泄肺气、降气逆、消痰水。紫菀乃温润之品，长于开肺润肺，解肺气郁结。诸药合用，外散风寒，内宣肺气，化痰宁嗽。若咽痒、痉咳，示风邪偏盛，加防风、牛蒡子以祛风解痉；胸闷气塞示肺气痹阻，加郁金、枇杷叶以下气解郁、宣通肺痹。一般说来，此方对证用之，往往咳减痰少，诸症向愈。若服数帖后，痰质由稀转稠，风寒已渐化热，水湿酿而为痰，去味甘之大枣，恐其碍痰，加贝、蒌清肺豁痰（姜汁炒蒌皮豁痰甚佳）。若进而热渐化火，气呛咳频，入夜尤甚，则舍去姜、枣，加黄芩以清热泄火，火降则痰消矣；加薄荷，意欲清透肺中郁火。用黄芩贵在把握时机，早用恐阻遏风寒外达，且有导致失音之可能。倘痰热内蕴，芩、半、瓜蒌联用，两三剂即咳止痰消。某年冬日，吾妻不慎感冒，咳嗽颇剧，咳痰清稀，微恶风寒，余疏加味杏苏散（未用姜、枣）治之，服药二日后，表证已罢，咳嗽并未减轻，至第三日夜间，呛咳气逆，痰转黄稠，咳吐不易。翌日，余即于方中去苏叶，加黄芩、薄荷，药后当夜安睡通宵，竟一声未咳。

〇三

二仙汤

紫苏叶 5 ~ 10g，鱼腥草 15 ~ 30g（鲜者尤妙，用量可增至 30 ~ 60g）。

此方主治外感咳嗽初起，或久咳不已，痰呈青黄或绿色者。

外感咳嗽一般分风寒、风热论治，立法用药有辛温、辛凉之殊。然而寒热是病变之两端，典型的证候不占多数，移寒化热倒是病变之常态，故寒热非泾渭可分者。寒郁化热，寒中包火，热中夹寒，临证屡见不鲜。有鉴于此，笔者于咳嗽之证治，化繁为简，拟一通治方以应之。家居常备，用之及时，疗效甚佳。紫苏色紫芬芳，辛而不烈，温而不燥，发散风寒，和调肺胃，为风寒咳嗽之要药；鱼腥草一名蕺菜，有特殊的芳香味，凉而能散，清泄肺热，利膈排痰，为风热咳嗽所常用（并可清肠疗痔，排泄胞宫之瘀浊，治妇人带下）。二味本不同用，今将其冶于一炉，发中兼清，清中兼散。随病证寒热之多寡，痰质稀稠，适度调整二味之用量，以期切合病机，尚称应手。譬如以寒邪为主，紫苏用 10g，鱼腥草用 15g；热邪为主，鱼腥草用 30g，紫苏用 5g。

若风寒失于表散，邪伏肺系，似化非化，久延不解，以致骨蒸肌热，形体消瘦，痰色由白而黄，转为青绿之色，咳则痰涌，连绵不断，其量甚多，以致耗气伤阴，精神疲惫，前人称为劳风，多用柴前连梅煎（柴胡、前胡、胡黄连、乌梅、韭白、猪胆汁、童便、猪脊髓）化裁。据余体验，若邪入未深，二仙汤亦可应用，以少量紫苏叶与鱼腥草相伍，能散肺中郁热，引热外达。随证加入玉竹、十大功劳叶、蛤粉、杏仁、冬瓜子等，多能收效。

此方能否获效，尝与鱼腥草的质量有关，假使鱼腥草存放时间过长，毫无辛香之气，那就不宜使用。鲜品最为上乘，其效确切。余尝种植于自家花园中，深秋时药力足，采集阴干储藏之，虽其稍逊鲜品，亦不失为佳品。

○四

加减利膈汤

荆芥穗 6g，防风 6g，炒牛蒡子 12g，薄荷叶 5g（后下），玄参 12g，桔梗 5g，生甘草 5g。加减法：乳蛾色红肿甚，加射干 6g、连翘 15g；痰多，加生莱菔（切）60g、橄榄 10g，无生莱菔用炒莱菔子 10 ~ 15g 代之；痰涎上涌，咽间痹闭，加鲜土牛膝根 30g，入盐少许同捣入煎。另用冰硼散（冰片、朱砂各 1.5g，硼砂、玄明粉各 15g，共研极细末）吹喉。

此方适用于乳蛾红肿疼痛，或双侧或一侧，恶寒发热，头痛，胸闷，咳痰，病起二三日，舌苔薄腻或薄黄，脉浮数者。

乳蛾即今之扁桃体炎，有急性、慢性之分，此方用于急性患者。余尝谓扁桃体之病变介于表里之间，此说或与太阳为表、阳明为里之义不侔，其实表里乃对待之辞，恶寒发热为表证，迨至咳嗽频作，胸膈不适，肺系感染，即入里矣，而咽喉乃表里出入之门户，说其介于表里之间未尝不可。知乎此义，对立法用药有所助益。此证早期以辛散疏利、外达其邪、内化其毒为大法，切忌过早凉遏，冰伏其邪。但当视其里证之轻重，酌用清热解毒之品，以收表解里和之效。

此方由《普济本事方》利膈汤斟酌损益，以薄荷代鸡苏叶，以玄参代人参而成。盖薄荷之利咽达邪功胜鸡苏，故可代之；玄参为滋阴软坚之品，阴虚火炎之喉痹，用之固宜，外感所致者，与祛风药同用（如荆芥），亦有化毒热之功，与此证正相当也；证不涉气虚，亦无须通过补气托邪外出，无取乎人参。方中荆芥祛风邪，利咽喉，疏郁滞，为治咽痛之要药，与防风同用，疏风邪于外；牛蒡子外散风邪，内通里气，消肿散结；桔、甘利咽解毒。诸药合用，膈上清利，咽喉肿痛自消。若症情偏重，痰热涌盛，宜加味以图之。射干消痈毒，祛痰热，散瘀血；连翘通行诸经，达热外出，消肿解毒，故乳蛾肿甚宜加用之。生莱菔伍橄榄，乃青龙白虎汤，功擅润肺利咽，清热化痰，兼泄肝胆风阳，为喉症之良方，痰多时加用之尤为贴切，若生莱菔不入煎，取汁冲服，更妙；无生莱菔则以莱菔子代之。土牛膝根化热毒，祛痰涎，散恶血，为喉痹咽间壅堵、气塞不通之良药，单用亦可，加入此方益增其效。

〇五

白芷芩梅煎

白芷 5g，黄芩 6g，乌梅肉 10g，五味子 5g，威灵仙 10g，白蒺藜 12g，薄荷 5g（后下），桔梗 5g，生甘草 3g。加减法：舌淡苔白，清涕若水状，加干姜 5g、细辛 3g，略减黄芩用量；舌红苔黄，口渴，加生石膏 18g（先煎）；阴伤，加玉竹 12g。

此方主要适用于鼻鼽，以及现代所称的花粉症，症见鼻塞鼻痒，喷嚏连连，鼻流清涕。因患者对气候寒温变化，以及花粉、草粉、灰尘、动物毛羽的刺激异常敏感，故遇之旋即发作。

肺开窍于鼻，鼻鼽（相当于过敏性鼻炎）与肺有关。感寒招风，长期在空调环境下工作，异常气味的刺激等，均可诱发。其病机可概括为肺气郁闭，清窍被阻，开阖失司。一方面是邪不能达，出现鼻塞、喷嚏、头痛等风邪郁遏之象；一方面是津不能摄，表现为清涕如注，连绵不已。白芷、薄荷之气芳香，直入颠顶，散风利窍，逐邪外出；威灵仙通行诸经，其性善走，伍入蒺藜，疏散壅遏之风邪，通络止痒。肺气郁闭，桔梗开之；风邪郁而化热，黄芩清之。乌梅能泄能敛，得黄芩则泄热，得五味子则收摄如注之清涕。甘草调和诸药。全方散中寓敛，敛不碍邪，发不伤正，开阖兼施，是以奏功。若夏日贪凉饮冷太过，或一遇风寒即作，清涕如水状，又当伍入干姜以温肺化饮，细辛以温经散寒方可，且干姜与五味子同用，有温肺止流之功。斯时黄芩用小量，以监温药之性，勿使太过。若夏日久晴无雨，草粉刺激，肺郁化热甚速，亟当加石膏以清之。阴伤加玉竹养阴清温，滋液化热，若萎蕤汤之例。

2009 年 3 月 12 日，余治某男，32 岁，英国人，体育老师。自 14 岁起即患花粉症，特别对树木开的花过敏，即使坐在室内，看到窗外的树花亦十分敏感，每年春夏服用抗过敏西药，但无济于事，因多在室外教学，深受困扰。时逢早春，树花竞放，喷嚏连连，鼻痒鼻塞，鼻流清涕，目痒，目赤，头痛，耳鸣，口苦，尿黄，咽壁潮红，舌尖有朱砂点，苔薄腻微黄，脉浮弦。肝胆之风阳与时邪相合，壅堵清窍。拟方疏散风邪，泄热利窍，予白芷芩梅煎加炒枳壳 5g，每日 1 剂，7 剂。服药一周，鼻塞已通，清涕亦止，目赤已除，病退十之八九。再服两周，诸症悉除。同年 5 月下旬去西班牙度假，于 6 月 12 日复来门诊，其时花粉症复又发作，症状与初诊近似，且口渴思饮，舌尖红，苔黄腻，脉浮弦。风热时邪有化火之势，乃予上方加生石膏 18g，服药一周，诸恙即瘥。嗣后，于 2010 年 3 月、2011 年 3 月花粉症发作，均来门诊，予上方出入，服药一两周即平。2012 年未作，2013 年 5 月花粉症又起，但症情不重，予上方出入，服药一周即已。可见连年医治，症状亦逐年减轻。一般夹湿加藿香，口苦、溲黄、目赤甚加山栀、赤芍。

按：花粉症多作于春季，春令内应于肝胆，阳升风动，伏匿之邪借机外发，加之天气温和，花粉弥漫，时邪从口鼻而入，壅遏肺气，内外相合，上干清窍，目痒、鼻塞、头痛、耳鸣诸症皆作，乃至喷嚏连连，清涕不断。外来之邪，病变之中心在肺；内蕴之邪，发动之机在胆、在少阳。故疏风清肺，辅以清泄少阳之品方为合度。此例花粉症连年发作，予白芷芩梅煎以治之。取白芷、蒺藜、薄荷等开发郁结，疏达风邪；黄芩清肺清胆，得乌梅有酸苦泄热之意，药后果获效机。后外出度假又染花粉、邪热，引发旧疾，口渴引饮，乃肺热波及于胃之象，加石膏肺胃两清，应手而效。来年花粉症再起，夹湿则加藿香，芳香宣化；里热甚加赤芍、山栀，取芩、芍并用，得黄芩汤苦寒坚阴、直清里热之意，加山栀益增黄芩之效。

〇六

三合汤

苍耳子 10g，辛夷 6g，白芷 6g，薄荷叶 5g（后下），广藿香 10g，黄芩 6g，桔梗 5g，炒枳壳 6g，赤芍 12g，生甘草 3g。加减法：涕出如脓，加生苡仁 15g、冬瓜子 15g、败酱草 15g；痰湿重，加大贝母 10g、法半夏 10g；气虚，加生黄芪 15g。

此方主要适用于鼻渊，症见鼻塞流涕，始则清稀，继则黏稠，色黄气腥，不辨香臭，头额胀痛，尝经年累月发作不止者。

鼻渊病因不一，以风热外袭、湿热上犯、胆热上蒸居多。总缘浊邪壅遏、清窍被阻使然。泄浊利窍为证治大法，至于病久属虚，又当别论。苍耳子通督升阳、祛风逐湿、发汗解毒，与辛夷、白芷、薄荷相伍，乃《严氏济生方》之苍耳散，意在疏风利窍，借其宣通郁闭，以利浊邪排泄。藿香之气芳香，透达颠顶，宣化湿浊，其与猪胆汁同用，乃《医宗金鉴》之奇授藿香丸，泄浊利窍兼清胆热。此方以黄芩当胆汁，用意不殊。桔、枳、芍同用，取意于《金匮》排脓散（桔梗、枳实、芍药、鸡子黄），疏利气机，兼和营血，以利排泄清道之浊垢。方名三合，是将三方合而为一。方后所列加味诸法，均为常规。唯气虚加黄芪，旨在托毒，非仅补益一途。

曾治叶某，男，26 岁。患鼻窦炎已久，近两月来病情增重，鼻塞不利，浊涕如脓，连绵不断，有腥臭味。时有黏痰从咽部咳出，其色黄，质黏稠。口苦，溲黄，舌苔黄腻，脉浮滑。湿浊痰热壅遏清道，肺气不宣，予三合汤出入。药用：广藿香10g，生黄芩6g，白芷5g，薄荷5g（后下），桔梗5g，炒枳壳5g，赤芍12g，陈胆南星6g，大贝母10g，冬瓜子15g，生甘草3g。每日1剂，7剂。

二诊：浊涕尚未减少，鼻塞不通，入夜张口呼吸，深以为苦。咳痰仍多，口干思饮，舌苔黄腻，脉浮滑。痰热内蕴，邪毒伏匿。予上方更进一筹，原方加天花粉10g、皂角刺5g。每日1剂，14剂。

三诊：鼻塞已通，浊涕、黏痰锐减，苔腻亦化。上方合辙，拟减小其制，以祛余邪。上方去皂角刺，加丝瓜络10g。再服两周，诸症向愈。

按：此例鼻渊已久，浊涕如脓，咳痰黄稠，舌苔黄腻，一派湿热酿痰，痰热化毒，壅遏清道之象，方药从三合汤出入。取藿香、白芷、薄荷与黄芩同用，辛开苦泄，芳化湿浊，清湿中之热。胆南星乃天南星用牛胆汁制过，善化痰热，灵机窍，并可清胆泄热。《素问·气厥论》有“胆移热于脑，则辛頞鼻渊。鼻渊者，浊涕下不止也”之说，故用此方于鼻渊内夹胆火、痰热阻窍者，正为合拍。冬瓜子不仅善祛湿热，且有排脓之意。方药看似合度，无奈病证久延，一时难收显效。观其苔黄口干，津液已伤，一面加角刺透络宣窍，一面加花粉清热生津，且角刺、花粉与白芷、赤芍、贝母同用，取法于仙方活命饮，借以清理鼻腔久郁之毒热、瘀浊，药后果然中的。丝瓜用途甚广，治疗鼻渊是其作用之一，取其藤、根及丝瓜藤汁（天罗水），或用其藤连根、叶烧炭存性内服均可，丝瓜络功用不遑多让。三诊去角刺加丝瓜络，则取其通络化瘀之功，以祛络中余邪。

〇七

口疮八味饮

（附：口疮外治方）

黄柏5g，细辛2g，丹参12g，茯苓12g，合欢皮12g，木蝴蝶5g，生、炙甘草各3g。

此方适用于口舌生疮，其色发红，溃烂处覆盖黄色或黄白色分泌物，疼痛，心烦，口苦，口内有异味，溲黄。

心气通于舌，脾气通于口，若心脾积热上熏，口疮作矣。历代医家治疗此证，每每推崇黄柏，且多蜜炙用之。考黄柏清相火，坚肾阴，相火不致妄动而心君自泰，且其善疗黄疸、泄利诸疾，能清胃肠之湿热。一药而兼清心脾积热，用治此证，正为合拍。伍用细辛其义何在？用苦寒泄火，往往有冰伏之嫌，当佐以辛味发之散之，一也；细辛散口内浮热之功独胜，二也。且疮之形成，必有气血之凝滞，味辛性温之品，有助于解郁滞，行气血，止痛生肌，识得此义，方能勘破口疮门诸方之奥秘（在苦寒、甘寒药中，或佐细辛，或佐肉桂，或佐川芎，均寓此义）。丹参、合欢皮、木蝴蝶为生肌敛疮而设，其中丹参养血活血，木蝴蝶轻宣气郁，合欢皮尚有镇痛之功。脾主肌肉，茯苓和脾气以助生肌；甘草生用泄火，炙用缓火缓痛，口疮痛不可耐，生、炙并用为宜。诸药合用，苦以泄之，辛以散之，甘以缓之，可通治一般口疮。

黄柏、细辛各等份研末，名赴筵散，外搽口疮有效，内服其效亦同，口疮八味饮实从其扩充而来。曾治张某，男，35 岁。口舌生疮已两周，疼痛殊甚，特来就诊，观其口疮见于上腭、唇、舌边等处，大者如黄豆，小者如米粒，色泽殷红，心烦，夜难安寐，口干思饮，溲黄，大便偏干，舌尖红，苔薄黄少津，脉弦偏数。心火上炎发为口疮，治当发散郁火，清心除烦，止痛生肌，乃予口疮八味饮加玄参 12g。服药一周，口疮即瘥。再予原方一周巩固疗效。按：此证伴见阴伤之象，故加用玄参养阴制亢，获得佳效。笔者体会，此类病证倘不耐苦寒药者，不妨以玄参易黄柏，亦效。

附：口疮外治方

柳花散（《外科正宗》）：黄柏 30g，青黛 6g，肉桂 3g，冰片 0.6g，共为细末，每用少许吹之。马培之方去肉桂一味，以麻油或人乳调敷患处，日三四次，治一切口疮舌碎唇破。

○八

疏肝和胃饮

炒川楝 10g，生白芍 15g，制香附 10g，广郁金 10g，青、陈皮各 5g，法半夏 10g，白茯苓 10g，生大麦芽 30g，玫瑰花 5g，生甘草 3g。加减法：胸闷气塞，加紫苏梗 10g、炒枳壳 5g；口苦吞酸，加黄连 3g、淡吴萸 2g。

此方适用于胃脘疼痛，甚则痛连两胁，撑胀不舒，得嗳气略减，不思纳谷，舌苔薄白，脉弦细者。

情怀不适，肝郁不舒，肝气自郁本经，横逆犯胃，于是脘痛连胁；胃失和降之职，是以不思纳谷。川楝疏肝气，泄肝阳；白芍滋营血，益肝体。二味同用，最能柔肝驯肝，解痉缓痛。香附、郁金、青皮疏肝达郁，专理胸胁气滞。二陈（陈、半、苓、草）和降胃气。生大麦芽具生发之气，为疏肝和胃之良药。玫瑰花之气芳馨，行气和血，开胃进食，用其一味阴干，冲汤代茶服，为治疗肝胃气痛之有效验方（见《本草纲目拾遗》），此方用之，益增和胃镇痛之效。若胸闷气塞，此方调气力有未逮，宜加苏梗、枳壳行气畅中；口苦吞酸，示肝经郁火偏盛，用左金丸法，取川连苦以泄之，吴萸辛以达之。此方平淡无奇，颇切实用。

○九

新定双治汤

炒山栀 5g，淡附子 5g，生白芍 15g，生甘草 3g。加减法：气郁甚，加川芎开之。

此方适用于胃脘疼痛突然发作，痛势剧烈，甚则肢冷、汗出、脉伏。

胃脘疼痛之证治，首当区别的是本经自病还是他脏影响。例如肝气犯胃，非泄肝不能安胃。至于本经自病，又有偏寒偏热之异，夹食积、夹痰饮、夹瘀血之殊。求一方泛应曲当，尽快缓解疼痛，颇为不易。观乎陈士铎《辨证奇闻》之双治汤（附子3g，黄连3g，白芍15g，甘草3g）颇具特色，此方治胃痛百药不效，得寒则痛，得热亦痛者。以寒热相搏，势均力敌，故连、附同用，寒热并举，两治以解纷；复入芍、草缓中止痛，刚柔相济，寒热平调。用药简捷，配伍精当，故无论证之偏寒偏热，乃至胃寒作痛内夹郁热者用之咸宜，然而余以为方中之黄连不如用山栀为优。朱丹溪曾谓“心胃痛，须用劫药，痛方止”。所谓劫药，如古方仓卒散（山栀、附子）即是。山栀凉而能散，功擅清热定痛，附子则是散寒定痛之要药，二味相反相成而奏奇功。痛甚则脉不通，是以脉伏，必假附子之温通；痛甚则气郁，郁则生热，又当用山栀之凉散。分解寒热，调和阴阳，栀、附并用之妙在此，余用栀、附代连、附之意亦在此。故将陈氏双治汤冠以“新定”二字。但若证见气机郁结殊甚，又当加川芎开之、达之，如丹溪越鞠丸中栀、芎并用之法。

一〇

参莪汤

太子参15～30g，莪术（面裹煨）5g，甘草3g。

此方适用于脘痛且胀，经久不愈，纳谷不馨，食入不消，形体消瘦，或胃溃疡、胃肿瘤术后，中脘胀痛绵绵不已，不思纳谷者。

脘痛缠绵不已，或通或补，杂药乱投，往往难切病机。盖痛必耗气，痛久夹瘀，虚实错综。胃气弱则消谷乏力，是以既无食欲，强食之又痞胀不舒；痛无补法，证虚不得不补，蛮补有碍气化，故当以通补为宜。太子参其力虽薄，但补气养胃，其功独擅，较之党参、人参于此证更为相宜。莪术破气中之血，善疗心腹疼痛，久痛瘀阻，或气结不散，均可用之。王执中《针灸资生经》谓“予尝久患脾疼，服治脾药反胀不得已，依《耆域方》用面裹火炮蓬莪茂末，水与酒、醋煎服，立愈”。二味同用，一补一消，补而不滞，消而不伐，开通痞塞，行气活血，化瘀止痛，开胃消食，其功甚著。唯莪术当用面裹煨（胃气羸弱者尤当用之），既缓其性，又护胃气，且利于久服。

吾师朱则如先生曾治一人，温热大病后形瘦神疲，胃气不苏，不思饮食。先生乃予太子参 30g、陈皮 5g，二味为方，药后胃开思食，诸症渐复。此为胃气虚馁、运化不及之证立法。但若兼见脘痛且胀，陈皮不及煨莪术佳。

一田姓女子，55 岁，南京人。因胃间质瘤进行手术治疗，术后中脘胀痛，纳谷甚少，体力不复。曾在当地用中西医多方治疗，收效不佳。于 2010 年夏远洋电话求诊，因无法面诊，余欲助其消除痛苦，嘱其用太子参 15g、煨莪术 5g、甘草 3g 为方试服之，服后自觉甚舒，中脘胀痛渐次减轻，纳谷渐增，体力渐复，遂坚持服用。至 2011 年 10 月，余回国探亲，其前来面诊，并云服用上方从未间断，诸恙悉除矣。

二一

加味四逆散

柴胡 5g，炒枳壳 5g，白芍 12g，炒白术 12g，青、陈皮各 5g，白蒺藜 12g，广藿香 10g，砂仁 5g（后下），宣木瓜 10g，生甘草 3g。加减法：夹寒，加桂枝 5g；夹热，加炒川楝 10g；肠鸣，加防风 6g；便如水状，加川芎 5g；腹中胀甚，加徐长卿 12g。

此方适用于情怀不适，或食某种易于过敏的食物，或异地水土不服引发之腹泻，往往腹痛、腹胀，痛即欲泄；或泄而不畅，或泄而未久，又觉腹痛，急欲如厕，常反复发作，缠绵难愈。

此类病证颇似现代所称之神经性腹泻，多因情志拂逆所致。常伴见腹痛腹胀，古人称之为肝脾失和。腹胀责之于脾，脾运失职，水谷不化，是以作胀；腹痛责之于肝，肝失疏泄，气郁肠中，是以作痛。此二者互相关联。至于食物过敏，或异地水土不服引发之泄泻，见症与其相似，亦往往有脾虚之内因。用古人肝脾失和的理论来治今病，临床疗效可期，故列上方以作示范。四逆散取柴胡疏肝达郁，枳壳（原方用枳实）理气和中，一升一降，调畅气机；芍、草柔肝缓痛。升疏与降泄并用，今人称之为疏肝理脾之剂。然细细推敲，此方疏肝利胆、行气和胃之力有余，理脾之力不足，是以凡见此证，余增入白术一味为基本方。木瓜入脾消胀，入肝敛阴，与蒺藜、青皮疏肝之品同用，敛散结合，以顺肝喜条达之性；藿香辟不正之气；砂仁、陈皮芳化和中。诸药同用，脾气运则胀自消，肝气和则痛自定。夹寒加桂枝，取其温脾抑肝；夹热加川楝，取其疏肝泄热。水本无声，风激则鸣，加防风抑肝风、升清阳；肝郁不伸，水湿下注，加川芎舒郁结、燥湿邪。徐长卿古人作辟疫之用，且有行气消胀止痛之功，腹中胀甚，或水土不服者不妨用之。

肝主疏泄，凡疏泄不利，气郁肠中引发之腹痛腹泻，往往泄而不畅，或移时腹痛又起，腹泻再作；凡肝火下迫引发之腹泻，往往一泄无余，泄后腹中顿舒。此可作鉴别诊断之参考。至于治疗，前者宜疏肝和脾，后者宜泄肝清肠，切勿混淆。

曾治郑某，女，66岁。腹泻一日四五行，已延两周余。临圊腹中隐痛，泻后痛势略减，食欲不振，食后腹中作胀，头晕神疲，泛吐酸涎，小溲微黄，舌苔垢腻满布，脉弦。此肝脾失调，湿浊中阻之候，予加味四逆散出入。药用：柴胡5g，炒枳壳5g，生白芍12g，炒苍、白术各8g，川厚朴5g，青、陈皮各5g，广藿香10g，法半夏10g，炒川楝10g，淡吴萸5g，生甘草3g。每日1剂，连服7剂，腹泻减为一日二三行，腹胀已松，腹痛近已，苔腻亦化。照原方再服一周，腹泻已罢，大便成形，诸恙均释。按：此证肝脾失和，腹痛、腹胀、腹泻。唯舌苔垢腻乃湿浊中阻之象，用加味四逆散尚难合辙，故参用平胃散法，再配合藿香以燥湿强脾，芳化浊邪。吴茱萸一味，与半夏同用制酸之力胜，与白芍、川楝同用，以和腹中之疼痛也。

一二

香砂芩芍汤

广木香5g，砂仁3g（后下），炒黄芩10g，生白芍12g，炒枳壳6g，生甘草3g，生姜3片。加减法：若呕者，加法半夏10g；腹痛剧烈，吞酸嘈杂，加黄连3g、淡吴萸3g；食积，加焦山楂、六神曲、炒麦芽各10g。

此方适用于泄泻频作，其味臭秽，或夹有黄色黏垢，溲黄，口苦，腹痛，舌苔黄腻，脉滑数者。

香砂芩芍汤为清肠止泻之剂，以湿热蕴积肠中为所主之证。湿性黏腻，热性急迫，湿热相搏，气结不行，是以腹中疼痛；肠道传化失司，腹泻以作。此方由仲景黄芩汤（黄芩、芍药、甘草、大枣）加减而成。黄芩一名腐肠，专祛肠间湿热邪毒。白芍能敛能泄，得甘草和营缓痛，缓泻下急迫之势；得枳壳能开气血之结，通胃肠之郁滞（《金匮》枳实芍药散适用于胃痛兼便秘者）。香、砂醒脾化浊，消谷健胃。盖脾不运则湿不去，湿不去则热不孤。且香、砂与黄芩同用，苦泄芳化，蠲除胃肠湿热之邪。黄芩汤原方之大枣已被裁去，恐其甘补壅中，有碍湿热之清化。加入生姜一味，以其味辛性微温，能散肠热，辟秽毒，除臭气，凡泻下之物其味臭秽，尤当用之。呕者加半夏，以其降逆下气，为止呕之要药，且与枳壳同用，消痞和中之功胜；若腹痛殊甚，示湿热纠结难解，参入连、萸，以助香、砂、黄芩分解湿热，调和阴阳，其效更捷。且连、萸、芍同用，乃戊己丸之配伍方法，方中加入二味，亦参此意。

一三

加味连艾煎

黄连3～5g，熟艾叶5～10g，炒黄芩6g，白芍12g，炒枳壳5g，小青皮5g，菝葜15g，桑寄生15g，石榴皮10g，五味子5g，生甘草3g。

加减法：脓血色鲜，加炒黄柏 5g；腹胀、矢气频多，加白蒺藜 12g，木瓜 10g。

此方适用于泻痢经年累月，缠绵不愈，泻下物夹有黏垢，赤白相间，血色暗红，或色鲜量多，日数行，乃至二三十行，腹中作胀，腹痛或不痛，面色少华，经检查多为溃疡性结肠炎，少数为克罗恩病。

慢性泻痢经久不愈，或时作时止，止而复作，其病理转归约之有二：一为久痢成积，邪毒深伏；一为正气受损，津亏肠燥。从局部观之，是肠黏膜受损，引发水肿、糜烂、溃疡；从整体观之，是由脾及肾，伤阴伤阳，以致下焦气化不固。毒为何属？大别之，不出阴毒、阳毒之范畴。因其相互转化，古人用阴阳毒统称之。毒能伤正，正伤则毒易藏匿，旷日持久，正邪交混，非一清可解，一下可夺；唯有益体攻邪，徐消徐磨，方为上策。笔者青睐《肘后备急方》用连、艾二味治痢，以黄连解热毒，艾叶解阴毒，二味同用，阴阳毒庶可尽蠲。且黄连化湿热、清肠道，艾叶和营血、止腹痛，二味并举，湿热邪毒能祛，营络之损可复。加入黄芩，以增黄连清肠之力；加入白芍，协同艾叶和营止痛。石榴皮功擅涩肠止痢，《本草纲目》载《普济方》治久痢久泻，用其一味焙研细末，每服 6g，米饮下，云“患二三年或二三月百方不效者，服之便止，不可轻忽之也”，对本品推崇若此。今久痢下焦气化不固，用石榴皮、五味子以涩之；久痢成积，用枳壳、青皮以消之。是谓通塞互用。桑寄生一味，《千金方》用治血痢，后人罕识其旨，其为祛风湿、益肝肾之品，有祛风而不燥、养肝而不滞之妙。肠热则生风，风邪激荡扰动血脉则血溢，风去则血自宁矣。且风药之用，有助于缓解肠道痉挛，减轻腹痛、腹胀、后重之苦。余之体验，凡久痢久泻，腹胀，多矢气，用桑寄生、白蒺藜之属有效，其意在此。倘见胀治胀，过用行气、下气消胀之品，反耗正气，不足取也。菝葜性涩，能保护肠黏膜，且能化湿浊，祛邪毒，具治痢之功。总之，此方寒热相济，润燥兼施，消补兼行，可资选用。至于加减变通，存乎其人。

某女，61 岁，患溃疡性结肠炎已八载，长期服用美沙拉秦，缠绵未愈，泻痢每日少则七八行，多则十余行，以清晨及黄昏为甚，便中夹有黏液及脓血，有时血色颇鲜，腹胀肠鸣，纳谷尚可。近年来曾间断在我处治疗，药用黄连、熟艾叶、炒黄芩、菝葜、青皮、炒枳壳、白蒺藜、桑寄生、木瓜、甘草为主出入，症情虽有明显好转，并停服西药，但时有反复，尤其在饮食不慎或停服中药一段时间后，泄下增多，一日三四行，夹有黏液，并见少量出血。2012 年 8 月，医院通知其复查，再次进行钡剂灌肠检查等，病灶依旧。遂使用激素内服一个月左右，但未见效果，腹泻反增至一日六至十次，夹有黏液和血，患者自觉激素效果不如中药，于是停用激素，于同年 12 月再来我处门诊。症见腹中疼痛，腹胀多矢气，面赤升火，神疲乏力，舌前半部光红无苔、根部薄腻，脉弦劲。良由脏阴久亏，虚阳上亢；肠中邪毒为祟，黏膜受损。姑予燮理阴阳为主，参入清肠解毒之品，标本兼顾。药用：生地黄 15g，生白芍 12g，淫羊藿 6g，炒黄柏 5g，熟艾叶 5g，生龙骨 15g（先煎），五味子 5g，仙鹤草 15g，忍冬藤 15g，桑寄生 12g，生甘草 3g。每日 1 剂，连服两周。面赤升火渐退，泄下减而未已，一日仍有五六行，但黏液、出血均已减少，纳谷渐增，舌前半部萌生薄白之苔，予上方再服两周。面赤升火已退，泄下一日仍有四五次之多，伴见黏液及出血，腹时胀，多矢气，转予清肠解毒、和营护膜之剂，用加味连艾煎出入。药用：黄连 3g，炒黄芩 6g，熟艾叶 5g，白芍 12g，青皮 5g，炒枳壳 5g，桑寄生 12g，仙鹤草 15g，石榴皮 10g，生甘草 3g。每日 1 剂，连服四周，出血已罢，但大便稀溏，偶有黏液，少则一日二行，多则四五行，并有后重感，乃予原方加升麻 5g、粉葛根 10g。再服四周，腹泻已罢，大便基本成形，嘱其原方用量减半（1 剂药分两日服完）巩固疗效。两个月后间断服药，至 2014 年 3 月未见任何反复。

按：溃疡性结肠炎用中药治疗，一般多能应手，但亦有症情顽缠者，如此证即是。泻痢日久，真阴暗耗，邪毒稽留，加之各项检查的过程中有损正气，使肠道张弛失度，传导功能减弱，症情复又增重。临证所见，激素的应用有利有弊，随着时间的推移，其副作用尝可见始则阴虚阳亢，继则阴阳俱虚，终乃见阳虚恶寒之象。此证服用激素不久，虽已停用，但面赤升火，虚阳上亢。故予生地、白芍、黄柏、艾叶、淫羊藿之属，滋之、润之、坚之、温之，益阴液，戢虚火，燮理阴阳；龙骨、五味子固涩下焦，并有潜镇之功；仙鹤草止血止泻，具有强壮作用；忍冬藤化毒热，益正气，或可减缓化学药品的毒副作用。总之，此方以益体为主，寓祛邪于扶正之中。药后机体的阴阳失衡状态有所改善，特别是舌前半部从光红无苔到萌生薄白之苔，乃胃气来复之佳兆，循此方继进之，培植生气。俟后用加味连艾煎出入，获取效机。此方方义见前，不赘。至于后来加用升麻、葛根，主要取“陷者举之”之意，且升麻对内痈有托毒作用，借其升清泄浊，有助于排泄肠间之毒素。

一四

五淋汤

白茅根 60g，车前草 15g，葎草 30g。三味煎成后，不拘于时，频频饮之，若用鲜品尤妙，可倍量用之。

此方可作五淋之通治方，适用于小便淋涩不畅，尿频，尿急，尿痛。

古人对五淋分类不一，北周姚僧垣《集验方》分为石淋、气淋、膏淋、劳淋、热淋，血淋未列其中。揣其用意，血淋可附于热淋而已。淋证多与膀胱伏热、肾阴亏虚有关。肾虚则小便数，膀胱热则小便淋涩不爽，尿频、急、痛诸恙以作。治疗此证，以滋养肾阴、通淋利窍为大法。白茅根味甘性寒，具清热生津、凉营消瘀、通利小便之功，《肘后备急方》《千金方》《必效方》咸用以治热淋，《别录》载其“下五淋”，有通淋而不伤阴，清热而不损中之妙。车前草亦是甘寒之品，其消瘀、利尿之功与白茅根仿佛，但多汁液，兼益肝肾之阴，是以甄权称其有“补五脏，明目”之功，可益肾脏不足之阴，清水道有余之热，为淋证之良药。葎草味甘苦，性寒，通淋利尿、清热除蒸之功不虚，古人尝用其治疗淋证，如范汪用其治石淋、膏淋、血淋，张文仲用其治石淋，可见其既可通络化瘀，又能分清泌浊。颇堪注意的是，范、张二氏均以葎草鲜品取汁用之。鲜汁气味浑全，不仅清热之功胜，且凉血止血之功较干品为优，草药之性大多如斯。治疗淋证，历代不乏名方，上述三味均平贱易得，萃于一方，疗效可靠，与古之名方不遑多让，何乐而不为？犹忆曩年余在乡村行医，每遇淋证，随手采药而投此方，获验者众，至今记忆犹新，故录出以供采用。

一五

牛香汤

川、怀牛膝各 15 ~ 20g，生明乳香 5 ~ 10g，车前子 15g（炒，包）。

此方适用于血淋，尿色发红，夹有紫暗血块，溲时不爽，尿路疼痛异常，或伴见少腹硬满。亦治砂淋、石淋。

血淋而见紫暗血块，或少腹硬满，乃瘀血内阻之征。此种淋证非寻常苦泄通淋所能奏功，以瘀不去则热不解，热不解则血不止。牛膝直达下焦，益肝肾，逐恶血，破癥积，不失为瘀阻血淋之良药。地髓汤即以其一味为方，以治血淋，良有以也。此物有生用、制用之别，川产、淮产之异。生用化瘀功胜，酒浸蒸过益肝肾功优；川产者偏重化瘀利水，淮产者尤能滋养肝肾。然无论川产、淮产，通利血脉，其用一也。今将二味合并用之，补而兼通，攻而不峻，虚人亦可应用。乳香辛香入脉，疏通经气，化瘀镇痛。车前子滑可利窍，清热利尿，兼益肝阴。诸药合用，以通为用，以行为止，为血淋简易可行之验方。砂淋、石淋之成因众说纷纭，清代医家蒋椿田别有所悟，其认为砂、石淋系“溺管中生小疡，窍流脓液，凝结成痂，从小便荡流而下，痛难忍也”。“小疡”之说很难证实，但有热有毒在所难免。倘能随证参用解毒疗疡之属，可以提高疗效。牛膝生用能消痈肿恶疮，乳香能化腐生肌，故亦可用于此类病证。若随证加用软坚散结之生牡蛎、紫贝齿之属尤妙。又肾囊肿引发尿血，见血投凉非其治也，当化瘀止血，此方亦可用之。

一六

益脾化石汤

炒白术 12g，炒枳壳 6g，赤、白芍各 10g，炒川楝 10g，广郁金 10g，威灵仙 12g，白蒺藜 12g，生甘草 3g。加减法：食少运迟，加生鸡内金 10g、生大麦芽 30g；腹胀便干，加宣木瓜 10g；口干、口苦，加乌梅肉 10g；尿黄、尿短，加海金沙 15g（布包）；若胁痛牵及背后掣痛，加炒白芥子 10g、丝瓜络 10g。

此方适用于胆石症脘痞纳少，右侧胸胁胀闷不舒，时感作痛，进食油腻后痛势加剧，舌苔薄腻，脉弦滑者。

古籍所称之胁痛，涵盖了今之胆囊炎、胆石症，尽管胁痛的概念宽泛而笼统，吾人依然可从前人的证治经验中找寻到治疗胆石症的有效方药。此方之适应证为胁痛经久不愈，经检查确诊为胆石症者。亦有胆石症急性发作期已过，胆绞痛已止，寒热已罢，甚至黄疸消退，但结石依然存在者。推究胆石症的病机，多责之气滞瘀阻，湿热内蕴，乃至肝脾失调，胆失通降。依余观之，虽然病位在肝胆，而脾虚乃是主因，倘徒事利胆消炎，终非治本之图。健脾的要义，是既有助于增加排石的推荡力，亦有助于消磨结石；是否有助于防止结石的再生，不敢妄加猜测。

方中术、枳并用，消补兼行，以助脾运。芍药味苦酸，性平，为柔肝利胆之要药。芍药得枳壳，苦泄散结；芍药得川楝，解痉缓痛。青皮、郁金、蒺藜疏肝通络。陈皮理气和中。威灵仙通行气分，宣通脏腑壅塞，化痰行水，又能化骨鲠，具消积散结之义。甘草调和诸药。本方以健脾助运为主，辅以疏肝利胆之品，通过调整脏腑的功能，以利结石的排出或分解。方后加味之法为余所常用。譬如食后运迟加鸡内金、生麦芽，以鸡内金原有化石之功，生麦芽则为疏肝和胃之妙品。木瓜香能舒脾消胀，酸可养肝柔肝，与蒺藜、青皮、白芍同用，疏养结合，达肝解郁；与灵仙、蒺藜同用，又有通便之功，特别对风秘有效。乌梅能敛能散，与川楝同用，有酸苦泄热之意。海金沙则能导胆道湿热下行，湿热壅遏胆道尤宜用之。尝见有胆结石术后已摘除胆囊者，病象虽除，病根未已，不久肝内胆管续生结石，背后掣痛难忍，手术已无可能，用此方加入白芥子、丝瓜络通络化滞，徐徐搜剔，假以时日，疼痛可止，结石可消。

家母身材不高，偏胖，1988 年春节期间，在武汉家兄处，因饮食不慎，突发胁痛、寒热，继之身发黄疸。斯时余在北京中国中医研究院（今中国中医科学院）工作，遂接家母来京检查与治疗。家母抵京后虽胁痛已解，寒热已罢，但周身黄染，不思纳谷，大便不畅，小溲深黄，舌苔黄腻，脉弦滑。知其病在少阳、阳明，乃予大柴胡汤加茵陈、虎杖、郁金治之，一周后黄疸退净。余怀疑其有胆石症之可能，经医院 B 超检查，果然发现胆囊内有两枚结石，一为 1.6cm，一为 0.9cm。家母因年事已高（76 岁），不愿手术治疗。余遂予益脾化石汤出入，调治三月，纳谷如常，体力渐复。讵料某日外出陪亲友吃饭，过食油腻之品，胆绞痛复又发作，后背痛势尤剧，呻吟不绝，继之周身黄染，症状与上次相似。余处以茵陈、山栀、虎杖、赤芍、川楝、枳壳、郁金之属，泄热解毒，利胆退黄，调治一周，疼痛渐次缓解，黄疸亦退。转予益脾化石汤化裁，坚持服药三月余，胁痛再未发作，眠食俱安。经医院复查，胆囊结石消失，诸恙均瘥，直至 91 岁高龄去世从未发作。按：家母胆囊结石偏大，按诸常理，排石不易，治疗过程中曾两度复发，疼痛剧烈，然最终结石消失，究竟是其自动排出，抑崩解后排出，实难以判断。从疗效分析，益脾化石之法，有一定的临床意义。

砂石结于胆囊，则胆失通降，不仅引发胆囊炎、黄疸，还有诱发心绞痛之可能。诚以足少阳胆经的支脉，“下胸中，贯膈”，与手厥阴心包经交会于天池穴，经脉相通，胆之脉络经气湮塞，有可能导致手厥阴心包经经气不畅，影响血液循环，不通则痛，诱发心绞痛也就不难理解了。这竟与现代医学所称之“胆心综合征”暗合，殊令人惊叹！心绞痛是本脏自病或他脏影响，临证必须细辨，方不致误。

一友人尹某，男，53 岁，因心律失常、心绞痛不时发作而住院治疗，每发则服用硝酸甘油片方能缓解，医院一度下发病危通知，心电图提示 ST 段下移，医生认为心脏供血不足，建议安放支架，患者犹豫未定。时届 1999 年 4 月，余适回国探亲，乃求为之诊治。斯时心绞痛虽已缓解，但脘痛且胀，右胁亦撑胀不适，口干且苦，纳谷不馨，大便尚调，小溲色黄，脉来至数不齐、有间歇，苔薄、根部微腻。余怀疑其有胆石症，乃嘱其去医院作进一步检查，结果发现胆囊泥沙样结石，由是判定心绞痛之发作与胆石症关系甚切，遂予益脾化石汤出入。药用：炒白术 12g，炒枳壳 6g，赤、白芍各 10g，炒川楝 10g，广郁金 10g，乌梅肉 10g，青皮 5g，焦山楂 10g，金钱草 15g，海金沙 15g（布包），生甘草 3g。每日 1 剂，连服两月余，诸恙平复。复查胆囊未见泥沙样结石，心绞痛亦未发作。一年后，余回国见其身体健康，诊其脉至数如常。十余年后亦复如斯，心绞痛再未发作。

按：《素问・平人气象论》有“少阳脉至，乍数乍疏，乍短乍长”之说，后之注家多以斯时阳气尚微，故脉来进退无常作解，似难令人信服。王冰注曰“以气有畅未畅者也”，将此经义归结到经气运行障碍，以气不畅则血行不畅，颇有意义。以今日眼光视之，乃是心律失常之征，亦是胆病及心，如“胆心综合征”即是有力佐证，值得今人重视并深研之。如尹某之疾，随着胆石症治愈，心绞痛亦瘥，方识古人治病求本之说，确具至理。

一七

秦艽退黄汤

秦艽 12g，苦参 12g，龙胆草 10g，白鲜皮 10g，赤芍 15g，大腹皮 10g，海金沙 15g（布包），生甘草 5g。加减法：肝胆郁热尚未化火，龙胆草用量减半或不用；黄疸持续不退，大便呈灰白色，加三棱 6g、莪术 6g、石见穿 15g、泽兰 10g；黄疸渐次消退，胃纳不馨，加生山药 30g、生鸡内金 10g。

此方适用于黄疸症见周身面目悉黄，尿色深黄，肤干肤痒，腹中撑胀，口苦，舌质偏红，舌边衬紫，苔薄黄，脉弦劲者。

黄疸病，前人有阳黄、阴黄之分。阳黄多责诸湿热，以湿邪或热邪偏胜分别图治；阴黄则系阳气偏衰，寒湿阻遏，或因热而过进寒凉，由阳转阴之变证。治疗黄疸，一般以茵陈为主药，茵陈蒿汤、茵陈五苓、茵陈术附之类方剂为常用。然而当今邪毒感染者为多，特别是部分患者，罹患肝炎已久，复染时邪、湿热，或食不洁之饮食，旧恙已在，新邪复至，缠绵纠结，毒热更甚，淤积日深，以致胆热液泄，熏蒸郁遏，发为黄疸。其特点是邪毒不仅弥漫于气分，抑且藏匿于血分，不易廓清。故投茵陈剂往往乏效；用淡渗分利亦非其治，盖淡渗利湿只能除气分之湿邪，未能解血分之湿毒，更不能消结散瘀。故不得不另辟蹊径。此方从血分取法，以苦味药为主，消瘀泄热，以杀邪毒鸱张之势。秦艽润肝之燥，散肝之热，益胆之气，助胆腑通降之用，崔元亮《海上集验方》用其一味治“五种黄疸”，今老药新用，为此方之主药；苦参祛血中湿热与风毒，泄胆火而清肝热，《本经》称其能疗黄疸；龙胆草泄肝胆之热，虽其性沉降，但能益胆汁，利胆气之升发，与苦参相伍，《肘后备急方》用以治谷疸。上列三味并用，为余治疗黄疸所习用，加减进退由此引申衍化。白鲜皮一味，甄权称其“解热黄、酒黄、急黄、谷黄、劳黄”，为治黄疸之要药，功善泄湿热，祛风毒，凡风毒郁于血分，皮肤瘙痒不已，用之与苦参相伍，消风止痒之功胜。赤芍入肝经，和营凉血，化瘀利胆。大腹皮行气滞，宽中消胀。海金沙清利膀胱，导血分湿热从小便而出。甘草和苦药之性，庶免化燥之嫌。诸药并用，有化瘀泄热、清解邪毒、利胆退黄之功。此类病证，若治不得法，瘀积日甚，黄疸日深，其色由黄而灰滞，且因瘀阻而胆汁分泌不利，大便呈灰白色，亟宜加三棱、莪术、石见穿化瘀散结，并用泽兰疏肝和营，祛瘀化浊。如此组方，多能使黄疸迅速消退，大便色泽渐趋正常，然后撤去三棱、莪术等，加山药、鸡内金，一补一消，以冀胃气来复，正胜邪却。

1992 年 5 月，有河北冀县（今冀州）杜某，男，53 岁，因患黄疸在当地医院治疗一月余，中西药物并进未见效机，遂专程来京求余诊治。诊见目黄、身黄、尿黄。因为患病较久，周身黄染，其色甚深，面部黄色中透出黧黑之气，腹中作胀，纳谷不馨，大便灰白色，肤干不润，周身瘙痒，舌苔薄腻，脉弦涩。脉证互参，知其瘀热互阻，胆道阻塞，结毒已深，非寻常利湿清热、利胆退黄之方所能奏功，乃予秦艽退黄汤出入。药用：秦艽12g，苦参12g，白鲜皮12g，赤芍15g，大腹皮12g，海金沙15g（布包），泽兰10g，石见穿15g，三棱5g，莪术5g，生甘草5g。每日1剂，连服七剂，黄疸渐次减退，身痒减轻，腹胀渐消，纳谷知味，苔腻渐化，予前方更进一筹。乃予上方加茺蔚子12g，青葙子12g。再进7剂，身黄、尿黄大减，目黄减退尤为明显，腹胀已消，食欲增进。唯觉口干口苦，舌边红，苔薄，脉弦。肝胆邪毒、瘀滞渐化，郁热未清。予前方出入，药用：秦艽12g，苦参12g，白鲜皮12g，龙胆草5g，丹参10g，丹皮10g，赤芍15g，三棱5g，莪术5g，茺蔚子12g，青葙子12g，生甘草5g。再服7剂，周身黄染消退将净，身痒已瘥，尿色微黄，大便色泽渐趋正常，精神渐复，至此已与初诊时判若两人矣。乃用上方加桑寄生12g，给药15剂，病人回原住地调养。二十日后来诊，周身黄染尽退，小溲上午微黄，下午色清，体力恢复。乃予下方清理余邪，兼扶正气以善后。药用：秦艽10g，苦参10g，生山药30g，三棱5g，莪术5g，丹参10g，丹皮10g，桑寄生15g，赤芍15g，鸡血藤15g，生甘草5g。15剂，药后痊愈。

按：一般而言，黄疸证治之要在于辨其湿胜热胜，湿胜者燥之、渗之，热胜者清之、泄之。此证则责之肝燥、肝瘀，郁热、邪毒互结，正邪相搏浑为一体，急切难解。一方面，胆汁淤积，胆道阻塞，通降失职，影响消化功能，以致食减纳呆，大便呈灰白色；另一方面，邪热伤阴，阴伤化燥，使肝燥而急迫，风阳妄动。肝主藏血，血不荣肌肤则干而不泽。肤痒与风有关，亦是邪毒刺激皮肤使然。因此，润肝泄热、消瘀利胆正是其时。秦艽润肝缓急；苦参、白鲜皮祛血中热毒、风毒，宣导疏泄，直接治肝治胆，间接祛风止痒；大腹皮、海金沙并用，流动气化，消除胀满，导热邪下趋；赤芍入肝经，引领三棱、莪术、石见穿之属共奏消瘀利胆之功。是以药后辄验。青葙子、茺蔚子二味，能清肝之热，散肝之瘀，为治目赤肿痛之效药，亦有助于消退目黄，唯肝经确有瘀热之见症方能用之不殆。

一八

益肾退黄汤

淫羊藿10g，鹿角霜12g，熟地黄15g，山萸肉10g，生山药15g，粉丹皮10g，茯苓10g，泽泻10g，秦艽10g。加减法：兼夹湿浊，加土茯苓15g，晚蚕沙12g（布包）。

此方适用于黄疸失治、误治，如过服清利、苦寒、通下之剂后，周身黄染不退，肝病及肾，阴伤及阳，邪毒稽留，症情缠绵，或黄疸愈后复发者。舌质淡红，苔薄，脉虚弦。

黄疸之阴黄、阳黄不难鉴别，盖寒热泾渭攸分，属阴属阳颇易分辨。然而证候典型者有之，兼夹者亦不少，且寒热虚实无不在转化移易之中，审察寒热之孰轻孰重，权衡虚实之孰多孰少，把握病变的趋势，立法用药方能中的。黄疸的失治、误治引发诸多变症，难以一一列举。临证所见，有的明系阳黄，但阳气被戕伤，将欲转为阴黄，虽舌质紫黯、舌苔薄白或白腻，脉来虚大，但尿色深黄，大便干结，一方面阳气亏虚，一方面瘀热留着。余尝用温泄法，取附子、白术配合大黄、丹皮、茵陈而获效。而本方则为病久入肾，阴伤及阳、邪毒留着者而设。如果医者一见黄疸未审虚实，辄投茵陈蒿汤或黄柏、虎杖之属，或分利太过，药未入彀，阴液已耗，阳气已伤。斯时身黄未退，有的依然如橘子色，有的额上渐黑，脉由弦劲、弦数、弦滑转为虚弦，为病久及肾、阴伤及阳之明征，徒从肝胆、脾胃论治无益。再有黄疸愈后不久忽又复作，多是当初苦寒太过或进补过早，看似病象已除，其实病根未拔，灰中有火，一受外来因素（邪毒、不洁食物、情怀怫郁等）之刺激，旋又复发。一病再病，脏气已虚，再投清利往往无功，须益肾固本，扶元达邪。此方从仲景肾气丸变通而来，以阴伤于前，阳损于后，不耐桂、附之刚愎，而以柔润阳药淫羊藿、鹿角霜代之。全方以滋填精血、益肾化气为主，仅一味秦艽利胆退黄。唯益肾方可养肝，扶正方可托毒。土茯苓善祛湿浊，蚕沙泄浊升清，化湿兼可行瘀，故湿浊重者加此二味。

1990年春，余自北京返回故里，有杜某，男，28岁。一年前患黄疸，经治已愈，顷又复作。在某医院住院治疗，服用中药并输液等，调治两周余，黄疸未退，遂求余诊治。诊见周身黄染，其色鲜明，脉来虚弦，尺部乏力，舌苔薄白罩黄。脉证互参，肝胆湿热邪毒未彻，又已露出肾阳虚之本质，用益肾退黄汤出入。药用：淫羊藿 10g，鹿角霜 12g，熟地黄 15g，山萸肉 10g，生山药 15g，粉丹皮 10g，泽泻 10g，秦艽 10g，土茯苓 15g，晚蚕沙 12g（布包）。药后其效甚速，服药一周，黄疸即退净，仍用上方出入调理之。

按：此证黄疸用常法不应，必有其故。盖再次发作体气必虚，邪毒藏匿深伏，化而未化，已成半阴半阳之局，清之则伤阳，温之则劫阴。肝主藏血，忌刚用柔，故以柔润阳药为主，辅以清肝利胆、升清降浊之品，收鼓舞肾气、振奋机能、祛邪安正之效。凡临证必察实中之虚、虚中之实，立法用药方能击中要害。

一九

加味泽泻汤

炒白术 12g，泽泻 15g，豨莶草 12g，桑寄生 12g，怀牛膝 10g，生白芍 10g，白蒺藜 12g，广郁金 10g，细辛 1.5g，生甘草 3g。

此方适用于头晕目眩，两目畏光，耳鸣气塞，坐起或体位改变则眩晕更甚，视物旋转，漾漾欲吐或呕吐痰涎，肢麻，纳减，舌边有齿痕，苔腻，脉弦之候。

此证颇类现代所称之梅尼埃病，系膜迷路积水所致，虽有对症处理之法，但疗效不够理想。古人则谓之水气病。《金匮》言“心下有支饮，其人苦冒眩，泽泻汤主之”。此类病证看似风动眩晕，实缘饮邪作祟。其病机一言以蔽之，曰土湿木郁。脾阳不振，饮停中焦，土湿则木不荣，郁而生风。风阳夹痰饮上逆，清窍被蒙则眩晕耳鸣；风邪入络，络脉不和则肢麻；饮停不化，升降乖违，脏气失衡，故动则呕吐；胃失和降则纳减。方中白术、泽泻健脾化饮，导饮邪下趋；豨莶、寄生、蒺藜息风和络；牛膝、白芍养肝镇肝；郁金疏肝行气；细辛辛香透络，搜伏风，升清阳，利清窍；甘草调和诸药。要之，此方是以运脾化饮为主，平肝和络辅之，通阳利窍佐之，对此类眩晕可收佳效。循此以思，用药尽可随证变通。

1990 年，余在北京曾治张某，女，46 岁，夙患眩晕症，不时举发。顷发作二日，目眩耳鸣，如坐舟中；且呕吐频仍，状如清涎，凡呕逆则眩晕更甚；肢麻，心悸，脉弦劲；舌苔薄白、根部微腻。此饮积中焦，风阳上扰之候。予泽泻汤加味，药用：炒白术 12g，泽泻 15g，法半夏 10g，茯苓 12g，陈皮 10g，白蒺藜 12g，豨莶草 12g，桑寄生 12g，甘草 3g，鲜生姜 5g。每日 1 剂，连服二日，呕吐即平，眩晕减轻，胃开思食。改予加味泽泻汤，再服两周，眩晕遂已，除有轻度耳鸣外，一切如常。患者询善后之法，观其舌边微红，苔薄，脉弦微数，知饮邪虽去而肝阴未复，风阳未尽平息。遂拟一小方嘱其常服之，药用：蔓荆子 10g，车前子 10g，女贞子 10g，白蒺藜 10g，五味子 5g。患者间隔服药一月余，数年来眩晕未再犯。

按：凡饮积中焦，呕逆频仍，眩晕发作之际，以降逆止呕、和中化饮为首务，盖胃降得和，有利于风阳之平息，此证先予泽泻汤加半、苓、生姜之属，即是此意。俟呕逆大定，再予加味泽泻汤，此用方先后之次序。

1994 年 5 月，余治某患者，女，72 岁，英国人。患梅尼埃病年余，曾经针灸治疗，一度好转。近年每隔十天左右发作一次，发时频频呕吐，大约五分钟便呕吐一次，呕吐物为水液，甚或伴有胆汁，眩晕异常，耳鸣，夜难酣寐，情绪易于冲动，口苦苔薄，脉小滑。饮积中焦，胆胃逆行，眩晕以作。予加味泽泻汤出入，药用：炒白术 10g，泽泻 10g，茯苓 10g，法半夏 10g，陈皮 5g，夏枯草 12g，菊花 10g，怀牛膝 10g，生白芍 12g，白蒺藜 10g，广郁金 5g，生甘草 3g。每日 1 剂，连服 7 剂。服后眩晕未作，夜寐渐安。再服两周，病情稳定，耳鸣减轻。唯近二日来大便溏泄，日四五行，腹部作胀，肠鸣幽幽，下肢浮肿，入夜尤甚。遂以炒白术、茯苓、泽泻、猪苓、桂枝、滑石、陈皮、木香、木瓜为方，每日 1 剂，连服两周，腹泻、肢肿均愈，眩晕亦未作。

按：此证脾运失健，胆胃逆行，是以呕吐甚频，呕吐物或伴有胆汁。取加味泽泻汤出入，参用夏枯草、菊花疏泄风阳兼降胆火，获取效机。症变，方亦变。

二〇

独活定惊汤

珍珠母 30g（先煎），独活 6g，广郁金 10g，白蒺藜 12g，法半夏 10g，前胡 5g，防风 5g，柏子仁 12g，五味子 5g，白芍 12g，沉香 3g（后下），炙甘草 5g。

此方治抑郁证触事易惊，闻响则恐，心悸不宁，神志恍惚，抑郁不乐，焦躁不安，夜寐常被噩梦惊醒，不欲见人或有自杀倾向者。

心主神明，胆主决断。方书多以惊悸乃心虚胆怯所致，其理固是。然而宁心安神通套之方是否有确切的疗效，征诸临床实在难说。盖镇之、摄之，仍然神不安、悸不定、惊不平，何以故？因情志之病，宜疏，宜达，宜养，宜调节，一味镇摄无益。宋许叔微从“肝经因虚，内受风邪”立论，治惊悸独具只眼，谓“平人肝不受邪，故卧则魂归于肝，神静而得寐，今肝有邪，魂不得归，是以卧则魂扬若离体也”。其从正、邪两个方面推究病机，别有心悟，所立真珠丸、独活汤二方开前人未有之境，识见独超。此方遵许氏之旨，融合二方之意而成。许氏所说的“风邪”，乃人体阴阳失调、气运失常、脏气失平之谓，非真有外风袭入也。独活息风定惊，温肝升阳而壮胆气，为方中之主药，配合珍珠母镇摄，升潜并用，平秘肝脏之阴阳；肝郁则生风，郁金、蒺藜疏肝达郁；气郁则涎聚生痰，半夏、前胡以下惊痰；惊则气乱，怯则气浮，虚阳因而上扰，沉香、白芍降逆气而敛虚阳；柏子仁、五味子养营以益肝体；防风“匀气脉”（《日华子本草》），以调心律而安神志；甘草缓肝之急。诸药合为疏养结合、调理情志之剂。

又，笔者临证体会，凡情怀不畅心气逆乱，引发心律失常，脉来乍大乍小，或有间歇，服用益气养血、通脉宁心之剂乏效，以防风与五味子相伍，随证参用丹参、玉竹、合欢皮、十大功劳叶、柏子仁之属，往往获得效机。足见防风在调匀气脉、流通津液、安定脏气方面确有殊功。虽然风与气，分之为二，合之则一，但治疗惊悸一类疾患，独、防等风药绝不是调气药所可替代的。上述体验可为进一步理解此方之助。

二一

牵正饮

荆芥穗 5 ~ 10g，防风 5 ~ 10g，白芷 6g，生黄芩 6g，生石膏 20g（先煎），赤、白芍各 10g，豨莶草 15g，秦艽 10g，甘草 3g。加减法：内热不盛，去石膏；风痰阻痹，加制白附子 10g、陈胆南星 10g；血热筋急，加生地黄 15g、独活 6g。

此方适用于口僻，卒然口眼㖞斜，口角流涎，舌偏一侧，转动不灵，语言不利，或伴见周身违和，恶风发热，甚者影响视力，出现肢麻乏力、行走不稳等症状。

口僻相当于今之面神经麻痹，属周围性面瘫。此证多责之足太阳、足阳明二经之病变。足太阳之脉起于目内眦，足阳明之脉挟口环唇。若络脉空虚，风邪入中，受邪的一边经脉失去作用而松弛，未受邪的一边相形之下反而拘急，于是口角向一侧㖞斜，活动受限，此证遂作。临床所见，此证确以内热招风者为多，如过劳、饮酒过量，汗出表疏，复为风邪所中者，亦有风邪所中，后渐入里化热者，然络脉空虚为其发病之内在因素绝无疑义。对其证治，余曾撰《〈金匮〉口僻证治心悟》一文以作阐述，今聊举常用方以示其例。以余观之，此证主要是经脉间的病变，虽然经脉根于脏腑，但证治的大法与用药的意旨有别。余服膺《金匮》“贼邪不泻，或左或右，邪气反缓，正气即急，正气引邪，㖞僻不遂”之说，缓、急不仅准确地描述了此证的发病特征，也深刻地揭示了正邪相搏导致经脉损伤这一发病机理。欲纠正经脉之缓、急失调，处方用药应张弛有度，盖非“张”不足以振其缓，非“弛”不足以缓其急，二者兼济方能复其平衡。一般而言，辛温疏通诸品谓之“张”，能行经气、开痹闭、祛风邪；甘润濡养之品谓之“弛”，能扶正气、养经脉、缓挛急。至于二者之孰轻孰重，调配得宜，当视发病之久暂、病情之轻重而定。方中荆、防、白芷辛香透达，疏散风邪，兴奋痹着之经脉；石膏、黄芩清降苦泄，以祛里热；芍药、甘草和营缓急，以解经脉拘挛之势；秦艽、豨莶草祛风通络。豨莶草善疗风气麻痹，以其一味作汤剂，为治疗口眼㖞斜有效验方，故参用之。诸药合用，刚柔相济，发中有收，祛邪安正，复归平衡。方后加减诸法为余临证所习用，凡内热盛者，易于张风邪之势，故清解内热有助于疏解风邪；若内热不盛，用黄芩足矣，无须用石膏。白附子、胆南星功擅搜风痰，通经络，若风痰痹阻，口角黏涎不断，亟宜加用之。至于血热筋急加用生地、独活则取法于《千金方》，《千金方》“治中风面目相引，口偏着耳，牙车急，舌不得转”之候，用独活、生地黄汁、竹沥三味作煎剂，今取其二味养血祛风，得缓急兼济之意。

1994年6月17日，有留学生黄某，男，29岁。因面瘫前来求诊，据述近来忙于毕业论文答辩，夜以继日，劳神太过，五日前清晨睡醒后，忽然发现口眼㖞斜，口角流涎，目难闭合，遂进行针灸治疗，未见显效。平昔吸烟，咳吐黏痰，口苦，溲黄，舌质淡紫，苔腻罩黄，脉浮滑。痰热内蕴，风邪外袭，络脉失和，予牵正饮化裁。药用：荆芥穗8g，防风8g，白芷5g，生黄芩5g，白蒺藜12g，炙僵蚕10g，赤、白芍各10g，豨莶草12g，桑寄生12g，生甘草3g。每日1剂，连服五日，口眼㖞斜已愈十之七八矣，苔腻亦化，唯觉轻度头痛，此风阳未靖之候。乃予上方加生石决明20g（先煎），再进5剂，诸恙均已。

按：口僻的诱因多起于外风所袭，然亦有肝阳偏亢，阳化内风，血压偏高，忽患此疾者。足见人在气交之中，内外风往往相因为患，很难截然分开。此证案牍劳神，论文答辩情绪紧张，精神压力较大，加之吸烟者多痰，虽未必已阳化内风，但内蕴痰热，确切无疑；一受外界因素的刺激，伤及脉络，酿成口僻。先予外疏风邪，内清郁热，辅以僵蚕、蒺藜祛风化痰通络之剂，获效甚捷。观其轻度头痛，参用石决明之潜镇，平息风阳，以收全功。

二二

定振汤

生石膏、代赭石、灵磁石、生龙骨、生牡蛎、紫石英各15g（先煎），防风5g，菊花12g，桂枝3g，白芍12g，制白附子5g，陈胆南星6g，怀牛膝10g，豨莶草15g，生甘草3g。

此方适用于颤证，以肢体颤振、麻木及筋脉拘急、肌肉发僵为主症，往往头摇不能自主，心悸不宁，口干思饮，小便色黄，大便秘结，咳吐黏痰，舌苔薄腻或黄腻，脉弦滑。

风引则动，颤振乃风木动摇之象，前人多责之肝经之病变，今之帕金森病包含于其中。细析种种见症，肢颤、头摇多系阳升风动使然，而筋急、肌僵又似阳虚络痹之象，症情错杂，不言而喻。良由风火窜络，夹痰夹瘀，留着日久，络脉损伤，功能渐失，玄府闭塞，机窍不灵，心、脑、肾俱受影响，倘徒执肝经之病变，采用摧肝、抑肝、清肝诸法，终难期切当。方书分证论治，有的偏于平肝息风，有的偏于益肾培本，于症情之错杂，尚欠周密之考虑。此方旨在形神兼调，镇摄与温通兼施。镇者，平其亢厉；温者，益心肾之阳。在调节脏器平衡的同时，以通为用，运行经气，流通津液，振复萎废的络脉功能，冀有助于病情的好转以致康复。方用石膏、赭石、磁石重镇下行，平亢清脑；龙、牡、石英交恋阴阳，宁神益智；防风、桂枝作平肝反佐之用，并假其辛温以通络脉；白附子既能通脉，又能息风，兼具镇静与兴奋之用，唯其性温燥，此证筋脉躁急，与凉润诸品同用方能无弊；胆南星专祛络中之风痰；菊花善清头目；豨莶平肝和络；牛膝养肝镇肝；白芍、甘草养营缓急。综观全方，清镇十居六七，温通十居三四，用药看似庞杂无序，其实吻合病机，因症情错杂，非如此不足以与之周旋也。

二三

益肾健脑汤

大熟地 15g，生山药 15g，山萸肉 10g，巴戟天 10g，石斛 12g，潼、白蒺藜各 10g，陈胆南星 5g，广地龙 10g，豨莶草 12g，炙地鳖虫 6g，十大功劳叶 15g。

此方适用于颤证日久，头晕，耳鸣，健忘，呆滞，手抖不能持物，脚弱不耐行走，失眠多梦，精神倦怠，舌上苔少，脉细或细涩。

定振汤的适应证，往往既有阳亢化风的一面，又有心肾阳虚的一面，可谓阴阳各造其偏。此方之适应证则系肾虚脑弱。脑为髓海，肝主筋脉，肾督虚衰，髓海不足，脑络瘀滞，神机不用，健忘、呆滞因兹而起；肝血不足，筋脉失荣，虚风内动，振掉不已，颤振、麻木诸恙丛生。此类病证多见于老年人，或颤证经久未能缓解者，精血衰败是其主因。治疗此证，在调治脑弱的同时，要注意参用化瘀通络之品。以瘀血在下，可令人发狂；瘀血在上，尝令人健忘。且欲引肾督精气上奉以养脑，亦非通络不可。至于恢复受损的络脉功能，补中兼通方能有济。方用熟地、山药、萸肉益肾填精；巴戟、石斛、沙苑子壮奇脉，健筋骨，益下肢；豨莶、潼蒺藜、地龙祛风通络；地鳖虫化瘀血，续筋脉；胆南星祛经络间之风痰；十大功劳叶一味，张璐称其“允为活血散瘀坚强筋骨之专药，又为填补髓脏、固敛精血之要品”，此则取其补五脏虚损，养营和络。全方以益肾健脑为主，化瘀通络辅之。盖不补其虚则生化无源，不启其窍则神机不用，不通其络则麻痹难复，不息其风则颤振不止，故当形神兼调、虚实兼到。

2006 年 5 月，余在北京治王某，男，75 岁，因患帕金森病前来就诊。据述近三四年来，先是两手轻度颤抖，并逐步加重，就餐用筷子时尤为明显；写字则笔画不直，字形由大而渐小；继之两下肢发麻，行走乏力，肌肉也渐瘦削，两足欠温；平时吸烟，咳吐黏痰，头晕神疲，口干；纳谷如常，二便尚调；舌质衬紫，苔薄，脉细涩。高年精血不足，筋骨失养，风痰阻窍，络脉失和。治当益精血、宁机窍。径予益肾健脑汤，嘱其常服之。患者守方连服半年余，下肢轻健，行走如常；两手颤抖几近消失。按：治疗此类病证往往难期速效，医者需见得真，病家应持之以恒，所谓王道无近功，多服自有益。

二四

七子丸

枸杞子 80g，菟丝子 80g，五味子 20g，覆盆子 40g，车前子 20g，白蒺藜（炒，去刺）60g，炒白芥子 40g。上药共研细末，炼蜜为丸，如梧子大，每日早晚各服 12g，空心淡盐汤送下。亦可作汤剂，用量视症情而定。

此方适用于肾精亏虚之头晕耳鸣、腰膝酸软、早泄、阳痿。

七子丸由五子衍宗丸加味而成。五子衍宗丸出自明张时彻《摄生众妙方》，张氏云“男服此药，添精补髓，疏利肾气，不问下焦虚实寒热，服之自能平秘，旧称古今第一种子方”。五子甘润多脂，强阴益精，无刚愎之弊，无燥烈之嫌，中和平正，不失偏颇。俾精充阳和，肾复作强之职。方之灵动端在车前子一味，以其既能益精，又能清利水道，邪热不致留着，阴液不复受损。其与菟丝子同用，乃驻景丸之配伍方法，功擅益肾清肝，填精明目；与覆盆、五味同用，通以济涩，以利肾之开阖。加入白蒺藜、白芥子称为七子。用白蒺藜取法《慎斋遗书》，因肾虚者易见肝郁，肝郁与阳痿往往互为因果，肝脉络阴器，若郁而不达，精气难以灌注，阳痿不起，蒺藜能通阳达郁，疏泄肝气，正为相宜。周慎斋云“阳痿，少年贫贱人犯之，多属于郁，宜逍遥散以通之，再用白蒺藜炒去刺成末，水法丸服，以其通阳也”，斯论堪称妙悟。芥为寻常菜蔬，子乃生气所钟，芥子虽为利气豁痰之品，亦能除寒暖中，疏利中寓益元之意，是以韩悉三子养亲汤用之，假其化痰湿、宣痹闭、畅经脉，兴奋冲动，以振其痿也。

有某男，38 岁，加纳人，患早泄四年，继之阳痿不起，情怀抑郁，两胁撑胀，易于急躁，口苦溲黄，大便偏干，舌尖、边红，苔薄黄，脉弦劲。观其体型魁梧，讲话声音洪亮，绝无羸弱之态，断为阴虚阳亢，肝郁不达所致。先予坚阴制亢，疏泄厥阴。药用：炒黄柏 10g，全当归 10g，赤、白芍各 10g，川芎 5g，炒川楝 10g，防风 5g，制香附 10g，怀牛膝 10g，车前子 10g，生甘草 3g。每日 1 剂，连服两周，舌红转淡，溲黄渐减，但阳痿依然。知其亢阳虽制，阴液未充，仍用原方出入，参入七子丸意。药用：炒黄柏 6g，生白芍 12g，枸杞子 12g，女贞子 12g，五味子 5g，白蒺藜 12g，车前子 10g，怀牛膝 10g，生甘草 3g。照方连服两周，已能举阳，但不坚，且不持久。又予上方加菟丝子 12g，连服一月，阳痿基本治愈。

按：临证所见，阳痿确以肾精亏虚、肾阳不足者居多。患者正值盛年，体型壮实，所以阳痿不举者，缘阴虚阳亢、火郁不宣使然。初诊重用黄柏坚阴制亢，川楝、芍药疏肝柔肝，防风作反佐，发散郁火。俟其亢阳稍制，参用七子丸意以益阴液，补中兼通。俾阴平阳秘，肾复作强之职，获取效机。

肆

病证篇

病证篇是笔者就多年来的部分临床经验进行的回顾与总结，以期与上列经方、古方、经验方诸篇互证互发，不尚空谈，不求完备，只求实用。

《本经》云“凡欲治病，先察其源，先候病机”，是以本篇先列《病机微义》以作阐发，虽然今人对病机的意义不乏论述，条列的病机亦林林总总，蔚为大观。无奈疾病消长、进退之机至隐至微，且在不断的变化中，故不易掌握，奥旨难窥。笔者试从发于机先、不失机宜、待机三个方面加以归纳，列举前贤的经验与个人的临床实践对此加以论证，俾明当机立断或待机而作、从权达变之理，以冀运用自如。

人们对病证的认识永无止境，探索未有穷期。花粉症在英国是常见病，现代医学对其尚缺乏理想的疗法，运用中药治疗此病也不过是近几十年的事，甚少有系统的论述，经验尚未成熟。究其外因已明，至于内因，中医的认识尚不清晰似明未明。笔者多年来留心于此，通过反复的临床观察与体验，认为花粉症隶属于温病范畴，花粉之异味属于不正之气（或曰花粉之毒），随风传播与扩散，多乘风热或兼夹湿热、燥热以伤人。但发病与否取决于自身的适应性。并从英国的地理环境、气候条件及英国人的生活习惯等因素考虑，从“肝胆为发温之源”“阳明为成温之薮”进行推勘，指出此病有新感、有伏邪，更多的是新感引动伏邪。据此列举常用方药以供参酌。一己之见，有待不断深化，不断修正，不断提高。

回顾六十多年的医学生涯，余目睹一些病证，无论是病因还是治法，现代与过去已大异其趣了。现将这些如实录出，或可给人以启迪。例如油风（斑秃），一般多从血虚、血热、血瘀论治，笔者早年遵而行之，疗效差强人意。后来从仲景方获得启示，在“风”字上着力，疗效有所提高。而油风的病因在现代已不同于过去，因饮食不当、情怀失调、药物副作用及化学制剂伤害者比比皆是。见病知源，寻源而治，方药焉能不变？发乃血之余，真正需要益肾填精、养血祛风者已不多见，更多的是因实致虚，需要以消为补，以行为益，以通为用，有的还要解毒生发，方能吻合病机。学术当与时俱进，不能墨守成规，观此可见一斑。

病证千变万化，但亦有规律可循，只要掌握了辨证的要点，施治就能中的。咳嗽一证，笔者特拈出闻诊以醒目。譬如咳嗽音嗄乃至失音，多系忽感暴寒或误用凉遏之品所致，宜辛以通之，温以散之，倘寒渐化热，又当参用辛凉之品；若咳声不扬，多系邪束肺卫，治当宣肺利窍。其他诸如咳声重浊，痰白质稠，乃湿痰滞膈，肺胃不和；咳嗽声嘶，入夜尤甚，乃火逆痰升；每咳则连声不断，非数十声不已者，非风即痰；咳声低怯，神疲纳减，为肺脾两伤；等等。立法迥异，用药各殊。再如喉痹（扁桃体炎），乃毒邪聚于咽喉，结而不散，作肿、痹之义。为明证治要点，笔者特拈出“结毒”二字以综括之，分风热（火）结毒、时行结毒、痰热结毒、虚火结毒加以论述，结者散之之法，几乎贯穿了治疗的全过程。倘见热投凉则冰伏其邪，一味苦寒则徒伤中气，均非所宜。或可纠今人妄用清凉苦寒之失。

善学古人者得其意而消息之，倘望文生义，拘泥不化，诚恐窒塞自己的灵性，失去创造力。譬如脾胃病的证治，李东垣注重运脾阳，叶天士倡言养胃阴，各具要义。然而运脾阳与养胃阴绝不能孤立地看待，脾胃相连，既可分又不可分。仅就养胃阴一法而言之，甘凉濡润固有其证，倘胃阴伤兼见胃阳不宣者，宜养胃阴兼宣胃阳；倘胃阴伤兼见脾阳不运者，宜健脾养胃方能奏功。明乎升降相因、阴阳互根之理，则治脾治胃温燥凉润，一以贯之。治学需要的是会通精神，方不为藩篱所限，而臻左右逢源之境。

○一

“病机”微义

病机，今人将其定义为疾病发生、发展、变化的机理，已经归纳出六气、六经、经络、脏腑、气血、精神、津液、痰饮、温病卫气营血与三焦的病机，条分缕析，蔚为大观，俨然成为一门病机学。它能够指导临床，但又不尽然，何以故？因为无论是正气之盛衰、病变之虚实、寒热之区分，虽然可以界定，但其间消长、进退之机至隐至微，且在不断的变化中，非书本所能涵盖，是需要医者临证加以审察的。而病至危重阶段，生死存亡之机，形同电光石火，稍纵即逝，尤赖医者审时度势、当机立断。欲洞察病机，非精研覃思难窥奥旨，更有非语言所能尽述者，只能默识于心，真可谓“书不尽言，言不尽意”。然而这正是治病最关键之处，故不得不言，姑试言之。

机，《易经》称为“几”（通“机”）。《易·系辞下》言“知几其神乎”。能从细微处预测事物发展的趋势，见小而知大，见微而知著，实具有高度的智慧。是以《内经》告诫医者当“谨守病机”。笔者认为，倘能发于机先当是谨守病机最上乘之义。

张仲景、叶天士都能洞烛机先，此为常人所难及。试看《伤寒论》“少阴病，始得之，反发热，脉沉者”，用麻黄附子细辛汤治之。既然有“发热”之表证存在，用发汗解表法可矣，为什么要及早用附子，因为“脉沉”，里阳虚衰之象之现，深恐用汗法而致亡阳，故发于机先，及早温经固肾。今之流行性感冒，与昔之伤寒虽不可同日而语，而仲景治表不忘护里的思想依然深具启迪。观乎某些流感患者，特别是老人、虚人，有上呼吸道感染未罢，转而心衰以致不救者，每逢冬至前后，交节病变，易生不测。按诸常理，发汗退热、清热解毒似属不错，但邪热鸱张之际，已隐伏正虚之机，平昔心力不健者尤当小心。如何把握虚实转化之机，洞察微芒之变，考验医者的功力。“务在先安未受邪之地”（《温热论》），叶氏此语可谓度人之金针。倘能心知其意，遵而行之，庶可防微杜渐，防患于未然。

再谈湿热病，其间化热、化燥、伤阴、伤阳，传变无定，不识其机，施治难切肯綮。叶天士《温热论》载“吾吴湿邪害人最广，如面色白者，须要顾其阳气……面色苍者，须要顾其津液”。当清凉到十之六七时，前者不可过于寒凉，恐成功反弃，以“湿热一去，阳亦衰微也”。后者纵然热减身凉，不可妄投补剂，“恐炉烟虽熄，灰中有火也”。湿热病因患者体质之不同，有易于湿胜伤阳和易于化热伤阴之异，叶氏从面色的“白”与“苍”就得其机要了。

风起于青蘋之末，任何病证的发生必有端倪可察，只不过在于医者能否发现并重视罢了。笔者曾见一八旬老翁，自称身体颇健，每日劳作，并无明显疾患，适因舟车劳顿，两足轻度浮肿，并未介意，老翁亦未作相应的治疗。讵料时隔半载，此翁因心脏病发作而亡于心衰。闻讯顿悟，足肿一症已提示心力不足之机，倘能及早施治，或可延年，于今其机失矣。

一般说来，疾病的发展有一个由浅入深的渐进过程。例如痹证，风寒湿邪外袭、内侵，常由筋骨内传脏腑，当出现“脉不通，烦则心下鼓，暴上气而喘”之心痹时，则为病情深重，然而心脉之痹闭不通绝非倏然而至，多始于风湿留着、心脉不畅之时。当痹证出现胸闷气短、心悸不宁，特别是脉细数或软弱、偶有间歇时，须先安其未受邪之地，及早参用通脉宁心之品，如桂枝伍白芍，独活伍生地，甚至附子伍生地，余如淫羊藿伍玉竹等，迭相为用，随证化裁。不仅能和营卫而调心律，且在扶正中寓祛邪之功，对改善痹痛亦有助益。

谨守病机的另一义是不失机宜。《易·系辞下》言“君子见几而作，不俟终日”。其机已见，岂能因循蹉跎！明代医家韩懋云：“病有气机，医每失之，造化不容有凿也。”其所说的“气机”，与《内经》“审察病机，无失气宜”之“气宜”同义。临证不能取得预期的疗效，常因坐失良机所致，这确实发人深思，令人猛醒。

怎样才能得时机之所宜？仍可从《伤寒论》寻其端绪，仲景所云之“急下之”“急温之”之“急”，示人用下法、温法良机间不容发，否则生变；而“但见一症便是，不必悉具”，更是把握时机之良策，仲景此言虽针对柴胡证而言，实具有普遍的指导意义。

一般而言，医者临证通过望、闻、问、切了解各种症状，加以综合，然后分析病机，归纳证候，处方用药。“但见一症便是，不必悉具”，似乎失之片面，其实是教人从思维的定式中解脱出来，提升一步，从“一症”看到辨证的关键与着眼点，乃至病变之真相。就此下手往往事半功倍，所以“一症”与“整体”乃是辩证的统一。这犹如庖丁解牛一样，当初解牛之时，“所见无非牛者，三年之后，未尝见全牛也”（《庄子·养生主》），而后神乎其技，批郤导窾，游刃有余。医技高下、精粗之分，亦在于此。

三十余年前，北京一七旬老妇患便秘，尝需用开塞露导之大便始行，腹中胀满，深以为苦。一医者治之，用行气消胀、润肠通便之法，方用枳壳 30g、厚朴 25g、全瓜蒌 60g、莱菔子 15g 等，连服一周余，不见疗效。邀余诊之，斯时患者大便不通，腹胀如鼓，精神萎靡，食欲不振，查其舌苔白腻满布，诊其脉濡而缓，恍悟此乃湿浊阻遏之证，清气不升，浊气不降，气化不行，因以致之，遂取宣清导浊汤意。药用：晚蚕沙 15g（布包），大皂角 10g（打），升麻 5g，青、陈皮各 5g，生甘草 3g。一服矢气频转，大便即通，腹胀随之减轻，连服一周而愈。

按：此证舌苔白腻满布，一派湿浊阻遏之象，由此勘破病机。盖湿浊中阻则气机窒塞，于是肠道失运；津失流行则肠燥，于是便秘不通。前医见胀治胀而胀反甚，润下通便而便未行，以未审病机之故。观其苔色白而未黄，湿浊尚未化热，运用晚蚕沙温运化湿、泄浊升清；大皂角温通散结、辛润通肠正是其时。用升麻取欲降先升之意，用青、陈皮意在斡旋中焦、调畅气机，用甘草和之、缓之。果然获效。前医用重剂未切肯綮，徒伤正气；此则轻清灵动，温以行之，辛以润之，拨动气机，其结自解。

葛根一味，甚少被用于哮喘，苟得其机亦可用之。余曾治一英国女孩，15 岁，始则感冒发热，一周后突发哮喘，喉中有水鸡声，加之悬雍垂肿大，喘憋殊甚，夜间尤为恐惧，深恐窒息，曾用沙丁胺醇未效。余用射干、麻黄、生石膏、杏仁、苏叶、炙紫菀、桑白皮、五味子、生甘草为方，服后喘逆遂平。后未及一月，哮喘复作，咽际痉挛，上气喘急，有汗，伴见大便溏泄，日两行，其味臭秽，舌边红，苔薄而干，脉浮滑且数。分析病机，胸膈郁热，上逆为喘，下迫大肠为泄下，予麻杏石甘汤参入葛根芩连汤意。药用：生麻黄、光杏仁、生石膏、粉葛根、生黄芩、桑白皮、陈皮、生甘草。每日1剂，4剂。药后哮喘即平，腹泻亦已。四日后复诊，又予原方7剂，病即告痊。时隔年余后随访，得知哮喘未再发作。

按：此证乃过敏性哮喘，先后两度发作，症状不一，病机各殊，用药同中有异。患者始因感冒，胸膈郁热未彻，复因某种过敏原触发，哮喘发作，加之悬雍垂肿大，喉间痹闭，窒息殊甚，急予麻杏石甘汤开肺闭，泄肺热，伍入苏叶芳香辟秽，理气和营，改善肺循环，为麻、杏开肺之助，配合射干、桑皮、紫菀、五味子泄之、开之、敛之，利其开阖，哮喘平矣。后再度发作，除上气喘逆外，又见大便溏泄，其味臭秽，乃胸膈郁热上逆、下迫使然，用葛根芩连汤之机见矣。此方出自《伤寒论》，为"太阳病桂枝证，医反下之，利遂不止……喘而汗出者"设。今取方中葛、芩二味，不仅能解肌清肠，还能协同麻杏石甘汤泄热平喘，立方用意在此。

关键"一症"往往能触发医者因证用药的悟机。譬如外感发热，可见于多种证候，但伴见呕吐尝可用小柴胡汤，以呕而发热，为少阳枢机不利、胆逆犯胃之象。调经种子的名方温经汤，其应用之着眼点，仲景独标出"唇口干燥"以示人。其间有何玄机？清人尤在泾云"血内瘀者不外荣也"，不错，温经汤证确系血虚夹瘀之候，但据余临床观察，"唇口干燥"乃宫寒之确据。因为宫寒逼迫无根之火上浮，火灼津伤，故口干唇燥，足见此症以虚寒为本，燥热为标。方中用吴萸、桂枝温经，麦冬清上润燥，正是恰到好处。凡病治得其机，其解如汤沃雪。一中年男子感冒初起，周身违和，微恶寒，无汗，头痛，咽痛，两侧扁桃体轻度肿大，舌苔薄白，脉浮紧。余用荆芥、防风、炒牛蒡子、薄荷、豆豉、桔梗、葱白、甘草为方，一服得汗，诸恙尽释。盖此证风寒将欲化热。不用大温，恐其助热；不用清凉，恐其遏邪。正宜微辛微温之剂也。

在某种特定情况下，虽有其证，但因证发药之"机"尚未见，或因病症缠绵，一时难以准确预测其演变的动向，需要医者冷静观察，巧于周旋，以待正胜邪却之机。宋人许叔微治一伤寒患者，麻黄汤证已见，但脉浮数而无力，尺以下迟而弱，知其营血虚衰，未可发汗，用建中汤加当归、黄芪，至五日，尺部方应，遂投麻黄汤二服，得汗而解。许氏以为医者临证当察表里虚实，“待其时日”，若不循次第，必难中的。其所说的“待其时日”，即是“待机”，不妨将此法称为“待机疗法”。

上海张氏治疗伤寒热病饮誉医坛三百余年，其传人已故名医张镜人介绍运用《肘后方》黑膏的经验：当邪热已入营分或血分，劫灼真阴，神昏谵语，肝风煽动，脉洪数或弦数，舌苔黄、灰而糙腻，边尖露红，或焦黄，以及焦黑糙裂，质绛时，取生地与豆豉同捣，配合天竺黄、胆南星等，服药二三日，糙腻焦燥的舌苔像壳样脱去，转成光绛，热衰神清，正胜邪却，诸症向安。张氏形容糙腻或焦燥的舌苔脱去的情况为“铲饭滞”，谓“‘铲饭滞’要真功夫，时间未到不能铲，铲得不好会铲破锅底，铲得恰当则邪湿痰热余蕴得以清撤，化源重获滋生”，这真是“迟早先后间确有其不可移易者”（《近代中医流派经验选集》）。不待其机，良方奚为？湿温证湿热交蒸，难期速愈，观乎前人治验，权衡阴阳之盛衰，湿热之多寡，病证之兼夹，斟酌辛开、苦泄、芳化、淡渗诸味之用量，随病势而进退，俟其化燥而略参甘凉，见其腑实聊佐通下，可谓煞费苦心。余年轻时见到此类用法，尝疑其轻描淡写，颇有不着边际之嫌。然假以时日，见到疗效可期，始觉此类病证欲求速效而不能，医者当因势利导，俟正气来复之机，虽不能直接抑菌消炎，但对培育自身的抗病能力以愈疾，仍具有积极的意义，非孟浪行事、见热投凉者可比。医者既知当机立断，亦知待机而作，从权达变，其庶几矣。

从《内经》所列病机十九条，到后人厘定的各种病机，都不过示人以规矩准绳而已。无规矩不能成方圆，囿于规矩亦不能成方圆。不拘泥，不偏执，不为藩篱所限，“操纵于规矩之中，神明于规矩之外”（《古今医案按·自叙》）。“得其环中，以应无穷”，才能获得思想的自由，也才能生发出不尽的创造力。故谨守病机并非执而不化，圆机活法才是医者的妙境。

假如我们了悟了正邪转化之机，临证就会从“有”到“无”反复推勘，既看到有形的邪气，也看到无形的正气，既知有形从无形而来，也知有形可化为无形。“钟生气于病中，化病气为生气”（邹润安语），医之所为，以此为极致。

假如我们了悟了虚实转化之机，临证就会谨察实中之虚、虚中之实。其虚，或因实而来，仲景用大黄䗪虫丸治五劳虚极，泻实即是补虚；其实，或因虚而至，古人治癥瘕结聚，有养正则积自除之法，补虚即是泻实。

假如我们了悟了寒热转化之机，临证就会打破寒温的界限，也不会辛温、辛凉泾渭攸分。这不是混淆了寒热的属性，而是看清了其间的转化。六气本是一气之消息，寒热温凉病证兼夹。流感等热性病初起，用辛温、辛凉复法，可以提高疗效，只不过视寒化、热化的程度，确定温、凉药物孰轻孰重而已。

病无定体，机当随宜。机者，消长、进退之关键，升降、开阖之枢纽。于此着力，确实如王冰所云“动小而功大，用浅而功深也”。

○二

流行性感冒

流感（流行性感冒）旧称时行感冒，属中医外感热病范畴。其病因，中医责之于六淫，西医责之于病毒，其实病毒亦为六淫所化，故二者无本质之别。中医治外感热病提出解毒之概念，当不晚于宋代，例如《小儿药证直诀》之败毒散（柴胡、前胡、川芎、枳壳、羌活、独活、茯苓、桔梗、人参、甘草、生姜、薄荷）主要通过发汗解肌的方法达到退热解毒的目的，与一见流感便不加分析地采用板蓝根、连翘、银花之类抗病毒药截然不同。盖流感早期，邪气留连卫表，一味清热解毒，不仅阻遏邪热外达之机，也违反机体抗病之本能，殊不足取。

治疗流感以辛温、辛凉解表为大纲，但寒、热是病证之两端，移寒化热是病证之常态，故风寒、风热很难截然分开，以寒热夹杂、寒中包火、热中伏寒为多见。病证的特点有明显的区域性。俞根初为浙江绍兴人，其所著《通俗伤寒论》将苏羌达表汤（苏叶、羌活、防风、白芷、杏仁、橘红、茯苓皮、生姜）列为解表第一方，着眼芳香疏解，佐以淡渗利湿之品，以该地湿郁证多故也。我的家乡在长江之滨，四季分明，湿邪偏胜，冬令寒冷，室内无暖气设备，俞氏的方药依然适用。后来我调到北京工作，北京的气候偏于干燥，冬天虽然严寒，但室内有取暖设备，温暖如春，室内外温差很大，是以寒包火的证候颇多，有早期即用辛温解表剂加石膏者，往往退热甚速。与江浙一带湿邪缠绵、不易速解之候迥然有别。

英国气候偏于温和，经常下雨，夹湿者多。流感初起，寒热头痛，周身酸楚，无汗或少许，咽红，微咳，胸闷食少，舌尖红或有朱砂点，苔薄腻。亟当疏风解表，宣肺达邪。余尝以荆芥、防风、炒牛蒡子、薄荷（后下）、连翘、忍冬藤、白芷、桔梗、枳壳、甘草为基本方，随证化裁。若要增强表透作用，可伍入葱豉汤；若里热已起，症兼口苦、尿黄，可酌加山栀。

荆芥之性轻扬，其味芳香，直达颠顶，祛风，发汗，利咽，散瘀，为治产后中风之要药。古方华佗愈风散、举卿古拜散所用者，荆芥一味而已。荆芥的药力在穗不在茎，茎（荆芥咀）力薄，故用荆芥穗为宜。防风祛风胜湿，解痉镇痛，泄肺抑肝。因其能泄肺，故对风壅肺闭引起之喷嚏连连、咽痒呛咳有效。荆、防同用，开玄府之闭，达邪外出。牛蒡子、薄荷二味，取法于叶天士治温热病，"初用辛凉轻剂，挟风加入薄荷、牛蒡之属"，以"透风于热外"（《温热论》）。薄荷香窜利窍，发表之力不弱；牛蒡子主要适用于咽痒、咽红、咽肿之候，且有滑痰作用。经验所及，牛蒡子伍防风，为咽痒咳嗽而设；牛蒡子伍僵蚕，适用于咽痛痰多之候。牛蒡子必须炒后用，生用其性不发。连翘、忍冬藤轻解肺卫之热。忍冬花、茎、叶功用相似，一味忍冬藤，古人用以防治瘟疫，这里取用，以其化无形之邪热而无苦寒凉遏之弊。白芷一味，《卫生宝鉴》神白散（白芷、豆豉、生姜、葱白、甘草）用之，意在增强荆、防的发表作用，且对鼻塞不利、鼻流清水或浊涕者，可收通窍泄浊之效。桔梗、枳壳同用名枳桔汤，二味一升一降，专理胸膈气滞。流感肺气不宣，每见胸膈满闷不适，若不宣畅肺气，则邪不易达。甘草调和诸药。

豆豉功善发表透邪，并能发越胃中陈腐之气，流感中夹湿浊，舌苔偏腻者尤宜用之。加入善于发汗之葱白，可增强基本方之表透作用。山栀凉而能散，又能导热从小便而出，故兼见口苦、尿黄者则加用之。若表证已罢，去荆、防、白芷即可。

上述选药组方，不再在温、凉间划一鸿沟，堪称辛温、辛凉变法，与当代已故名医冉雪峰阐释治疗外感热病某些方剂寒温并用以达“中和平解”之义不谋而合。“中和平解”在理论上是一个创见。今人生活水平大为提高，乳酪、酒浆、荤腥、炙煿为日常之需，脏腑蕴热者多，一患流感化热颇速，真正要用辛温解表者已不多见。然当谨察寒热之多寡，权衡辛温与寒凉之孰轻孰重，方尽“中和平解”之妙。

老年人患流感，须加小心，要特别注意保护心力。一般说来，心阴虚者加玉竹；心气虚者加人参（或用党参），气虚而痰壅者不妨与莱菔子同用；心律不齐用桂枝、白芍，兼有郁热，加黄芩以监桂枝温热之性；心阳虚衰，肺热壅盛，则温阳通脉与清肺泄热并用。须知保护心力即是保护机体的抗病能力，是防止邪陷致变的关键。

治疗流感，辨证精切，用药允当，方可收效。在北京时，我曾治一老者，盛夏从庐山消暑刚归，因贪凉饮冷，加之饮食不节，憎寒壮热，身痛无汗，腹泻如注，不思纳谷，舌苔厚腻，脉浮紧。此风寒夹滞，表里同病。乃用喻氏逆流挽舟法，予荆防败毒散加黄芩，一服寒热退净，腹泻亦瘥。

2010 年 10 月，治一梁姓女子，46 岁，由香港来英度假，因病来诊，自述恶寒发热已三日，周身酸痛，咳嗽胸闷、咽痛，查其舌尖有朱砂点，苔黄腻，诊其脉浮滑而数。此表邪未解、痰热内蕴之候。拟方疏表宣肺，化痰泄热。药用：荆芥穗 5g，防风 5g，炒牛蒡子 10g，薄荷 5g（后下），连翘 10g，板蓝根 15g，白芷 5g，桔梗 5g，炒枳壳 5g，莱菔子 10g，甘草 3g。每日 1 剂，连服 3 剂。诸症平平，依然周身酸痛，咳嗽频作，胸闷气逆，舌苔垢腻。细询病史，方知其一年前在香港曾患禽流感，使用大量抗生素与激素方才控制症状。因思邪热虽杀，伏留之余毒也许化而未尽。遂予原方加前胡、柴胡各 5g，前者下气涤痰，后者升疏宣达，二者同用，升降兼行，以化胸膈寒热邪气。连服 3 剂，寒热遂解，咳嗽渐平，苔腻渐化。遂予前胡、桔梗、杏仁、牛蒡子、薄荷、黄芩、鱼腥草、枳壳、郁金、枇杷叶、甘草为方，意在清肃肺气，廓清余邪，连服一周痊愈。

另有一种时行戾气，传染性强，危害性大。因其初起有高热、咳嗽等症状，状类流感，实非流感。如2003年的严重急性呼吸综合征（severe acute respiratory syndrome，SARS），乃瘟疫之候。犹忆当年该病流行期间，国内一些友人纷纷来电征求预防之策，余告之以小葱拌豆腐之食疗方。盖豆腐由大豆制成，大豆具解毒作用，磨成豆浆用石膏点卤，石膏善清肺、化痰热，故一味豆腐治肺热咳喘有效。小葱通阳宣肺，发表解毒。二味同用，宣肃兼行，清中兼透，化痰热于无形，且老少皆宜，具普适性。似较用黄芪配合芳香辟秽、苦寒解毒之品作预防之用为优。黄芪虽能提高机体免疫功能，但疫证本有郁热，运用黄芪，岂是所宜？更何况人之体质千差万别，阴虚火旺之体，更不堪用，识者鉴之。

〇三

咳 嗽

咳嗽有新咳、久咳之分，外感、内伤之别。约言之，新咳以宣肺达邪为主，肃肺宁嗽佐之；久咳以清肃肺气为主，略参宣肺之品。一味宣达，常有耗伤肺气之嫌；妄施镇咳，每有兜涩留邪之弊，均非所宜。肺司开阖，宣肺与肃肺，无非顺其开阖之机而已。若论宣肃兼施，则张仲景之干姜配五味子，后人之紫菀配百部，罂粟壳配莱菔子，均是范例。

外感咳嗽，大别之有风寒、风热之异。风寒咳嗽，余常用杏苏散（苏叶、前胡、桔梗、杏仁、陈皮、半夏、茯苓、枳壳、甘草、生姜、大枣）加白前、紫菀治之，意在疏风散寒，宣肺化痰。风热咳嗽，则以桑菊饮（桑叶、菊花、杏仁、连翘、桔梗、薄荷、甘草、芦根）加郁金、枇杷叶治之，意在疏风泄热、清肺宁嗽。采用郁金、枇杷叶，取法于《温病条辨》宣痹汤（枇杷叶、郁金、豆豉、射干、通草），以二味同用，大能宣通肺气之痹阻也。且芳香之郁金能流气化痰，清芬之枇杷叶不仅能降逆和中，抑且与桑叶同用，二药为通络宁嗽之绝妙药对。近人陆士谔谓“桑叶为肺家之肝药，枇杷叶为肝家之肺药，二味同用，大能清肝肺之热，降气通络止嗽”，斯论极有见地。风热咳嗽，若用上方乏效，当细辨其兼夹症。譬如纵然有一派风热见症，而痰色白质稀，乃热中伏寒，不妨在方中加入麻黄茸以透达之，往往收效甚捷。麻黄茸宜用小量（1.5g 左右），治上焦非轻不举，用量偏大，反而药过病所。

治疗咳嗽，须四诊合参，而闻诊尤不可忽。倘咳嗽音嗄，乃至失音，多系忽感暴寒，或误用凉遏，以致肺气郁闭，会厌不利，初起宜选用麻黄、桂枝、细辛之属辛以通之，温以散之，配合芍药、五味子以收逆气，以利开阖；倘寒渐化热，或寒中伏热，仍宜用少量麻黄、细辛，配合蝉蜕、荆芥、连翘、牛蒡子、桔梗、诃子、木蝴蝶、甘草之属。轻清宣达，润喉开音。咳声不扬，鼻塞流涕，多系寒束肺卫，用荆芥、防风、前胡、薄荷、苍耳子、桔梗、葱白之属宣肺利窍；咳声重浊，痰白质稠，乃湿痰滞膈，肺胃不和，用二陈汤加苏子、杏仁化痰和中，兼见苔腻食减，再加厚朴、郁金宣之化之；咳嗽声嘶，入夜尤甚，甚至不能平卧，乃火逆痰升，急用桑皮、黄芩、海蛤壳、杏仁之属清肺泄火，火降则痰涎自消；干咳无痰或少痰，咽干口燥，肺热盛者，用《外台》枇杷叶饮子（枇杷叶、白茅根），阴伤复入沙参、麦冬、玉竹之属滋阴润燥；咳则连声不断，非数十声不已，喉际痉挛者，非风即痰，因风者祛风解痉，风寒用桂枝伍赤芍，风热用钩藤、僵蚕之属，因痰者用牛蒡子、大贝母等，均可酌加甘草、小麦以缓其急；咳声低怯，神疲纳减，或痰中带血，为肺脾两伤，用百合、炙冬花、山药、白扁豆之属润肺和脾，以滋化源。

咳嗽始则病气，继则病血，咳嗽胸痛，多为瘀热交阻，肺络不和之征，宜用《金匮》旋覆花汤（旋覆花、新绛、葱）为主方，随证加入桔梗、杏仁、丹参、柏子仁、橘络、橘皮、丝瓜络（红花水炒）、郁金等辛润通络之品，痰多者，白芥子、瓜蒌皮亦可用之。此证之肺热偏盛者，可选用清人曹仁伯之瘀热汤（旋覆花汤加枇杷叶、白茅根）。旋覆花下气散结，涤痰软坚，痰去则瘀行；新绛专入血分，能行能止，瘀去则痰化；青葱则有通阳散邪之功。三味合用，通络散结，行瘀镇痛，宜其为瘀热胸痛之主方也。所加诸药不难理解，其中柏子仁本为柔养心营之品，此则取其辛香入络，滋营缓痛之意，且柏子仁有滑痰作用，咳痰不爽者用之有所助益。白芥子除涤痰利气外，亦具通络止痛之功。瘀热汤由旋覆花汤与《外台》枇杷叶饮子组合而成，为曹氏平生得意之方，谓“治瘀热积胸痛最妙”。一般来说，清肺热，芦根、茅根功用仿佛，但均以鲜品为胜，若就干品言之，芦根干瘪若柴，煎后少汁，不如用茅根为佳。且茅根凉血清营，通络散瘀，用于瘀热阻络之候正是所宜。今之咳嗽经久不愈者，有源于使用西药吸入剂后，虽咳喘顿止，但止而复作，络脉不和，循环障碍，呈现肺热肺燥之象，以致呛咳连连，干咳或咳痰不易，余每选用白茅根，赖其清热散瘀，流通津液，润而不滞。

《内经》有“五脏六腑皆令人咳，非独肺也”之说，故知治咳不离乎肺，亦不当拘泥于肺。凡冲逆性咳嗽及痉咳均夹肝邪，譬如咳嗽伴见冲气上干，往往咳而兼喘，胸胁不适，是谓肝肺交病。治当抑肝安肺，平降冲逆。王旭高《西溪书屋夜话录》谓“肝气上冲于肺，猝得胁痛，暴上气而喘，宜抑肝。如吴萸汁炒桑皮、苏梗、杏仁、橘红之属”。余尝借用此法，唯将橘红易为青皮，以青皮专理胸胁气滞，并可抑肝故也。随证加入白蒺藜、郁金、半夏、茯苓等和降阳明、泄肺疏肝之品，可以收效。方中所用之桑皮，不必用吴萸炒，径取二味入煎即可。吴萸不仅能下气抑肝，温中制酸，且能化冷痰，消宿酒。常见酒客咳嗽，泛吐酸涎，兼夹痰水，夏令过饮冰镇啤酒者尤可见之。在证治的方药中参用吴萸，制酸、消痰、镇咳，殊觉有验。

咳嗽缠绵不愈，酿成久咳，多因初感风寒，失于宣散，延久伏寒化热，但化而未净，遂致口燥咽痒，呛咳连声，甚至面红气急，偶招风邪则咳嗽尤甚。上焦不清，正虚邪恋，徒事润降，或一味宣散，难切病机。殊少灵动之方，尤乏对证之治，余受《小品方》“诏书发汗白薇散”（白薇、麻黄、杏仁、贝母）之启迪，制“久咳白薇汤”以应之，药用：炙麻黄 1.5g，白薇 10g，光杏仁 10g，川贝母 5g，炙紫菀 10g，青果 10g，木蝴蝶 5g，甘草 3g，炙枇杷叶 3 片。痰多，加瓜蒌皮 10g、橘红 5g；胸痛，加郁金 10g、丝瓜络 10g。随证化裁，斟酌损益。此方的要义是清肺中寓散邪之意，润降中有肃肺之功，取白薇之咸降苦泄，与小量麻黄相伍，以蠲寒热夹杂之邪，收清肺镇咳之效。若舌红咽干，麻黄可以薄荷代之。白薇咸苦，服后胃部不适者，放入锅中微炒后用之。

2002 年 4 月，余在北京治一闫姓女士，50 余岁，久咳一年余，迭治不痊，咽红肿胀，有痰而咳吐不出，音声不扬，舌尖红，苔薄黄，脉弦、小滑。久咳阴伤，化热蕴毒，拟方清肺润燥，解毒利咽，用久咳白薇汤化裁。药用：白薇 10g，薄荷 4g（后下），青果 10g，光杏仁 10g，南沙参 10g，麦冬 10g，马勃 5g，木蝴蝶 5g，生甘草 3g。每日 1 剂，连服一周，咳嗽痊愈。此方即以薄荷当麻黄，配合白薇，泄肺散风；沙参、麦冬养阴润肺；马勃、青果清肺宁嗽，解毒利咽，而马勃治毒热蕴肺之久咳尤有佳效。木蝴蝶功善润肺开音，且轻清拨动气机，以利津液之输布。久咳年余，药后霍然，良非幸致。

又曾治一李姓男子，32 岁，住伦敦，咳嗽已延七八载，几乎无日不咳，影响睡眠，胸闷气逆，痰少。询其病史，起因于感冒，未彻底治愈，遂缠绵至今。苔薄，脉弦，肺失宣肃，余邪未楚，拟方开阖兼施，通络宁嗽。药用：白薇 10g，炙麻黄 1.5g，光杏仁 10g，炙紫菀 10g，白前 5g，五味子 5g，桑叶 10g，广郁金 5g，生甘草 3g，炙枇杷叶 10g。每日 1 剂，服药一周，病愈十之七八，再服一周痊愈。此方用白薇配麻黄、桑叶配枇杷叶两个药对，又予紫菀、郁金理肺气之郁，白前降肺气之逆，五味敛肺气之散，获取效机。纵然咳嗽病证万端，掌握了宣肃并用之大法，就可以不变应万变。

○四

哮喘

哮喘是哮证与喘证的总称，古籍谓之咳逆上气。喘者张口抬肩，气逆奔迫。哮者喉间有哮鸣音，俗称齁喘。喘未必兼哮，而哮必兼喘。治疗哮喘，区别新病与宿疾，把握浅深层次，立法用药方能切中肯綮。

同为咳逆倚息不得卧，有的心下有水气，有的则是痰饮内停。心下有水气是痰饮之渐，与痰饮内停病变浅深不一，选方用药迥异。曩年我曾治一年轻妇女，宿患哮喘，顷又发作，咳喘气急，咳痰如水状，余处以小青龙汤。两日后不但症状未减，且喘逆加剧，端坐床上不能平卧，声如拽锯，室外可闻。舌质淡紫，苔白根腻，脉弦。详审病史，知其饮积已久，复因饮食不慎而触发。小青龙不中与也，改用葶苈大枣泻肺汤。予苦葶苈子 10g，大枣 5 枚（去核），急煎服之，1 剂而哮喘大定，可以下床行走。照方再服两剂，诸症若失，悉如常人。转予扶正化饮之方善后调理。此一病例，使我深受启迪，因思《伤寒论》小青龙汤证，仲景在“心下有水气”上冠以“伤寒表不解”，其为新病无疑。至于其汤能治杂病之哮喘，亦当无饮邪癖结之象。而此证饮积病深，小青龙力有未逮，非葶苈之苦不足以泄肺散结，下气蠲饮。此类证候，若以葶苈伍杏仁更妙。《外台》所载之许仁则大干枣三味丸（大枣、葶苈子、杏仁）即为此法开先，以葶苈伍杏仁乃祛上焦饮积之专药也。

风寒外束，胸中阳郁不伸，郁而化热，加之肺失清肃，津液不归正化，热酿痰生。若痰量不多，邪热易失凭依，见证尚浅；若痰多且黏，胶固难出，阻塞气道，则为患已深。病情之轻重由兹可判。前者可用七拗汤（麻黄、杏仁、石膏、半夏、芽茶、五味子、甘草，加生姜煎）出入，后者可用定喘汤（白果、麻黄、苏子、款冬花、杏仁、炙桑皮、黄芩、半夏、甘草）化裁。七拗汤由三拗汤加味而来，倘仅加石膏、芽茶为五虎汤。七拗汤用麻黄开肺气之闭，石膏清肺经之热，杏仁定喘消痰，芽茶具升发之气，味苦能降，故此方可升可降，能清膈利咽，化痰消食，并导热从小便而出，甘草和中缓急，为热喘之良方。再加半夏降逆化痰，五味敛肺气之散，生姜辛散外邪，热喘而痰量不多可资应用。若胶痰滞膈，热已化火，七拗汤不能胜任，非宣肺与泄降并用不可。定喘汤得力之处在于麻黄与白果同用（压掌散由麻黄、白果、甘草三味组成，为治疗哮喘痰嗽之效方），一开一阖，利肺气而祛痰浊，配合桑皮、黄芩泄肺火、祛热痰，苏子、半夏降逆气、祛湿痰，痰热不复上涌，则肺气自清，哮喘自平。

关于虚喘的治疗，前人注重补肾纳气。以余观之，莫若心肾兼调为宜。以心肺同居膈上，肺失治节则心脉不畅，肺病及心乃理之必然。特别是咳喘经年不愈，已成慢性过程，既可见痰热内蕴之象，又有心肾两虚之征，上气喘急，咳吐黏痰，胸闷胸痛，舌质衬紫，甚至唇舌紫绀，脉浮弦，或有间歇，亟当心肺同调，平降冲逆。余曾制麻蛤平喘汤以应之，药用：炙麻黄3g（先煎），海蛤壳30g，炙紫菀10g，光杏仁10g，当归15g，五味子5g，沉香5g（后下），生龙骨15g（先煎），生牡蛎30g（先煎），甘草3g。若心悸不宁，加紫石英15g。此方以麻、蛤、紫菀、杏仁开肺闭、化痰热；龙、牡、沉香平冲逆之气，制痰饮上逆；当归为血虚喘咳之要药，与龙、牡、五味、甘草相伍有养血宁心之功，且能改善心肺之循环状态，以利痰涎之排出。紫石英安心神、温下元。徐之才将其归于"湿剂"，有润泽之功。然石药多燥，故李时珍以为徐说"偏矣"。然就临床观察，应用紫石英后，患者排痰更畅，故其能润之说，未可厚非。要之，此方药取空灵，不用滋腻重浊之品，深恐此类药物配伍不当，窒阻气机，有碍气化。

哮喘因反复发作，不易根治，故前人有"宿根"之说。若病根不拔，一遇外来刺激，骤然发作。宿根乃久病成积之义，无非伏风、顽痰、瘀滞纠结。深伏肺系，极难搜剔。若就消积而言，如饮邪癖结取葶苈、杏仁，寒痰伏匿取川乌、吴萸，痰瘀交阻取五灵脂、桃仁、乌贼骨，痰热化毒取射干、山慈菇，坚结成癥取鳖甲、牡蛎，等等。须知斯时肺体已伤，上列诸药当与扶元固本之品配合应用，以收消积而不伤正之效。此类证候绝不能毕其功于一役也。

时过境迁，哮喘的病因与临床表现与往昔不尽相同，过敏成为发病的主因。由于自然环境、生活方式、情志、饮食及药源性等因素的影响，使症情错杂，治疗难度加大。特别是激素（包括含有激素成分的吸入剂）的使用，给辨治出了更大的难题。现实迫使我们必须探索新的思路：有的古方可用，有的古义可通，有的必须变革。

肺主气，朝百脉而司呼吸。花粉、化学品及动物毛羽、皮毛的异味，自口鼻而入，直犯清道，阻遏肺气，窒滞气机，痹阻营络，致使营卫运行失度，化热酿痰，壅遏上逆，咽际痉挛，哮喘作矣。患者往往喘咳憋闷，提示气机升降失常为病变之中心。长期使用吸入剂者甚至喘而无痰，或有痰咳吐不出，进而加重喘憋的症状。值得注意的是，体质因素是发病的重要条件，而环境与生活方式的改变，随着时间的推移，又潜移默化地影响了人的体质。

针对其发病特点，当以宣肺开窍、解痉缓急、调畅气机、逐邪外达为治疗的着眼点，以泄肺清热、化痰泄浊、和营通络辅之。宣肺解痉，用麻黄、桂枝、薄荷、防风为主，参用白蒺藜、威灵仙、赤芍等；胸闷气塞，用郁金、菖蒲之属；肺胀上气，宣肃用苏叶、苏梗伍桑皮，敛降用诃子伍厚朴；喘咳憋闷，用柴胡以疏达，或伍入前胡、桔梗、枳壳以利升降，或伍入黄芩兼清郁热；胸闷胸痛，当开络痹，用白蒺藜、广郁金、茜草根、桃仁、柏子仁之属；郁热伤阴，用南沙参、玉竹之清润；肺气失阖，用五味子之酸收。

曾治一英国男童，11 岁，无哮喘宿疾，但有湿疹过敏史。病起一日，头痛、高热，体温达 40℃，喘逆上气，喉间痰鸣，呼吸急迫，窒息难受，无汗，烦躁，苔薄而干，脉浮数。此风寒外束，肺气痹阻之候，亟当宣肺开闭以解挛急。予大青龙汤，取生麻黄 4g（先煎）、桂枝 5g、光杏仁 10g、生石膏 18g（先煎）、甘草 3g，作煎剂，一服而高热即退，哮喘遂平。按：《金匮要略·杂疗方》有用还魂汤（麻黄、杏仁、甘草，或加桂心）救卒死之记载。所谓卒死，无非感受异气，卒然口噤不开，奄忽气绝。今之过敏性哮喘，常引起呼吸困难，虽然见症有轻重之别，而其意可通。麻、桂依然为开关启闭之要药，而大青龙汤对喘逆高热证的治疗经得起临床之验证。薄荷、防风亦具开关启闭之功，唯药力逊于麻、桂，当视症情之轻重而择用。至于白蒺藜、威灵仙之祛风气，赤芍之行血滞，均有助于解痉舒挛。

又曾治一英女士，64 岁，患哮喘八年之久，长期使用吸入剂必可酮，始则有效，继则效减，但又不能停用。就诊时喘逆不平，胸部憋闷，常须做深呼吸，痰量不多，咳吐不易，舌苔薄腻，脉浮弦。此肺气郁闭已久，开阖不利之候。拟方宣肺泄热，开阖兼施。药用：柴胡 5g，薄荷 5g（后下），黄芩 5g，光杏仁 10g，炙紫菀 10g，威灵仙 10g，合欢皮 10g，广郁金 5g，五味子 5g，甘草 3g。每日 1 剂，服药一周，喘咳渐平，胸闷亦减，咳痰较易。乃予上方加前胡 5g，续进两周，喘逆已平，又予原方调理之。一年半后因感冒来诊，知其药后哮喘甚少发作，除偶然使用吸入剂外，一切如常。按：咳逆上气，多用降逆平喘之法，于今观之，尚不尽然。特别是喘逆憋闷，既无明显心力衰竭之象，又无胶痰滞膈之征，当调畅气机，常须升疏与泄降同用。盖非此不能疏散胸中之滞气，而复肺气宣发、肃降之职。柴胡利胸膈、解气郁、化痰浊，为治喘憋之要药，与黄芩、薄荷同用，还能清解胸膈之郁热；杏仁、紫菀宣畅肺气；合欢皮古人用治肺痈，以其有活血消痈、敛疮止痛之功，方中取其与郁金同用，收行气活血、宽胸利膈之效；威灵仙通行十二经，祛风邪，化痰水，此方用之，赖其行气散结，祛风解痉；五味子敛肺气之耗散，发中有收之意。二诊加入前胡，以其与柴胡同用，升降兼行，调气机而化痰浊也。

○五

喉痹结毒论

古籍所称之喉痹，包含今之扁桃体炎，其发病的机理我以为可用“结毒”二字综括之。所谓“结毒”，是指毒邪聚于咽喉，结而不散，作肿、痹闭之义，包括了风热（火）结毒、时行结毒、痰热结毒、虚火结毒等等，不一而足。

咽喉乃肺胃之门户，若肺胃素有蕴热，复受外邪，内外相合，邪热郁而不达，生痰化毒，喉痹作矣。一般说来，风热喉痹见症尚浅，图治较易。若风火夹痰上涌，往往来势汹汹，肿痹更甚，其深层的发病因素，与夹肝胆风火上犯有关。《素问·阴阳别论》言“一阴一阳结，谓之喉痹”。一阴，指手少阴心；一阳，指胆与三焦。其经脉并系于咽喉，若君相二火循经上炎，结于咽喉，则作肿痹。《内经》此说开后人悟机，一个“结”字相当形象。无论是经气结、邪热结、痰毒结，治皆当从“结者散之”。故通散、达郁、宣痹几乎贯穿了治疗的全过程。见热投凉则冰伏其邪，一味苦寒则徒伤中气，均未达散结解毒之义。常见扁桃体炎患者，在服用抗生素后，虽然身热已退，肿大的扁桃体色泽也由红转淡，但局部僵硬长久不消。就此证而言，中药与抗生素孰优孰劣不言自明。

风热结毒，以《局方》消毒犀角饮子（牛蒡子、荆芥、防风、甘草，其中牛蒡子用量六倍于荆芥、八倍于防风）、《博济方》犀角散（炒牛蒡子、荆芥、甘草）为要方，二方并无犀角，而以犀角名之，是誉其解毒之功不让犀角。牛蒡子、荆芥是二方之主药，义堪参究。牛蒡子通行十二经，味辛能通，味苦能降，疏风散结，化痰消肿，并有通便作用，为表中之里药，彻表彻里，排泄毒素，喉痹兼见大便不畅者用之尤宜。荆芥为疏风、利咽、散瘀之良药，朱丹溪尝用其治喉痹，有“咽痛必用荆芥”之说，与牛蒡子同用，助其达邪外出之力，益增散结消肿之功。倘热毒炽盛，可加用连翘、板蓝根等。连翘散风热、消疮疡，有散结作用；板蓝根清热解毒之功胜，与荆、防、牛蒡子同用，凉而能散，寒而不凝，无碍化解“结毒”之旨。所谓“时行结毒”，往往具有流行性的特点，发病迅速，传染性强，在上列方药中，宜参用玄参升麻汤（玄参、升麻、甘草）以治之，取升麻升清化浊，以泄火毒；玄参清温凉营，软坚消肿，收效方捷。

判断喉痹见症之轻重，往往不在于身热之高低，而在于痰涎之多少，若痰涌毒聚，则肿痹更甚。治疗痰热结毒，最妙者为土牛膝，每用鲜根 50g 许，入盐少许，捣烂取汁服，或入汤剂煎服，能宣痹散结，涤痰行瘀。其次为射干，射干能外敷痈毒，下气涤痰、消肿散结之力不弱。若就常用方论之，青龙白虎汤（生莱菔、橄榄）简捷有效。生莱菔祛风清热，润肺化痰，清利咽喉，生用取汁服亦妙；橄榄清肝胆之热，涤痰泄浊，利咽解毒。二味均为喉症之要药，勿以寻常易得而轻忽之。此外，还可借用王海藏治咽痛用桔梗汤加牛蒡子、竹茹之法，再加僵蚕、黛蛤散之属，可以应手。若热盛痰多，痰质稠黏，竹茹力有未逮，可改用鲜竹沥，配合姜汁数滴，以开痰散结。余曾亲验之，其效确实不凡。

所谓虚火结毒，乃喉痹失治、误治，经久不愈，其症由实转虚，咽干口渴，咽际色泽淡紫，肿大的扁桃体未消，咳吐黏痰。示阴液已伤，结毒未清，宜在养阴润燥、清肺利咽方中，参用少量通散达郁之品，方克有济。余常用南北沙参、麦冬、玉竹、僵蚕、马勃、川贝母、橄榄、桔梗、甘草之属，配合少许细辛（1.5g），每奏效机。盖假细辛为反佐，散凝滞、开郁结、通津液也。

○六

脾胃证治杂议

脾胃的生理特性及脾胃病的证治，前人所述甚多，其中李东垣、叶天士两家，一注重运脾阳，一倡言养胃阴，各有发明，辉映后先。叶氏谓“纳食主胃，运化主脾，脾宜升则健，胃宜降则和”“太阴湿土，得阳始运；阳明阳土，得阴自安。以脾喜刚燥，胃喜柔润也”。要言不烦，为后学所宗。然而叶氏所论乃大经大法，倘执而不化，滞而不通，犹未能圆融无碍地应用于临床。譬如治疗胃病，以通胃阳、养胃阴为两大要点，但亦有胃阴虚兼见胃阳不宣者；脾阳虚宜温之、运之、升之者固多，而脾阳虚兼见脾阴伤者亦不少。脾与胃虽可分治，但脾胃相连，是可分而又不可分，故有宜健脾养胃刚柔互用者。明乎升降相因、阴阳互根之理，治脾治胃，温燥凉润，一以贯之。

叶天士为养胃阴之宗师，其所用一派甘平、甘凉濡润以养胃者，究为何证？华岫云在《临证指南·脾胃》按语中指出，系“禀质木火之体，患燥热之症，或病后热伤肺胃津液”者。此二点令人玩味，前者系木火入胃烁津，更兼燥热为患，可谓两阳相合，焉得不用凉润之品？后者为热病后伤及肺胃津液，正宜用沙参、麦冬之属以复耗伤之津液。简而言之，此类病证为阴虚夹热之候，故当补中兼清。而更多的慢性胃病，在胃阴伤的同时，往往胃阳不宣，通降失职。诚以胃主受纳水谷，胃病则湿浊、痰饮、瘀热滋生，呈现虚实夹杂之象。斯时立方用药，绝非一味甘平、甘凉所能胜任。须知养胃阴益其体也，宣胃阳助其用也，原相互关联。吾人固知益其体可助其用，亦当知助其用亦可益其体。至于益体与助用之孰轻孰重，当审证而施，灵活变通。

凡慢性胃病，症见知饥不思食，脘闷，咽干，舌质淡红，苔薄少津者，当养胃阴，宣胃阳，补而兼温。余常以麦冬伍生姜（或干姜）、石斛伍厚朴两组对药加粳米为基本方，其中姜、朴均用小量。以养胃生津为主，参用辛味通阳，流气化液，以助胃气顺降。兼见胸痞气逆，加郁金、枇杷叶（炒香）。郁金芳香，有开胃作用；枇杷叶其气清芬，具醒胃和中、下气泄浊之功。兼见痰湿，加半夏、茯苓，和胃化痰；若口中黏腻不爽，为阴伤兼夹湿热之征，加佩兰，芳香逐秽，以除陈气。此等证忌用大队香燥理气之品，盖虑其劫津耗液，反损胃气。

尝见热病后津伤液耗，胃阴伤残，运用沙参、麦冬、石斛之属清养，用药看似合度，唯虚痞纳呆、舌红苔少诸症迟迟未复，倘过进甘凉或新鲜果汁，又增便溏，其何故也？以热病不仅伤阴，抑且损阳，隐伏脾阳不足之内因故也。脾病则不能为胃行其津液，阳生则阴长，亟宜在大队甘寒药中增入苍术振复脾阳，木香、白蔻仁、厚朴花等健脾醒胃，调气和中。斯时苍术不嫌其燥，与凉润药同用，有燥湿互济之妙。药后往往胃纳转增，舌红转淡，薄白之苔萌生，胃气来复。此种用法堪称益脾阳以生胃阴。凡胃阴不足，屡用养胃益阴之药不效，或不思纳谷，食后脘闷作胀，咽干口渴，大便或干或溏，苔薄少津之症，余常以健脾养胃为法，以南沙参、石斛、玉竹、生白术、苏梗、广郁金、陈皮、生大麦芽、甘草为基本方，兼见中脘隐痛，加白芍、玫瑰花，多有效验。

脾胃为病，与饮食和情志有直接关系。譬如现代社会恣食冷饮者多，特别是夏令炎热，冰镇啤酒、冰镇西瓜、冰水等已成时尚，年轻人尤趋之若鹜。尝见有食冰成瘾，愈食愈渴者，舌红而龟裂，干涩作痛，见症颇类胃阴不足，其实乃因过度饮冷，戕伤脾阳，逼迫无根之火上僭而成阴虚阳亢之假象。因虚火炎上而作渴，因渴而饮冷食冰，因中阳伤而虚火愈加无制，形成恶性循环。昧者见热投凉，徒知泄火，使用牛黄解毒片等，初则似乎有效，继则火势愈盛。不仅舌红龟裂，抑且口舌生疮，痛不可耐，当拨乱反正，以温药从治之。宜用炮干姜、炙甘草以温摄，炒白术以护中州，沙参、麦冬以润燥止渴，藿香、防风以散郁火，标本兼顾，方能有济。至于与情志有关者多责之于肝，则肝为发病之脏，胃为传病之所，又当泄肝安胃，抑木和中。种种治法，不再多赘。

脾喜刚燥固是，但水土合德方能化物，是知脾阴伤者亦当滋之、养之。淡味归脾，用大剂山药、扁豆味甘性平者养之，一法也；脾统血，用养血药以益之，如张景岳理阴煎用熟地伍干姜温理脾阴，二法也；养胃可滋脾之燥，脾胃同治，三法也。

〇七

泄 泻

泄泻以脾胃为本。因风、因湿、因寒、因热、因食滞等损及脾胃，致使运化功能失常，清浊不分，水谷混杂，并走大肠，泄泻作矣。此证以湿郁为主因，因湿胜而伤脾，因脾虚而湿聚，往往相因为患。故健脾分利一法最为常用。可予五苓散（桂枝、白术、茯苓、猪苓、泽泻）为主方，利小便即可实大便。倘湿浊壅遏中焦，纳减腹胀，苔腻，合平胃散（苍术、厚朴、陈皮、甘草）。此古人所以有胃苓汤之制也。倘湿中夹热，小溲色黄，合六一散。至于藿香、砂仁、神曲等芳化健胃之品，亦可随证用之。

白术为健脾扶元之品，生用具流通之性，用大剂量可助脾运，增推荡之力而疗便秘；炒用则健脾胜湿，为腹泻常用之药。车前子煎后其汁稠黏，既能分利小便，又能顾护阴液，为水泻之良药。唯伤食致泻，当通因通用，缓下宿滞，早用止泻之品，反而兜涩其邪，上列二味非所宜也。当取藿香、木香、槟榔、莱菔子、焦三仙之属，甚者加熟军，夹热加连翘、炒黄芩，方能应手。俟积滞已去，再予健脾和中之剂。

除健脾、分利外，用风药胜湿，亦为治湿郁致泻之一法。倘腹中作胀，隐隐作痛，肠鸣幽幽，泻下如水状，系湿郁脾困，清阳不升，可用羌活、独活、防风、藁本，辅以白术、陈皮等组方以应之。白芷具祛风散湿之功，并可涤除肠间之浊垢，常可代羌、独作退一步用药之计。余每用“四白”（白芷、白术、白茯苓、白扁豆），加山药、木香、砂仁、陈皮、甘草，腹痛加白芍（为“五白”），益脾和中，疏风化湿并进，对脾虚湿阻，风郁肠中之泄泻，多能收效。

陆九芝《医林琐语》云：“洞泄即是水泄，用白蒺藜、野大蒜、萝卜英、荠菜花四味各三钱，煎服立效，以治水泄不止者最妙，此先母记得，是家传方也。”白蒺藜为平肝祛风之品，用治水泄能祛肠间风气，缓解肠鸣、腹胀等症状。野大蒜有强脾解毒之功。萝卜英和中清肠，陈者愈妙，尤以冬至后悬屋檐下，或置于瓦上，经风吹、霜打、日晒者为佳。荠菜花善治水泄，吾师朱则如先生尝云，凡婴儿乳食不消之腹泻，大便色绿，成片状，用荠菜花、橘红二味作煎剂甚佳，余用之，其效确切。总之，陆氏此方在治水泄单验方中独具一格，录之备用。

腹泻缠绵不愈，纳谷不馨，腹胀、腹痛，痛则欲便，大便稀溏者，责诸肝脾失和。以脾主运化，脾运乏力则食谷难消。肝主疏泄，疏泄失职则气机失调，或气塞不通，或气壅不行，或气郁不舒，腹痛、挛急诸症以作。但当区别是肝强为主，或脾弱为主，施治方能中的。一般说来，肝强为主者痛甚于胀，脾弱为主者胀甚于痛。肝强为主者抑肝扶脾，药用姜汁炒川连、川楝、白芍、木瓜、青皮、防风、白术、枳壳、甘草之属，其中防风作平肝反佐之用。脾弱为主者当扶脾抑肝，可用六君子汤加白芍、川楝、青皮、白蒺藜之属。简而言之，抑肝不出酸味以益肝体、苦味以泄肝阳、辛味以达肝用之范围。泄泻为肠道病变，古人言肝而赅肠，有“肺主一身之表，肝主一身之里”之说。质言之，酸味能缓泄下急迫之势，苦味能清肠间之热，辛味能通肠间之郁滞，此言外之意也。

在现代社会，过敏性肠炎颇为多见，其发病特点因居住地之改变，水土不服，而作泄泻，临圊前腹痛，痛则欲便，便后痛缓，已而复作。有的则因情绪激动，精神紧张时发病，其证候颇类肝脾失和。张仲景以为“四季脾旺不受邪”，可知必有脾虚之内因。治疗此证，余常用《金匮》薯蓣丸意，取方中之山药、白术、茯苓、白芍、柴胡、川芎、防风、甘草为主，伍入薄荷为基本方，舌苔薄白或白腻，泻下如水状加生姜，随证制宜，每获效机。方中山药、白术、茯苓益脾胜湿，白芍、川芎养肝和肝，柴胡、防风、薄荷以疏风气，兼辟不正之气，为补而兼疏、散中寓敛之剂。

食物中毒引起的泄泻，来势汹汹，症情颇重，倘治不及时，或治不如法，消化功能长期难以恢复，体力衰减，贻留后患，故不可不慎重对待。凡临证用药，当因人因时因地制宜，不再赘述。

〇八

腹痛

腹痛的部位有在脏在腑之别，病状有有形无形之异。在脏者多责之肝脾肾，在腑与胃肠有关。无形者气机失调之故，有形者痰湿、瘀血、食滞、虫积使然。而证候之属寒属热、寒热夹杂亦当详审。

前人以腹胀多责之于脾，腹痛多责之于肝。肝脾失和，则气机郁陷，于是腹胀且痛。倘舌苔薄白或白腻，为寒凝气滞，宜四逆散加川楝、官桂以治之。若食后乏运，胀闷不舒，腹痛隐隐，面色少华，为肝郁脾虚，所谓木不能疏土，宜逍遥散加川楝、吴萸为主方。兼见肢末不温，加桂枝；腹中窜痛，加乌药、小茴香、砂仁之属。须知此证往往有脾阳虚之内因，用温药吴萸、桂枝以达肝郁，无碍阳运。川楝苦寒，既可引领诸药入至阴之地，又可防温药有助肝中相火之嫌。

刘河间《素问病机气宜保命集》之越桃散（山栀、良姜），原为治下痢后腹中虚痛不可忍者而设，后人用其治疗腹中寒热夹杂作痛甚效，余亦喜用之。其证往往是腹痛经久不愈者，以久痛则有瘀热之故，必有小便色黄短数等见症可凭。其方则从仓卒散（山栀子、附子）脱化而来，以良姜之散寒、通阳、散结、定痛代附子之温经，与山栀并用，收调寒热、和阴阳之效。其所主之痛，不限于无形之气，还可用于有形之积。余曾治一妇人，30岁左右，因患子宫内膜异位症不孕，经行腹胀且痛，量多夹瘀。阅其所服方药，多为活血化瘀之品，未见疗效。余审其为厥气不疏，内有瘀热，径予此方加川楝、香附、赤芍、白芍、丹皮、郁金、青皮、甘草等，连服两月余，不仅痛经得瘥，抑且有身孕。盖气郁得伸，热郁得解，瘀滞自行。

六腑以通为用，腹痛而兼便秘者，运用通腑之法尤多。然此法的应用，须审证确切、用药合度方可。对急下之症，亦不容蹉跎。曩年我在江苏乡村，时届冬令，某日夜间一青年男子忽作寒热，右小腹剧痛，拒按，急性阑尾炎诸症毕具，可交通不便，无法送往医院手术，仓促间急取中药煎服，药用大黄牡丹皮汤（未用芒硝）加炒枳实、赤芍、白花蛇舌草、甘草，其中蛇舌草用至60g。药后患者急欲大便，所下者尽为脓血，此为余亲目所见，一泄而诸症霍然而愈。由此可见《金匮》论肠痈"脓未成，可下之……脓已成，不可下也"，似未必尽然，很值得探究。

通腑并不限于用下法，舒肠、宽肠亦具此意。倘腹痛见于少腹，甚则有形可征，虽曰少腹乃肝经循行之地，实则肠间有积，立法用药，于运脾疏肝外，宜参用五灵脂、焦山楂、莪术、青皮等消积泄浊之品；满腹作胀，胀甚于痛，得矢气未衰，用行气药未减，乃肠间风壅气结，用羌活、防风、白蒺藜疏风气；白术、厚朴助脾运；川楝、木瓜消胀缓急，可以收效。

○九

胃 痛

胃痛的证治，首当区分是本经自病或他经影响者，然后区分证候的属性，属寒属热或寒热夹杂，以及夹痰、夹瘀、夹食滞等等。脏气失调与上列因素交错为患，须细心辨析。

胃痛因他经影响，主要责之于肝。因肝郁而脘胁胀闷，因肝气横逆而胃失通降，因肝火入胃而劫伤胃阴。胆附于肝，中寄相火，肝胃不和与胆胃逆行虽相关联，但见症不一。一般说来，肝胃不和者脘痛嗳气吞酸；胆胃逆行者脘痛口苦，甚则呕吐青绿胆汁。此为辨证之要诀。肝气横逆犯胃，法当泄肝安胃，以苦、辛、酸为大法。左金丸加木瓜为主方，取黄连之苦直折肝火，吴萸辛通达郁，导热下行，二味并用有制酸之功；肝用太强，肝体必虚，木瓜之酸以益肝体，敛肝之气，柔肝缓急，且木瓜与黄连同用，有酸苦泄热之意。三味同用，有刚柔互济之妙。至于理气和中伍苏梗、香附、枳壳、陈皮，疏肝缓痛伍川楝、郁金、玫瑰花等，均可因证制宜。胆胃逆行，痛呕交作，法当苦辛通降，宜用泻心汤意，取黄连、黄芩、半夏、枳壳、生姜为主药治之。非连、芩之苦，不足以折胆火炎上之势；非枳、半、生姜不足以降胃止呕，且胃气顺降下行，胆火方得宁谧。

胃痛之属寒者，多因劳累过度，中阳不振，复受寒、饮冷，以致脘痛不休，得温稍舒，有舌苔薄白或白腻、脉濡等见症可凭。以李东垣《兰室秘藏》草豆蔻丸（草豆蔻仁、神曲、柴胡、姜黄、当归、桃仁、青皮、黄芪、人参、益智仁、吴茱萸、陈皮、僵蚕、泽泻、半夏、炒麦芽、甘草）为要方，观此方宣通胃阳，温中化湿，顾护中气，立意颇高。其中草豆蔻温胃寒，散滞气，解湿郁，为胃寒作痛之要药。但寒痛日久，郁则化热，胃热作痛因兹而起。治疗郁热胃痛，朱丹溪倡用山栀，其认为古方中多用山栀为热病之响导，则邪易伏，病易退，正易复，而病易安。其所指之古方，殆指古人治疗心腹猝痛之仓卒散（山栀、附子）及胸痞切痛之栀子汤（山栀、附子、薤白）（二方均见《三因方》）一类方剂，其所指之热药，除附子外，当有草豆蔻、姜汁之类。须知病证单纯属寒属热者少，寒热夹杂者多，莫若取山栀伍草豆蔻，观寒热之偏胜斟酌用量。倘以山栀为主药，草豆蔻用小量，则温药作反佐用，其意仍在清中定痛；倘二味用等量，则意在平调胃中寒热之邪。对于郁热伤及胃阴，舌质偏红，苔薄或苔薄黄少津，不耐苦寒、辛热之剂者，可用蒲公英为主药，辅以川楝、白芍、石斛、香附、郁金、白蒺藜、甘草等，亦可收清中定痛之效。

胃痛初痛在气，久病入血。瘀阻作痛，往往痛如针刺，舌质衬紫，或舌质紫暗。余尝以丹参饮（丹参、砂仁、白檀香）加炙刺猬皮为常用方，丹参养血活血，兼可养胃，可用至30g。炙刺猬皮化瘀消积，健胃止痛。二味同用，消而不伐，不失为瘀阻胃痛之良药。砂仁、檀香行气通络，气行则瘀行。若舌上苔腻，为瘀湿互结，宜加菝葜；泛吐酸水，宜加煅瓦楞子。菝葜泄湿浊，消痈肿，化瘀浊中寓收敛之意。瓦楞子功善制酸，兼祛老痰积血，一药多用，终不离化瘀止痛之主旨。其余或参养胃，或参清热，或参行气解郁，据证情而定。

胆火犯胃，脘痛泛吐苦水。倘经常举发，可见胃中嘈杂，食管状如火灼，咽间气塞、咽壁暗红等症。过量饮酒、过食辛辣炙煿者尤易见之。治疗此证，苦泄辛开外，当参用宣痹利膈之法，以肺主持一身之气之故，宜用栀子干姜汤加蛤粉、郁金、绿萼梅，甚者合连苏饮以治之。取栀子散膈上之热，干姜作反佐，收调和阴阳、解郁定痛之效。久郁则生痰，蛤粉为治痰郁胃痛之效药。朱丹溪之海蛤丸，系以此味与瓜蒌同用，治“痰饮心痛”，今取其意。郁金、绿萼梅行气解郁，而绿萼梅尤为咽间气痰互阻、状如梅核气之专药。苏叶辛香，通肺胃之气，与黄连相伍，益增栀、姜苦泄辛开之力。

白芍味苦酸，性平，能收能泄，为治疗脘腹疼痛之效药。芍药甘草汤所主之证，为脘腹挛急作痛，取其解痉缓痛；枳实芍药散（作汤亦可）所主之证，为腹中胀满且痛，或脘痛兼便秘者，其意重在开泄。配伍不同，功用各异。昔人论芍药有酸敛与苦泄之争，终觉有偏，不足为训。

一〇 治痢杂谈

一、谈治痢基本方

痢疾古称滞下，此证初起以寒湿、湿热为两大纲。若寒湿为患，往往痢下白多赤少，或纯白冻，腹中疼痛，里急后重，舌苔白腻，可用《伤寒论》四逆散加薤白为基本方。方中柴胡、枳实升清降浊，宣通胃肠结气；白芍、甘草解痉缓痛；薤白通胃阳，祛寒湿散滞气。诸药合用，湿浊得化，胃阳复振，下痢自已。湿热痢以痢下赤白，腹中绞痛，后重窘迫，肛门灼热，舌苔黄腻为特征。历代可用方甚多，而清代程钟龄《医学心悟》治痢散（葛根、苦参、陈皮、赤芍、炒山楂、炒麦芽、陈松萝茶，加川连尤妙）尤觉轻灵可喜。此方用葛根鼓舞胃气上行；苦参、陈茶清化湿热，坚肠止痢；麦芽、山楂以消宿食；赤芍行血，陈皮调气，所谓行血则便脓自愈，调气则后重自除。要之，此方着意分解湿热之邪，无一味通导降泄之弊，可以为法。

二、谈泄泻、痢疾通治方

古人泄泻、痢疾不甚区分，通称“下利”。此二证初起总以化滞清肠为要务，为证治的相同点。二者证治不同点亦多，譬如腹泻可用分利一法，以“湿多成五泄”也。痢疾忌用分利，以利多伤津，津液愈少，肠道愈涩，排便愈为不爽，益增后重之苦。据二者证治可通之处立方，当推验方通痢散。此方出自章回小说《镜花缘》，原名“治水泻赤白痢方”（川乌、杏仁、生大黄、熟大黄、羌活、苍术、甘草），疗效确切，立方的精义尤令人心折。方中川乌温养脏腑，散寒祛湿，消积镇痛；大黄生、熟并用，在下夺中寓收敛之意；川乌与大黄并用，具温通之义，无论肠中积滞之偏寒、偏热悉宜；杏仁为油类的润下剂，长于开闭消积，上通肺气，下达大肠，疏通郁滞，缓下痢之窘迫；羌活能祛肠间风气，不特风能胜湿，且能升脾阳，解痉镇痛；苍术燥湿强脾，辟除不正之气；甘草调和诸药。综而观之，此方得温脾汤之遗意，而羌活之祛风解痉，杏仁之油类润下，均开后人悟境。

三、谈治痢单方

用单方草药治痢，廉便有效者有马齿苋、旱莲草、地锦草、白槿花等。马齿苋有散血消肿、利肠解毒之功，适用于痢疾脓血黏垢混杂、滞下不爽者。夏秋之交，痢疾易犯，采马齿苋鲜品，不拘多少，作汤频饮尤佳，干品其效稍逊。急性痢疾，用其抗菌排毒；慢性痢疾，倘泻下夹有脓血，亦可与扶正药同用，收邪正兼顾之效。旱莲草、地锦草均主血痢。前者味甘酸，性寒。以其性寒，能清血中之热；以其味酸，可缓痢疾奔迫之势；以其味甘，不仅可解毒，且能缓痛。地锦草味辛，性平，能通血脉，散血止血。二味功用区别在此，当因证而施。白槿花具消风散肿、泄化湿热之功，亦善疗痢疾，《日华子本草》云其“治肠风泻血，赤白痢，并焙入药”，陆定圃《冷庐医话》记载“凡患赤痢者，以花五六朵，置瓦上炙研，调白糖汤，服之皆愈”，一患者

“秋间下痢月余，诸药不效，已就危笃，亦以此方获愈”。此药单用或入汤剂均可。

四、谈苁蓉治痢

肉苁蓉味甘咸，性温，为强阴益精、温养肾阳之品，还能疗虚人、老人便秘。但《别录》言其能“止痢”，《千金方》增损健脾丸以其与温阳固涩、清肠解毒之品并用，治痢久“五色赤黑如烂肠，极腥秽者”。惜乎识者不多，迨至清代，邵新甫在《临证指南医案·痢》按语中云，痢疾有“因脾肾之阳素虚，阴邪从中而下者，先伤太阴，继伤少阴，关闸大开，痛泄无度……与邪多积热之候相比，绝然不同……吾乡姚颐真先生，化出捷径良法，以大剂苁蓉，配入参、归、姜、附、桂、制白芍之类治之，靡不应手而愈”。邵氏阐发其机理：“想苁蓉之性，温能达下，咸可利胃，质之柔润，以补阳中之阴，较地黄、阿胶尤胜，与之肠膏竭尽，络脉结涩而痛者，堪称神品。”姚氏著有《景岳全书发挥》（坊间作伪，称叶天士著），其治痢用大剂苁蓉，作此破格之举，与《别录》之说相呼应，真可谓发千载之覆。叶氏治痢亦有用苁蓉者，是否受到姚氏启发，不得而知。观《指南》李案，“自痢五六年，即周身痛痹”，方用冬於术、苁蓉、熟附子三味，取意亦佳。另有一案，于久痢脾肾两补时用之，似终不及姚氏精妙。

今之溃疡性结肠炎，颇类慢性痢疾，倘迁延多年，形瘦神疲，腹痛肛坠，便下脓血，绝类痢久入肾之候。而长期使用激素者，面赤升火，又类阴不恋阳之证。余尝用苁蓉、熟地、山药、黄柏、牡蛎、五味子、桑寄生等，交恋阴阳，固摄下焦，获得效机。

须知苁蓉能润能燥，质润可以滋燥，味咸可以坚肠，味甘可缓下痢之急迫，故具止痢之妙用，然必邪少虚多方可用之。

五、谈皮类药的应用

前人阐释痢疾脓血混杂的病理，有湿热邪毒伤及气血、伤及肠络、广肠生痈诸说，与今之肠黏膜发炎、水肿、溃疡等不无相通之处。观乎古人用药，尝采皮类以疗肠黏膜的病变，殆取“以类相从”之意，颇发人深思。

张仲景治“热利下重”之白头翁汤（白头翁、黄柏、黄连、秦皮）用黄柏、秦皮二味皮类药，谅非巧合。黄柏入下焦血分，能清肠道湿热，抑制肠黏膜出血。凡血痢色鲜，黄柏功胜黄连、黄芩，笔者历验不爽。秦皮味苦且涩，可以测知其对肠黏膜有收敛与保护作用，故能疗热痢下重。秦皮的这一功用，在《千金方》中又有进一步体现，书中治血痢频年不瘥，以其伍鼠尾草、蔷薇根以治之。血痢经年，一方面邪毒伏匿，一方面肠络受损更甚，故用鼠尾草解毒散结，以涤蕴伏之余邪；蔷薇根善于疗疮愈疡，《千金方》将其誉为“口疮之神药”，能通肠间血滞。与秦皮相伍，共奏祛瘀生新、护膜生肌之功。

《千金方》对皮类药治痢选用甚广，如用松木皮治久痢，取其具燥湿除满、止血生肌之功；又用白杨皮一味治妊娠下痢，以其祛风解毒，能祛肠间风气，解痉缓痛，无损胎元；还用桃根白皮配合鼠尾草、豆豉、山栀、生姜，治湿热下痢生虫，以桃根白皮具和血杀虫解毒之功也。

休息痢以屡止屡发、经年累月不愈为特征，图治不易。李东垣《脾胃论》诃黎勒丸（诃子、椿根白皮、母丁香，为细末，醋面糊丸）及《问斋医案》所载之赤松丸（赤松皮、赤石脂、禹余粮、椿根皮、罂粟壳、五倍子、海桐皮、五味子、鸦胆子），均为治疗此证之良方，唯适应证各异。诃黎勒丸适用于休息痢“昼夜无度，腥臭不可近，脐腹撮痛，诸药不效”者，缘肠中冷热不调，久病成积之故。诃子在固涩中寓消积辟恶之功；椿根皮凉而能涩，兼燥湿清热；母丁香温中镇痛，芳香化浊。诸药合为调和寒热、涩中寓通之剂。赤松丸则为休息痢脓血下注之证而设，热毒深伏，虚中夹瘀，肠络受损，方中采三味皮类药用意甚奇。海桐皮功善祛风通络，为痹证要药，人所共晓；其入血分，还能疗赤白久痢。诸皮与赤石脂、禹余粮、五倍子相伍，固摄中有祛腐生肌之功，促进溃疡面愈合。鸦胆子则为治热性赤痢、阿米巴痢疾之效药，配于其中，庶无兜涩留邪之弊，深具巧思。

在皮类药中，厚朴治痢主要用于行气散满、涤除肠垢，肠垢不去则肠道不洁。《梅师方》以其与黄连同用，温以行之，苦以坚之，治下痢水谷久不瘥者。朴黄丸以其与酒蒸大黄、木香、陈皮同用，下痢内有宿食、腹中疼痛拒按均可择用。

此外，棕榈皮烧存性，研末服，能疗赤白痢下。合欢皮有消肿止痛、和血生肌作用，《千金方》用其一味治肺痈，笔者从其意扩充，用于溃疡性结肠炎，在辨证论治的方药中加用此味，颇能应手。

简而言之，皮类药对痢疾的治疗，因其功用之异，分别具有祛风解痉、清肠祛垢、凉营解毒、护膜医疡、止血生肌、涩肠固脱等功用，对保护与修复肠黏膜，似具有特殊的作用。斯说是否牵强，留待实践作进一步验证。

一一

温潜法与厥阴综合征

温潜法，顾名思义，乃温肾与潜阳药相伍的一种配伍方法。宋人之羚羊角与附子同用，近贤祝味菊之磁石与附子同用，均是其例。

此法主要为肝肾失交、阳失潜藏的证候而设。肝属厥阴，中寄相火，阴尽阳生，是其特性。肝脏下通乎肾，所谓乙癸同源；上通乎心，所谓木能生火。肝脏易寒易热，易虚易实，易亢奋，易抑郁，端赖肾水以濡养，脾土以栽培，始欣欣而向荣。一般说来，水不涵木，肝阳偏亢，予育阴潜阳之法者，是病变之常态，人所共晓。但肾阳衰惫，水中温气不足，不能养肝，以致木郁风动，呈现上实下虚、上热下寒之象者，易为人所忽略。此种水火关系的病态较之水不涵木更深一层。在杂病则见于老人、虚人、慢性久病者；在热病，则见于病变之极期，育阴潜阳并非所宜，温潜之法，此其时也。

试以杂病的临证表现简述之：因下元虚冷，可见腰际酸软，下肢乏力，或易于痉挛，或两足不温，或肢浮足肿；下虚则肾之气化乏力，可见排尿不畅，尿频尿短，淋沥不尽，亦可见肾气失摄，夜间尿次增多，或有时失禁。男子则性欲减退，阳痿早泄；女子则经量减少，带下如注。因其上热阳浮，可见心烦口渴，易于冲动，急躁，头晕目眩，耳鸣，夜寐不实或夜难安寐，心慌，心悸，心痛。总而言之，一派水火失济之象。而种种阳亢之征，实源于阳失潜藏，亟当用附子以温肾阳，以阳助阴升；复用羚羊角以抑肝木，俾阴随阳降，庶几阴平阳秘，一归于平。宋人此法，意在交通肝肾。祝氏之法较之宋人又有所发展。磁石入肾，引心火下行，磁石配附子意在交通心肾。同样是温潜，取意各别。而石决明、牡蛎、龙骨、龙齿、紫石英、龟甲、鳖甲等金石、介类潜镇之品，均可因治疗的不同着眼点而择用。

尝思仲景《伤寒论》有“厥阴之为病，消渴，气上撞心，心中疼热，饥而不欲食，食则吐蛔，下之利不止”之明文，历代注家多从阴阳错杂、上热下寒作解，亦有径称之为肝邪乘脾犯胃的胃热脾寒证。言之成理，各有发明，但犹有剩义。以余观之，它对当今一组特殊症候群的治疗深具启迪意义，这一组症候群是以高血压、血糖偏高、心律失常，或冠心病心绞痛，或前列腺增生为主要临床特征。眩晕、肢麻、心悸、心痛、足肿，排尿不爽诸症丛集，肾阳虚衰、肝阳偏亢、心脉失调，证涉多歧。医者忙于应付，对症治疗，降血压、降血糖、扩张血管、强心镇痛，杂药乱投，顾此失彼，独不识病之所从来。虽然仲景此条所说之消渴，未必就是糖尿病，心中疼热也不能与心绞痛画等号，但上列诸症聚于一身，必然有它发病的内在联系。想此证肝脏失养、失制、失衡，阳失潜藏，由上清下暖的正常生理，逐渐演变为上热下寒的病态。种种“增高”之亢奋，不过是病证的假象而已。即以心绞痛而言之，古人有肾心痛、肝心痛等称谓，决不可孤立地看待。以心痛尽责之于心也，所以种种“救心”之成药，仅能缓解症状于一时，却不能从根本上逆转病势，反失治病求本之旨。凡高血压、心律失常、心绞痛兼见，妄用降压药，常导致心脏供血不足，心脏病变不见改善，反增胸闷、短气不足以息、怔忡、肢麻、肢末欠温。个中缘由值得深思。此类病证，以肝脏为病变之中心，涉及心肾。表现为水火失济，升降乖违，生化错乱，故径以厥阴综合征名之。余从温潜法扩充，以桂枝加龙骨牡蛎汤为主方化裁。药用：川桂枝 3 ～ 5g，白芍 12g，生龙骨 15g（先煎），生牡蛎 20g（先煎），柏子仁 15 ～ 30g，玉竹 12g，十大功劳叶 12g，广郁金 6g，合欢皮 12g，紫石英 15g，炙甘草 5g。加减法：口干舌燥，加麦冬 10g；舌红，加生地 12g；痰多，加炒枳壳 6g、竹茹 12g；口苦、心烦、失眠，去桂枝，加黄连 5g、肉桂 3g；胸闷气短，加人参须 5g、白檀香 3g（后下）；血压持续不降，下肢浮肿，足冷，去桂枝，加制附子 6g、石决明 30g（先煎）。方中桂、芍同用，调和营卫，抑肝扶脾，并寓调整心律之意（《难经》“损其心者调其营卫”）；龙、牡潜阳镇静，固摄肾关；柏子仁清香微辛，润养心肝，兼可通脉，为阴虚心痛之要药；玉竹、功劳叶柔润心脉；肝失养则失于疏泄，心气郁滞，故用郁金、合欢皮解郁行气，以畅心脉；紫石英为温下元、降冲逆、定惊悸而设；炙甘草益心气、缓急迫、调和诸药。综观全方，抑肝而温肾宁心，一以贯之，收交恋阴阳之效。至于麦冬之清心润燥，生地之滋养营阴，枳壳、竹茹之理气豁痰，均可随证择用。口苦、心烦、失眠，参入交泰丸意，取连、桂同用交通心肾之意。其中黄连苦泄通脉，能“去心窍恶血”（杨士瀛语），平昔吸烟者，膈上痰热较甚，尤当用之。胸闷气短，乃心气虚乏，气馁不行，用人参须益心气兼通心脉，白檀香疏胸中气滞，且可镇痛。下肢浮肿，足冷，多为心肾阳虚之征，阳虚阴凝，水湿潴留，循环障碍，桂枝力有未逮，故用附子以温肾阳，复入石决明之潜镇，以抑其温热僭上之性，俾气化行而水肿退，虚阳敛而血压降。

鉴于慢性久病，不仅伤气，抑且伤形，恒有不耐桂、附刚愎之品者，不妨变通其法，由温潜而温润、温滋、温摄，选用巴戟天、菟丝子、沙苑子、枸杞子、五味子、石斛、麦冬、玉竹、紫石英、败龟板等组合成方，以柔润阳药为主，配合清滋，辅以静摄，益精化气，交恋阴阳，用药虽殊，用意与上方近似。若口苦心烦，则加百合、莲子心；气窒气塞，则加郁金、合欢皮。对证发药，不再一一列举。

要之，厥阴综合征的临床特征为“厥”与“热”之并存，厥，未必是四肢厥冷，肢末欠温特别是足冷均属之；热，则表现为肝心火旺，急躁、眩晕、心悸、夜寐不佳等。阴阳水火之紊乱莫过于此，而病变之生机亦系于此。补其虚，抑其亢，俾阴阳之平秘、水火之生化复归常态，为治疗此证之要义所在。毋汲汲于温阳，毋斤斤于清热，阳潜则热去，热去则厥回，明乎此理，治疗此证，其庶几矣。

一二

花粉症

花粉症是由花粉引起的过敏反应，隶属于温病范畴，以鼻、眼、耳、咽喉部的痒感为特征，可见鼻塞不通、喷嚏连连、清涕如注，目赤、流泪、眼睑肿胀，或耳鸣，或呛咳，或喘憋，或鼻衄，或发瘾疹。常伴见周身违和，发热，头痛，口苦，尿黄等症状，严重者可见喘逆，呼吸困难，甚至窒息。花粉症具有明显的区域性与季节性，在英国多见于春、夏两季。

古人论外因从六淫立说，甚少论及花粉。推其缘由，一是地域之异，国内患此病者不多；一是对花粉引发的过敏认识不足，这不能不说是一个缺憾。花粉之异味归属于不正之气，说它是花粉之毒亦无不可。与花粉症最相关联的是“风”，每逢春暖花开，天气晴和，风气鼓荡，花粉随风传播与扩散。风气愈盛，花粉在空气中的含量愈高，发病率也随之增加，这印证了古人“风为百病之长”之说。花粉引发的瘙痒，或见于鼻，或见于眼，或见于咽喉，或见于皮肤，瘾疹此起彼伏，部位不定，正所谓“风者善行而数变”也。

花粉是发病的外因，但必有内在的发病基础。在花粉弥漫的自然环境下，有人染疾，有人无恙，说明机体的适应性才是发病的关键。究竟有哪些因素使机体阴阳失衡，适应性降低呢？这不得不从英国的气候条件及人们的生活习惯等方面作一番探究。

根据笔者多年来的临床观察，花粉症与其他温病一样，有新感，有伏邪，而更多的是新感引动伏邪。这新感之邪，不是传统意义上的六淫，乃是指花粉。花粉乘风邪，或兼夹湿热之气以伤人。花粉症发于春令者状类春温，春温者，《内经》有“冬伤于寒，春必温病”“藏于精者，春不病温”之明训，是说冬令收藏不固，感受寒邪，深伏体内，久则化热，入春发为温病。英国地处北半球，纬度偏高，但受大西洋暖流的影响，冬天并不太冷，以致腠理不密，阳气易于发泄，阴精有失固藏在所难免。至于感受寒邪则未必，倒是气候潮湿，日照偏少，病毒孳生不灭，因而伤人为多。感受病毒有的即时发病，但毒邪化而未尽；有的未即发病，蕴而化热。这与伏寒化热相较，其始虽异，其终则同。至春阳气发泄，内应肝胆，内伏之邪热随少阳之气外发。古人以“少阳为发温之原”，此类证候的发病机理可与之相互印证，花粉症发病之始，往往可见内热已起。若以花粉引发的过敏及内热为主证，兼见形寒、畏风、发热、鼻塞、咳逆等表证，状类感冒而实非感冒，即所谓新感引动伏邪也。

再看英国人的生活习惯，冬令居家温暖如春，又多嗜好牛羊奶、乳酪及肉食，胃肠藏污纳垢，滋湿生痰，蕴热内生。内有蕴热易于招风，花粉随风气有隙可乘，且借有形的食滞、痰浊为凭依，内外合邪，急切难解。古人以“阳明为成温之薮”，观此信然。

伏邪有轻重之分，外发的途径不一，花粉在空气中的含量也有浓淡之别，虽乘风热伤人者为多，亦有夹湿热、燥热之异，其中以夹湿热者为多。盖英国冬春雨量充沛，湿邪浸淫，开春天气转暖，地气郁蒸，湿热尤足为患。加之患者体质之殊，因此花粉症的证候不一，施治各别，今就其证治简述如下。

若时届春令周身发热，微恶风，目痒目赤，眼睑肿胀，口苦，耳鸣，鼻痒鼻塞，鼻流清涕，咽痒咳嗽，胸闷胁胀，舌质偏红，苔薄黄，脉浮弦者，乃伏邪、新感郁于少阳，里气不疏，表气不达，毒邪未解。治当和解少阳，开泄三焦，以化毒热。用木贼草、黄芩、赤芍、前胡、薄荷、桔梗、枳壳、豆豉、白蒺藜、郁金、甘草等化裁。按：此种证候，在花粉症中颇为常见。身热目赤，口苦耳鸣，胸闷胁胀，乃少阳郁火升腾、枢机不利之象；而鼻塞流涕，咽痒呛咳，乃有形之花粉与无形的异味从口鼻而入，壅遏清道，肺气郁闭使然。其所以如此，乃内有伏邪，复为新感引发也，故和解少阳必兼开泄三焦方能吻合病机。木贼草质轻中空，入肝、胆、肺经，性擅解表，为发散肝胆郁火、治疗目赤肿痛之要药，又有利尿之功，能导肝胆郁热从小便而出，这里取其与黄芩同用，以和解少阳；豆豉内化浊气，外能解表，与前胡、薄荷同用，促邪热外达；桔梗、枳壳开泄上焦，以展气化；蒺藜疏肝泄肺，以祛风痒；郁金、赤芍疏解气分、营分郁结之邪；甘草调和诸药。诸药合用，和解表里，宣通上下，开邪热之出路，花粉之毒不解而自解矣。昔叶天士论春温，以黄芩汤为主方，谓其"苦寒直清里热，热伏于阴，苦味坚阴，乃正治也"。此方芩、芍并用，亦寓此意。但花粉症虽有伏热，却因花粉乘时邪而触发，徒清里热尚未足恃，与春温的证治同而又不同。

若鼻塞不通，喷嚏连连，流涕如注，鼻痒，目痒但不赤，头痛，上腭及咽部潮红作痒，时时呛咳，舌尖红，苔薄腻，脉浮数者，乃花粉乘风热外袭，清窍不利。治当疏风利窍，辟秽解毒，泄热保津。药用：苍耳子、白芷、薄荷、黄芩、藿香、乌梅、白蒺藜、威灵仙、甘草等。热盛加石膏，舌干口渴加玉竹，鼻衄加白茅根。按：分析上列诸症，鼻塞、喷嚏、流清涕，古称"鼻鼽"，鼻鼽多因感受风寒而起，鼻不痒，纵痒亦甚轻微，而花粉症鼻痒殊甚，可资鉴别。花粉壅遏清窍，喷嚏连连；郁闷殊甚，化热甚速；郁极则通，清涕如注。清涕一般属寒，但此证不是寒而是热。肺气因郁闭而上逆，加上花粉对咽部的刺激，咽际戟然，发为呛咳，其咳嗽之状不同于一般外感咳嗽。此证虽见目痒，但目大多不赤，目痒示风阳为患，目不赤提示肝胆内郁之热邪不甚。故上列见症以新感为主。《严氏济生方》苍耳散（苍耳子、白芷、辛夷、薄荷）为风邪上攻所致鼻渊而设，疏风利窍有殊功，但药偏温燥，用于此证尚欠合拍，故去辛夷加黄芩，一变而为疏风泄热之剂。乌梅能泄能敛。泄者，泄其热；敛者，敛其津。藿香化浊醒脑，辟不正之气。蒺藜与灵仙同用，通络利窍，不仅有助于消除风疹、鼻塞诸症，且能祛风宁嗽，与乌梅相合，以利肺之开阖。热盛，加石膏以清之；风热化燥，加玉竹以润之，且玉竹能祛络中之风热；鼻衄，加白茅根，取其清透邪热，凉血止血。

若周身困倦，鼻塞流涕，头涨如蒙，胸中窒塞，咳嗽，目痒，口苦尿黄，舌苔黄腻，脉濡滑，乃花粉夹湿热为患，湿郁热蒸，清窍被蒙。治当芳开苦泄，化浊利窍。药用：豆豉、山栀、杏仁、苡仁、冬瓜子、藿香、黄芩、滑石、枳壳、郁金、甘草等。按：英国本来多雨，湿邪偏盛。夏令或春夏之交，若再逢连绵阴雨，湿度更高，雨后天晴，地气升腾，花粉伤人往往兼夹湿热之邪，二者相合，浊邪害清，目为之痒，鼻为之塞。花粉夹湿热壅遏肺气，是以胸中窒塞，肺气不宣，邪毒更难分解。方用栀子豉汤加味，着重清化湿热。豆豉本为化浊之良药，并能达邪外出，山栀清气凉营，祛血中伏火，导热从小便而出；藿香、黄芩辛开苦泄，为湿热上熏、鼻窍不利而设；其余杏仁、苡仁、冬瓜子、枳壳、郁金、滑石之属，流气化湿，宣畅肺气，俾湿热之邪易于分消。

上列证治仅举其梗概而已，临证之际当斟酌损益方获佳效。兹举医案两则，聊供参考。

2014 年 3 月 5 日治某女，62 岁，英国人。夙患花粉症，每逢春令发作，近三日来周身违和，状若感冒，目痒微赤，鼻痒，鼻塞不通，喷嚏连连，清涕如注，耳鸣，咽红，呛咳不已，咳痰甚少，舌苔薄黄，脉浮弦。内有伏热，复感花粉，郁于少阳之经，欲发未发，发而未透，拟和解少阳，解郁达邪。药用：木贼草 10g，生黄芩 5g，白芷 5g，广藿香 10g，制香附 10g，淡豆豉 10g，白蒺藜 10g，薄荷叶 5g（后下），炒枳壳 5g，生甘草 3g。每日 1 剂，7 剂。2014 年 3 月 18 日下午，患者电话告我云，服上方 1 剂，即服药二十四小时后，鼻塞即通，清涕即止，目痒、耳鸣均已。她觉得效果之佳实难以置信。7 剂服完，已无恙矣。按：花粉症的发病机理，今人有责之卫外不固者，主张用补法以提高免疫力，温肺止流、补脾、补肾不一而足。笔者以为，此类通套之论、肤浅之谈，似是而非，不得要领，与临床实际相距甚远。早春花粉症多由树花引发，内有伏热者易于招风，花粉乘风势以伤人，此即笔者称之为新感引动伏邪，岂是实表固卫能防能治的？倘用补法，徒张邪焰，于病何益？观乎此证内外之邪郁于少阳之经，故用木贼、黄芩以和解之，辅以白芷、豆豉、薄荷以增逐邪外达之力，并取藿香、香附、枳壳之属辟秽散邪，流通气机，庶使伏邪易溃、新邪易散也。

2014 年 6 月 26 日治某女，42 岁，美国人，在英国工作。花粉症连年发作，今年自三月份起，即觉喷嚏连连、鼻塞流涕、目痒等不适，四月初略见减轻。四月下旬去法国南部度假十天，度假村位于森林之中，连绵阴雨后忽又放晴，自觉闷热潮湿难受；某日清晨，黄色的花粉洒落满野，地上积了厚厚的一层，闻其异味，更觉不适。返英后医生予抗过敏药，依然喷嚏连连，鼻流清涕，鼻塞不通，夜间张口呼吸，影响睡眠，遂前来就诊。症见目痒，咽痒微咳，身重，疲倦乏力，尿黄，舌苔垢腻满布，脉浮弦。花粉乘风邪伤人，兼夹湿热之邪，阻遏清窍，流连三焦，拟疏风利窍，化湿泄热。药用：苍耳子 10g，白芷 5g，薄荷叶 5g（后下），广藿香 10g，生黄芩 6g，威灵仙 10g，白蒺藜 10g，淡豆豉 10g，生山栀 5g，生甘草 3g。每日 1 剂，7 剂。同年 7 月 3 日复诊，药后收效甚速，鼻塞已退，清涕锐减，苔腻亦化，并已停服抗过敏西药。唯觉目、咽微痒，咳嗽有痰，痰色发黄，其量不多，乃予上方加炒枳壳 5g，14 剂以善后，药后遂愈。按：此证花粉乘风邪外袭，风中夹湿，湿中夹热，交相为患。肺气郁阻殊甚，清窍被蒙；邪热留连三焦，气化不行；鼻塞不通，舌苔垢腻满布，即是明征。方取苍耳、白芷、薄荷配合灵仙、蒺藜疏风通络，宣通邪闭之气，促邪外达；以藿香、黄芩与豆豉、山栀联用，解胸膈郁热，宣化湿浊。诸药并用，俾花粉之毒、湿热之邪从表里分消。药后中的，加入枳壳调畅气机，进一步宣展气化，以祛余邪。迄今为止，尚未发现解花粉毒之专药，因证论治，给邪以出路。如此方辛凉以散之，芳香以逐之，苦寒以清之，乃至文中列举的酸苦泄之，均寓清解花粉毒之意。

附记：花粉品类繁多，常相兼为患。在花粉弥漫之际，要想找到一味专解其毒之品殊为不易。但是，倘能确指某种花粉引发过敏，则有可能发现的对解药。一位英籍华人，女性，50 余岁，每年三四月份，她家后院蒲公英花盛开之际，都会引发其面部红疹，肿硬瘙痒，伴见目痒、目赤、鼻痒、喷嚏连连、鼻流清涕等症状，异常难受。于是她采集了蒲公英根若干，晒干收藏，俟来年花粉症发作，每取蒲公英根三四枚，用开水泡，代茶饮，数日后症状大减，连服二三周，诸恙顿失，嗣后花粉症再未发作，十分神奇。她告诉我这一亲历之经验，引发我的遐思。蒲公英全草有清热解毒作用，内服能消痈疡，其根亦不例外，并长于治疗郁热胃痛及胃溃疡。一物一天地，根隶于地属阴，花向于天属阳，根与花亦犹阴阳之两极也。今以阴攻阳而病自解，允合阴阳相制之理，给人殊多启发。如此说来，花粉症的治疗，不妨借鉴张仲景对黄疸的证治，将辨证论治与专方专药结合起来，会收到更好的疗效。

一三

轻可去实说“分消”

“分消”一法，古人主要用于肿胀证的治疗。例如李东垣《兰室秘藏》言“‘中满者，泻之于内’，谓脾胃有病，当令上下分消其气”（“气”一本作“湿”），并制中满分消丸、中满分消汤以适应不同的病证。清人叶天士对“分消”一法别有会心，不仅将此法用于杂病，还将这一概念引入温热病的证治。《温热论》谓“气病有不传血分，而邪留三焦，亦如伤寒中少阳病也。彼则和解表里之半，此则分消上下之势，随证变法，如近时杏朴苓等类，或如温胆汤之走泄”，冀开“战汗之门户”，“转疟之机括”。这段论述极为精辟，大可启迪后人。

寒、温的证治，叶氏往往对待立说。寒邪由表入里，温邪首先犯肺，自上而下，传变途径有异。既然伤寒邪在表里之间，可用和解一法，那么温热邪留三焦，亦可从上下分消。其间虽有一纵一横之别，而因势利导，斡旋枢机的目的则一。王孟英认为，分消一法“似指湿温，或其人素有痰饮者而言”，其言甚是。唯其如此，才需要用杏仁开上、厚朴宣中、茯苓导下，以流气化湿、宣通气机、畅利三焦。温胆汤从少阳胆经取法，适用于痰热阻遏，以致三焦气化不利之候。因其达气郁，化痰热，降胆火，升清泄浊，有“走泄”之功，亦具分消之义。

和解表里是注重气机的出入，分消上下是着眼气机的升降，二者既有区别，亦相关联。小柴胡汤既能止咳消饮，还能和胃止呕，通便利尿，未尝不具分消上下之功。同样，分消上下亦具和解表里之义。清人俞根初打破了寒、温的界限，其所制之柴胡枳桔汤（柴胡、枳壳、姜半夏、鲜生姜、青子芩、桔梗、新会皮、雨前茶）治伤寒邪传少阳，寒热往来，胸胁痞满，或痛或呕或哕者。蒿芩清胆汤（青蒿、淡竹茹、仙半夏、赤茯苓、黄芩、生枳壳、陈皮、碧玉散）治湿热病胸痞作呕、寒热如疟者，这就将和解表里与分消上下冶于一炉，唯各具侧重点而已。

分消旨在给邪以更多的出路，它较之单纯的采用利小便、疏涤肠胃来治水肿、消胀满是一大进步。观乎《临证指南医案》，叶氏运用此法炉火纯青，其所着眼的是无形的气化，而不在意有形的病变，从一个侧面展现了叶氏用药轻灵的风格。轻可去实，分消的要义在此。倘不明气化之理，妄事攻逐，徒伤脏气，往往适得其反。后人治臌胀重症，久病入络，气机窒滞，机窍不灵，水阻血瘀，腹大如鼓，采用疏络行水法，看似轻描淡写，却能消弭大患，亦是通过“走泄”达到分消的目的。同样，水湿、痰涎、瘀浊、邪毒着于一处，难解难分，看似局部病变，倘能分消其势，解结解纷，亦可化有形于无形。可见分消乃是一种着眼整体的综合调节方法，轻舟速行，自有其独特之处。

兹举治验两则，聊供参阅。

笔者曾在北京治王某，男，74 岁。患心力衰竭，喘逆不平，入夜难以平卧，痰量不多，呈泡沫状。面目及下肢浮肿，足肿尤甚，行走维艰；脘痞腹胀，小便不利，大便干结。长期服用地高辛，并曾服用激素年余，中药则以参、附益气温阳为主，配合葶苈子及活血化瘀之品组合成方，并采用多种治疗心衰的中成药。但浮肿难消，喘逆难平，舌苔薄腻，脉沉弦。三焦气化不利，肿满已成，拟开上、宣中、导下，分消水湿，化气通阳。药用：桑白皮 10g，苏梗 10g，光杏仁 10g，川椒目 6g，郁李仁 10g，羌活 5g，生黄芪 15g，炒白术 10g，大腹皮 10g，生甘草 3g。每日 1 剂，连服 7 剂。小便自行，大便通畅，面浮即退，足肿大消，行走颇易，较前竟判若两人。唯咳喘减而未已，心下痞闷，予原方加炙紫菀、广郁金各 10g，每日 1 剂，续服一月（因我在北京仅短暂停留，不能继续为他诊治），诸症缓解。

按：此证系心力衰竭，而其临证表现则为三焦不利，水气不化，脏气失运，腑气失和，为喘，为胀，为肿，为二便秘涩。证治从整体着眼，盖不治他脏，心脏难安。方用杏仁宣通肺气，伍以桑皮肃肺行水，以复肺之治节之权；椒目不仅利尿，且能平肾气上逆、水饮射肺之喘急；郁李仁既能润肠通便，又有利尿之功；二味并用，以助下焦气化；白术、苏梗、大腹皮健脾助运，行气消胀，枢转中焦，交通上下；羌活祛风胜湿，疏通表气，得白术能行表里之湿，得黄芪开阖兼施，疾行卫气以达周身，水邪自无留着之地。总之，此方通调上下，兼顾表里，极尽分消之能事。须知湿胜则阳微，水湿去则阳气渐复矣。

又治一男子，38 岁，英国人。夙患痛风，因恣饮啤酒、过食荤腥、复染外邪，导致旧疾发作。就诊时病已三日，右侧足踝肿胀，两膝关节腔有积液，肿痛异常。寒热有汗，咽红，口苦，溲黄，舌苔垢腻满布，脉浮、滑数。毒热深伏于内，湿浊交阻于中，风邪外袭于表，治宜升清泄浊，分解其邪。药用：升麻 10g，粉葛根 12g，炒苍术 6g，苦参 10g，全当归 10g，炒黄柏 5g，龙胆草 6g，怀牛膝 10g，威灵仙 10g，川厚朴 5g，生甘草 3g。每日 1 剂，服药三日，寒热即罢，两膝肿胀尽消，疼痛亦释，苔腻亦化。唯右足踝仍有轻度肿胀，仍予原方 14 剂，以祛余邪，巩固疗效。

按：痛风反复发作，往往与邪毒深伏有关，一遇某种因素的刺激，变本加厉，愈发愈重。此证新邪、旧疾交织，不得分解，不仅湿浊走注，膝、踝关节肿胀，且寒热有汗，周身不适。倘见肿治肿，见痛止痛，尚难切病机。升麻、葛根其性轻扬，升阳解毒，解肌清热；苍术、厚朴疏通中焦，宣化湿浊；苦参、黄柏、龙胆草祛下焦湿热，其中苦参兼能祛风利窍；黄柏、龙胆草清骨间伏热，若热盛生风，下肢关节痛不可耐，龙胆尤为效药；当归和营通脉；威灵仙宣通痹闭；牛膝引药达下；甘草解毒和中。诸药并用，不仅能宣通上下，而且能彻里彻外分消湿热，化解热毒。药后见效甚速，良非幸致。

一四

五更泻

2013 年 8 月，我收到一位中医爱好者的邮件，说的是她读了我写的《寒热并用药对串解（附：医论医话）》一书后，运用“生姜 - 茶叶”

（姜茶饮）这一药对的体会。她说她儿子李某是一游泳爱好者，常年游泳不断，尤爱冬泳，患上了五更泻，大便不成形。她为寻求治疗方法看了一些中医书籍，也请教了一位中医老大夫，服了一段时间的四神丸，症状有所减轻，但大便还是恶臭，自五更始，连续腹泻二三行。她看了《串解》一书后，坚持每日早晨用生姜三片，三碗水熬汤，凉至八分泡绿茶，让儿子游泳前喝一碗，游泳回来再喝一碗，结果“最近大便成形，色泽正常，每日一次，不恶臭了”，并想坚持服用一段时间，“升清阳，降浊阴”，巩固疗效。

一则取材方便、平淡无奇的验方姜茶饮，竟然胜过了一张名方，这位中医爱好者不经意的叙述引发我的思考与联想。

首先想到的是如何探究五更泻的病机，由于此证作于黎明，正是阴气盛极、阳气未复之时，故多责之脾肾虚寒，下焦不固。那位老大夫让患者服用四神丸，其意本此。但也不尽然，因阴尽阳生，黎明肝木用事，肝郁不疏，特别是肝火内迫引发五更泻亦复有之。例如王孟英治一人，“患晨泻有年，累治不效，春间尤甚”，王氏切脉详审，知其泻后腹中反觉舒畅，苟不泄泻，又胀闷减食，而服四神、桂、附等药，其泻必加。于是断曰“此非温升补涩之证，乃肝强脾弱，土木相凌”。以白术、苡仁、黄连、川楝子、桂枝、桑枝、茯苓、木瓜、芍药、蒺藜、橘皮为方，数帖即安。此案即为例证。然则其间何以区分？脾肾阳虚者，肠鸣幽幽，大便稀溏，或完谷不化；肝气郁于肠中者，往往泄而不畅；肝火内迫者常一泄无余，如王孟英所说“泻后腹中反觉舒畅”，以火性急迫故也。此为辨证之要诀。

我又想到这位患者的大便恶臭一症，乃证治的重要着眼点。大便恶臭缘于肠热，非四神丸所主，却是运用生姜的重要指征。《本经》有生姜“久服去臭气，通神明”之说，足证其有祛邪辟恶之功。无论是胃中不和之“干噫食臭”，或大肠实热之腹胀不通，口内生疮，生姜常在选用之列。前者如《伤寒论》之“生姜泻心汤”，后者如《千金方》之“生姜泄肠汤”（生姜、橘皮、竹茹、白术、黄芩、栀子、桂心、茯苓、芒硝、地黄、大枣），均是其例。生姜味辛而气薄，《素问·阴阳应象大论》谓“气薄则发泄，厚则发热”，肠热用生姜意在宣通肠间郁滞，辟恶解毒，泄热外出；伍入苦寒之品以清之，如生姜泄肠汤以其与黄芩、山栀同用，襄助成功。此证则取生姜以泄之，绿茶以清之，散水气，清肠热，助运化，升清泄浊，调和阴阳，从而大便复常，恶臭去除。

明代医家江应宿治一人，“患脾肾泄十余年，五鼓初，必腹痛，数如厕，至辰刻，共四度。巳午腹微痛而泄，凡七八度，日以为常，食少倦怠嗜卧。诊得右关滑数，左尺微弦无力。此肾虚而脾中有积热病也，投黄连枳术丸，腹痛除，渐至天明而起。更与四神丸、八味丸滋其化源，半年饮食倍进而泄愈”。此案先予清通以祛标实，后以温补以益本虚，立法井然有序。联想到李某五更泻，在运用姜茶饮获效后，倘以四神丸之属作善后之计未尝不可。又，四神丸见于《校注妇人良方》，系由《普济本事方》之五味子散（五味子、吴茱萸）和二神丸（补骨脂、肉豆蔻、生姜、大枣）组合而成，苟取斯书细玩，方义不难明了。

药无贵贱之分，关键在用之得当与否，而疗效当是医者不懈的追求。

一五

过敏性哮喘

某男，52岁，德国人，建筑工人，于2013年1月28日特地从德国前来就诊。自述从4岁起即罹患哮喘，多方检查，过敏原不明，长期使用含有激素成分的吸入剂，一般每日二至四次，若停用，哮喘易于发作。刻诊胸中窒塞，痞闷不舒，很难做深呼吸，心悸不宁，鼻塞善嚏，咳痰不多。四周前右膝关节腔积液，在当地医院治疗，肿胀已消，唯关节仍觉不利。舌边衬紫，苔薄腻，脉浮弦。肺郁气痹，营卫失和，法当宣肺达郁，调和营卫。予阳旦汤出入。药用：川桂枝5g，白芍8g，生黄芩5g，光杏仁10g，炙紫菀10g，苏梗10g，全当归10，威灵仙10g，独活6g，生甘草3g。每日1剂，7剂。同年2月4日复诊，服上方甚效，夜间只用一次吸入剂，白天未用，可做深呼吸，鼻塞渐通，再予原方10剂。同年2月14日三诊，白天一如常人，夜间微喘，咳逆上气，仍用一次吸入剂。转予疏风解痉，肃肺降逆。药用：苏梗 10g，桑白皮 10g，光杏仁 10g，炙紫菀 10g，诃子肉 10g，全当归 10g，白蒺藜 10g，威灵仙 10g，生甘草 3g。14 剂。同年 2 月 28 日四诊，药后哮喘未作，并已停用吸入剂，再予原方 10 剂。至 3 月 12 日五诊，哮喘已平，期间仅用过一次吸入剂，余未再用，眠、食俱安，精神颇振。即将返回德国，取原方 30 剂以巩固疗效。

按：此证缠绵四十余载，已成顽疾，对含有激素成分的吸入剂形成依赖性。其发病特点是胸中窒闷，不能做深呼吸，心悸，鼻塞善嚏，因恐惧呼吸困难，故每晚必用吸入剂。脉证互参，乃胸阳不振，肺郁气痹，气郁则血郁，进而影响血液循环，于是营卫失和，卫外功能减弱，稍受外因刺激，哮喘作矣。先予阳旦汤出入，取桂、芍调和营卫；黄芩泄久郁之热；杏仁、紫菀宣畅肺气；苏梗疏逆上之气；当归散营分之郁滞；威灵仙祛风气，化痰水；独活内通肾气，外达风寒，笔者体会，其对太阳经气不舒，鼻塞不通，喷嚏连连，鼻流清涕有宣通达郁之功；甘草调和诸药。总而言之，此方以营卫兼顾、心肺同调为主，辅以祛风解痉之品，不仅逐步控制哮喘的发作，且减少乃至停用了吸入剂。肺胀上气，属热者居多，此证则系肺郁气痹、宣肃功能失常使然。三诊取诃子苦泄酸收，敛中兼降，与苏梗相伍，行气消胀；蒺藜、威灵仙疏风解痉，散胸膈气滞；桑皮清肃肺气，以祛痰水。邪去则正安，终使肺之开阖归于正常。

哮喘患者长期使用吸入剂，不仅带来诸多副作用，也使其临床表现很不典型，如何因证用药，使其逐步撤除吸入剂，始终是一个值得探讨的课题。

一六

瘾 疹

案一：某男，37 岁，英国人。2011 年 3 月 2 日初诊，风疹见于周身，此起彼伏，对日光照射尤为敏感，常使病情增重，西医诊断为慢性荨麻疹，已三年余。一年前，风疹瘖癗融合成片，面部、眼睑等处肿胀殊甚，无法睁开眼睛，遂住院治疗，曾使用激素及抗过敏的西药内服，有暂效，无大效，更无长效。顷诊风疹瘖癗以面部、胸部、背部为多，大小不一，色红且硬，见于面部有两处竟大如鸡蛋，状类痈疡。疲乏异常，纳谷尚可，大便稀溏，舌苔垢腻，脉濡。风毒着而不散，络脉瘀阻，拟方疏风气，化结毒，散瘀滞。药用：白芷 5g，白蒺藜 12g，威灵仙 10g，炒枳壳 5g，赤芍 10g，茺蔚子 10g，苦参 10g，野菊花 10g，生甘草 3g。每日 1 剂，7 剂。一周后复诊，据云服药三日，风疹即退。顷见面部之大块风疹已退净，瘙痒亦罢，苔腻已化，其效如此之速出人意料，仍用上方再服一周。药后又见少量风疹，但瘙痒不甚，余无异常。足见余邪尚未清彻，予原方加生地、板蓝根各 12g，持续服四周。后风疹未作，病情稳定，四月下旬外出度假，虽晒太阳时间较长，亦未复作。

按：此证的特点是风疹瘖癗色红且硬，有的竟大如鸡蛋，状类痈疡，在余所见的瘾疹病例中实为罕见。盖病延已久，结毒已深，瘀滞已甚，故以致之。西医称之为过敏，专从外因上求，余以为外因非不重要，但发病之本皆根于内，重点应向内因去求，否则立法无据，处方用药难切肯綮。此证舌苔垢腻，必有湿毒内踞。胃肠不洁毋庸置疑，复受外因刺激，内蕴之湿毒经肺系由皮毛外发，内外合邪，风疹遂作。由于治不如法，风未能散，热未能清，湿未能化，毒未能解，是以交结为患，致瘀生肿，乃致硬结不消。为治之道，内洁胃肠，外解风毒，化有形为无形。白芷内化阳明湿邪，外开腠理，辅以蒺藜、威灵仙祛风通络之品，消风止痒之功不弱。枳壳通里化浊，行气止痒；赤芍、茺蔚子和营化瘀，消肿散结；苦参泄化血中湿热，祛风利窍；野菊花则为解毒消肿而设。诸药合用，内洁胃肠，外祛风邪，足可分解内外邪热相搏之势，俾风散血活，热清毒消，机体复常。

案二：某男，43 岁，英国人。2003 年 8 月 7 日初诊。瘾疹见于周身，呈红玫瑰色，瘙痒异常，于日照下增剧，已三月余，西医诊断为日光型荨麻疹，使用抗组胺药内服，未见效机。顷诊疹色鲜红，融合成片，纳谷尚可，大便自调，小溲色黄，舌质红，苔根黄腻，脉弦滑。风热夹湿，化火入营，怫郁肌腠，发为瘾疹，拟凉血消风，清心导赤，用自制

“清心平肝汤”出入。药用：防风5g，龙胆草6g，生地黄12g，地肤子12g，苦参10g，赤芍10g，连翘10g，大青叶15g，白蒺藜12g，炒枳壳5g，生甘草3g。每日1剂，连服两周，瘾疹时多时少，尚未消退。观其多数呈红玫瑰色，少数竟呈橘黄色，遍及全身，血中伏火为象显然。舌红略减，苔黄腻、中裂，脉弦滑偏数。再予上方出入，辛以散之，苦以泄之。药用：防风5g，生山栀6g，生地黄12g，赤芍10g，连翘10g，苦参10g，蔓荆子10g，白蒺藜12g，炒枳壳5g，生甘草3g。每日1剂，连服7剂，瘾疹即退十之七八，瘙痒大减，舌红转淡，苔腻亦化。上方已获效机，再予原方照服两周，瘾疹全退，瘙痒已罢。唯觉口中黏腻不爽，舌苔淡黄，脉弦。风邪已解，湿热余邪尚未清彻，予原方出入，略参清化湿热之品，乃予上方去蔓荆子、白蒺藜，加滑石12g、佩兰10g，再服一周痊愈。

按：日光型荨麻疹并无任何特定的疗法，此案辨证的关键全从疹色上求。观其瘾疹多为红玫瑰色，后察之还有少数为橘黄色，乃一派邪热化火伏于血分，郁结不解之象。火化为毒、热灼伤阴均为病理之常，而舌质红、苔根黄腻乃湿热内蕴之征。先用自制清心平肝汤（防风、龙胆草、生地、车前子、竹叶、甘草）出入，用地肤子代车前子，以防风、龙胆草疏风平肝，生地、地肤子、甘草清心导赤为主，配合连翘、大青叶、苦参、蒺藜、枳壳凉营解毒、祛风止痒之品，分消风邪、湿热搏结之势。惜乎病延三月，其势已深，其效不显。转方仍从血中伏火着眼，以山栀丸（山栀、防风）加味。山栀苦以泄之，清气凉血；防风辛散郁火，促内蕴之热邪外达；蔓荆子有散风止痒之功，张元素称其“散风邪，凉诸经血”，用于此证堪称合度。余药用意与上方不殊，药后果然收效。总之，治疗瘾疹宜疏宜化，纵然热已化火，也不宜一味凉遏，恐阻邪热外达之机。

案三：某女，41岁，日本人，1999年2月13日初诊。瘾疹此起彼伏，未尝间断，瘙痒不已，夜间尤甚，已十七载，曾在日本某医院诊断为荨麻疹，使用多种抗过敏西药及激素内服，可获暂时缓解，停药后复又发作。面色萎黄，体倦乏力，舌苔薄白，脉弦细。病久血虚营弱，风邪留着，姑予养血祛风之剂。药用：生地黄15g，全当归10g，白芍

10g，川芎 5g，荆芥穗 5g，防风 5g，白蒺藜 12g，生黄芩 6g，生甘草 3g。每日 1 剂，照方连服两周，未见动静。适值经期，复又增重。局部融合成片，其色红，瘙痒殊甚，夜难安寐，伴见头痛、腹痛，苔、脉同前。拟养血祛风，调理冲任。药用：夜交藤 20g，白芍 10g，炒川楝 10g，丹参 10g，柴胡 3g，薄荷叶 5g（后下），生龙骨 15g（先煎），生牡蛎 15g（先煎），生甘草 3g。每日 1 剂，连服两周，瘾疹消退十之六七，瘙痒大减。照上方加红花 5g，连服一月，瘾疹完全消退。追访两年，未见复发。

按：慢性荨麻疹病发已久，凡血虚营弱者宜养血和营，卫外失固者宜益气固表，不斤斤于散风而风邪自散，此大法也。此证先予四物汤为主，辅以荆、防、蒺藜疏散风邪；黄芩清风化之热，取养血散风之意。连服两周收效不显。复诊适值经期，肝血偏虚，肝气易郁，气郁不达，脉络不和，风邪不得宣泄，瘾疹为之增多；腹痛缘冲任失调，头痛因风阳上扰。亟当养血疏肝，调理冲任；疏散风邪，调和络脉。夜交藤具养血安神、祛风通络之功，能疗营血亏虚、风疹瘙痒之症，配合龙、牡之潜镇，柴、薄之疏达，敛散兼备，以遂肝木曲直之性，而收益肝虚、解肝郁、平肝阳、息肝风之效。川楝、白芍疏肝柔肝，兼和腹痛；丹参养血和营；甘草调和诸药。全方疏养结合，标本兼顾，瘾疹消退，瘙痒遂已。三诊加入红花一味，因瘾疹久发，不仅营虚，且营络瘀滞，红花既能和血散风，又能通络化瘀也。

一七

“上病下取”“下病上取”案例

上病下取、下病上取之治法，见于《素问·五常政大论》，原文言“气反者，病在上，取之下；病在下，取之上；病在中，傍取之”。历代医家遵而行之，各有心得，各有发挥。下病上取，如宋人史载之曾以一味紫菀治愈蔡京之便秘，开肺气而大便自行；元人朱丹溪用涌吐剂治愈一例小便不通、曾用利尿药无效者，并以滴水之器作喻，必上窍通而下窍利焉。上病下取，如清人喻嘉言用黑锡丹治疗气喘痰鸣、真阳欲脱之危证，旨在补虚益元，升降阴阳以固其本。明明病位在上或在下，偏要从下或从上施治，其故何也？张景岳在解释“气反者”时云：“气反者，本在此而标在彼也。其病自反，其治亦宜反。”说明这一治法的依据是证候的病机，乃治病求本之意。此说固然有理，但意犹未尽。盖气血阴阳上下相引，左右贯通，气反者，气逆也。逆于上者，导之以下；逆于下者，引之于上。着眼整体的调节方法，有利于化逆为顺，平衡阴阳。在病机已明的前提下，审时度势而用之，乃法之巧者，这是此治法的奥妙所在。兹举医案两则略作探析如下：

案一：视歧案。王某，男，60 岁左右，患歧视，视一为二，且左侧目珠偏于一侧，运转受限，于 2008 年 7 月 18 日由他人驾车前来就诊。追溯病史，患者于 2007 年冬患中耳炎，服用抗生素并清洗耳道，炎症虽获控制，但仍未清彻，耳鸣、耳内有堵塞感，并影响听力。半月前在上海旅游，天气炎热，室内用电风扇通风降温，忽然发现歧视，左侧目珠不正，在当地医院检查原因未明，又去香港有关医院复查，病因依然未明。遂返英再查，同样原因不明，亦未作任何处理。头晕，头额微痛，胸胁作胀，大便偏干，小溲色黄，舌边衬紫，苔薄黄，脉弦劲。综合分析，肝气横逆，瘀热上干，风邪外袭，交相为患，以致目睛受累。亟当清肝泄脑，导热下行，祛风散邪，以缓目系急迫之势。药用：柴胡 5g，菊花 10g，生大黄 6g（后下），车前子 10g，茺蔚子 10g，密蒙花 10g，制香附 10g，炒枳壳 5g，生甘草 3g。3 剂。二诊：上方连服三日，大便畅行，歧视已除，左侧目珠已正，竟可自己驾车前来就诊。方药合辙，续予原方再服一周。药后视力恢复如昔，耳鸣、耳内阻塞感亦除，病愈。按：五脏六腑之精气皆上注于目，故常人视物如常，今视一为二，且目珠不正，运转受限，精气无以养目，缓急失调，为象昭然。《灵枢·大惑论》谓“精散则视歧，视歧见两物”，揭示了本病病理。但“精散”有有邪、无邪之分，无邪者补之以复其常；因邪伤正者，非祛其邪，精气无以复聚。此证的远因是中耳炎，虽多方治疗，但耳鸣、耳内阻塞感未罢，少阳经气不畅，络脉不和，以致气滞瘀阻，久郁生热；诱因是风邪乘虚入中，与瘀热相合，入脑连目，即古人“邪中其睛”之谓，于是目系急迫，目珠偏斜，精散视歧。方以大黄为主干，配合茺蔚子清泄上干的瘀热；肝开窍于目，大黄、茺蔚子以柴胡为引，不仅清肝，抑且泄脑，纠正目系之急迫；车前子有明目之功，且能导肝热从小便而出。二便通利，邪热自有出路。菊花、密蒙花疏散风热，清利头目。香附、枳壳解气郁，畅气机，以助气化。药后邪去正安，缓急自调，精散复聚，视歧遂愈。昔宋人许叔微治一视歧者，服补肝药不应，用祛风入脑药而瘥，给人启迪良多。此案则以清肝泄脑、清泄瘀热为主，祛邪则一，用意各别。

案二：痛风案。某男，44 岁，英国人。2014 年 5 月 13 日初诊。夙患痛风，因饮食不慎，复染外邪而发作，已延五周，尚未缓解。身热倦怠，面色苍白无华，右膝关节肿大，内有积液，屈伸不利，痛楚异常，需持杖方能缓行。伴见胸高气急，势如结胸，心烦不安，苦不能寐；中脘胀闷殊甚，进食不易，纳谷甚少；小便频数，涓滴难下，大便秘，腹中作胀，其状颇类关格。舌尖红，苔黄腻满布，脉虚弦而数。血常规检查见白细胞 1.1×10^9/L。家庭医生未曾给药，意欲继续观察。脉证互参，痛风失治，正虚邪恋，攻补两难。目下邪热聚于胸膈，心神被扰，湿浊流注关节，痹闭作痛；肺气窒塞，三焦不利。欲消膝肿，先行气化；欲利二便，先开肺闭。姑予栀子豉汤加味，宣展气化，化浊泄热。药用：淡豆豉 12g，生山栀 6g，光杏仁 10g，炒枳壳 5g，川厚朴 5g，广郁金 10g，全瓜蒌 15g，生甘草 3g。4 剂。二诊：脘闷略减，进食稍增，虽仍觉心烦不安，但夜寐有所改善；依然胸高气急，大便不畅，小溲色黄，量少次频，溲时不爽，腰部亦觉不适，右膝关节肿痛，苔腻稍化，脉虚弦而数。邪热聚于胸膈，气化欲行未行，遵前法宣展气化，冀邪热得以分消。上方加桔梗 5g、生苡仁 15g、威灵仙 10g。7 剂。三诊：胸胀脘闷大减，气急渐平，胃开思食，大便转易，小溲较前通利；右膝关节肿胀渐消，痛势亦减；唯夜间很难酣寐。苔腻渐化，脉来仍觉偏数。邪热有分消之势，正气有来复之渐，续当因势利导，再进一筹。药用：淡豆豉 12g，生山栀 6g，生苡仁 15g，光杏仁 10g，桔梗 5g，炒枳壳 5g，广郁金 10g，冬葵子 10g，石菖蒲 5g，生甘草 3g。7 剂。四诊：药后小溲畅行，溲甚浑浊，大便通利，纳谷增进，右膝关节肿痛已除，竟可弃杖行走，夜寐如常，精神颇振。唯舌苔化之未净，依然苔腻，脉数渐缓。效方踵进，以祛余邪。原方再服三周。2014 年 6 月 14 日患者来诊，斯时眠食俱佳，面色红润，已恢复工作。血常规检查见白细胞升至 6.1×10^9/L，尿酸略高于正常值。核磁共振检查肾脏未见结石，予原方略事加减以巩固疗效（处方略）。按：此证夙患痛风，伏邪藏匿，复受外来因素刺激，内外合邪而发病。若见症治症，当以消除膝关节肿痛为首务；若见病治源，不得不着眼于全身调节。观其邪热聚于胸膈，饮邪积于心下，窒塞肺气则胸高气急；热扰心神则心烦懊侬，夜不能寐。阴阳否隔，上焦不通则津液不行，以致小便涓滴难下，大便不畅。其膝关节腔积液也与气化不行、湿浊下注有关。所可虑者，神衰色夺，病邪由肺及心，由气及营，以致心气虚馁，血行障碍。脉来虚弦而数乃心气不足兼夹饮邪之征。亟当开通上焦，分解邪热，以复治节之职，以解心脉之困。仲景栀子豉汤原为伤寒发汗吐下后，热扰胸膈，虚烦不得眠之证而设，今借用于此，冀其化浊泄热，交通上下，宁心除烦。配合枳壳、厚朴、郁金行气解郁，是参用"伤寒下后，心烦腹满，卧起不安"用栀子厚朴汤（栀子、厚朴、枳实）之意。再加杏仁、瓜蒌宣肺下气。总之，全方不治下焦，而从上、中取法，直清其源而洁其流。服药四日已见转机，二便不畅乃药力不及，故加用桔梗开泄上焦，灵仙疏通气滞，进一步宣展气化。立方主旨不变，药后肺痹渐开，大便转易，气化及于州都，小便自利，均为邪退正复之佳象。于是因势利导畅利三焦，宣通痹闭。冬葵子其性滑利，利水通淋有殊功，选用此味意在增强清利水道之力。石菖蒲为芳香宣窍药，案中取其与豆豉、山栀、郁金同用，苦泄芳开，化浊和中，且能助冬葵子启窍利尿，并可宣通痹闭，以利右膝关节消肿定痛，可谓一举数得。《本经》以石菖蒲"主风寒湿痹"，足证其有宣痹之功。唯其性温燥，证系风寒湿痹可径用之；此证系湿热流注，虽其时热势已衰，仍当与泄泻之品并用，方能奏分解湿热、通络定痛之功。此案尚有两点值得注意：一是初诊时白细胞计数为 1.1×10^9/L，何故如此之低？治疗一月后，升至 6.1×10^9/L，何以上升如此之快？是药效，还是某次检测有误？二是痛风患者，肾结石常为并发症，患者小便涓滴难下，是否与结石阻滞有关？三诊时尿甚浑浊，是否有细小砂石已经排出？凡此均堪思索。

总按：上列两则医案，视歧其病在上，着眼于从下清泄瘀热；痛风膝关节肿痛其病在下，着眼于从上宣展气化，可以互参。

案一以大黄伍茺蔚子直入血分，导瘀热下行，方中菊花、密蒙花、车前子、茺蔚子均有明目之功；枳壳，《日华子本草》也称其“除风明目”。唯或散风热，或清肝热，或利水道，或散肝瘀，或行气泄浊，随证配伍，其用各殊，邪去则正自安。

案二是痛风失治的坏病，神衰色夺，胸高气急，二便秘涩，膝关节肿痛，诸恙丛生。病邪由气及营，心力不健，循环障碍。采用栀子豉汤加味，从清泄胸膈郁热入手，配合杏仁、枳壳、郁金、桔梗等宣展气化，以灵机窍。此时胃弱不耐重剂，看似轻描淡写，实能轻拨气机；既然心力不健，何不用大剂扶正强心？殊不知邪热鸱张，湿浊弥漫，峻补恐锢其邪。山栀味苦入心，能清气凉营，古人用治热厥心痛，郁热解则心脉畅，说它能凉营护心未尝不可。豆豉能宣化湿浊，笔者体会，痛风因恣食肥甘、滋饮酒浆而发病者，舌上常见垢腻之苔，方中加用豆豉往往有助于症情之缓解。

又，上病下取、下病上取不能绝对看待。案一虽着重治下，但还用柴胡疏达，引清气上行，用菊花清头目、散风热，是治下不忘治上；案二虽着重治上，还用冬葵子导下，以利湿热分消。若偏执一端，胶柱不化，焉能中病？

一八

抑郁症

案一：张某，男，19岁，2018年6月12日初诊。近1年来，因同班好友突然病逝，悲伤不能自已，遂抑郁不乐。或时而哭泣，或若闻异声惊恐不安，如中邪魅；夜难安寐，寐亦多梦纷纭。舌尖红，苔薄腻，脉弦劲。肝虚风扰，魂不守舍，姑予息风定惊，解郁安神。药用：独活6g，珍珠母20g（先煎），防风5g，龙胆草6g，丹参12g，合欢皮12g，炒枳壳5g，竹茹10g，生甘草3g。10剂。二诊：夜寐渐安，惊恐已见好转，苔脉同前。药证合拍，再宗前议。上方枳壳易枳实，另加陈胆南星6g。14剂。三诊：抑郁诸症锐减，脉转柔和，续予上方14剂。药后精神渐趋正常，一年后随访，旧恙已愈。

按：抑郁症成因复杂，此证缘于好友病逝，抑郁、悲伤思念太过而起。郁则气结不散，肝气失疏；悲则肝阴暗耗，肝体受损；脏器不平则生“风”，肝虚风扰则生诸多情志病变，以“肝藏魂”之故。昔南宋医家许叔微认为，“卧则魂散而不守，状若惊悸”之候系“肝经因虚，内受风邪”所致。此证病机仿佛似之。

治疗惊恐不寐，古人有“惊者平之”（《素问·至真要大论》）之法。但证兼抑郁气结，一味重镇安神尚未合辙，还当与疏泄并举，方能调节情志。当年许氏采用独活、羌活、防风一类风药以疏息肝风、调畅肝气，堪称卓识。此案立方从许氏真珠丸、独活汤二方取法，用独活息风定惊，珍珠母镇肝安神，二味一散一潜，动静结合；肝气不疏，胆火内燔，用龙胆草泄降胆火，伍入防风发散郁火，一助胆腑通降之用，一顺肝喜调达之性；气结火郁则生痰，用枳壳行气散结，竹茹清胆热、化痰涎；丹参、合欢皮养血和血，助诸药调节情志。药后获验，复加入胆南星以清胆热、益胆汁、化痰定惊。又因枳实行气散结之力甚于枳壳，故取此舍彼，以期立方用药更切病机。

案二：某女，54岁，2020年2月21日初诊。情怀不适，平昔易于抑郁，经净一年余，尤觉焦虑不安，心悸，易惊，或悲伤欲哭。中脘痞闷，撑胀不舒；嗳气，酸涎较多；口苦，大便偏干；夜难安寐，常需服用安眠药方可入睡；舌苔垢腻，脉弦劲。气机郁滞，中焦痞阻，心肾失交，拟解郁畅中，交通阴阳。药用：淡豆豉12g，炒山栀6g，防风5g，丹参12g，合欢皮12g，苏梗10g，制香附10g，法半夏10g，茯苓12g，甘草3g。7剂。二诊：药后见效甚速，夜寐渐安，无须服安眠药自可入睡，酸涎已少，大便转易，苔腻渐化。方药合辙，原方再服7剂。俟后抑郁不断好转，又用原方续服两周，以资巩固。

按：患者平昔易于抑郁，进入更年期，天癸绝，阴阳失衡，为患更甚。气郁则气滞，火郁则火用不宣，水郁则易腐而生酸，诸恙丛生。此证焦虑、欲哭、失眠，颇类脏躁，照例可用甘麦大枣汤之类以治之，但中焦痞塞，舌苔垢腻，此法非所宜也。豆豉由黑大豆蒸罨而成，其质轻虚，既能启肾阴上潮，又能宣通胸中抑郁之气；山栀味苦质润，能清心除烦，并化血中燥热之气。二味并用，有交通心肾之功。然而脾胃不和，阴阳终是痞隔，故非斡旋中焦不可。于是用苏梗、香附理气畅中，半夏、茯苓降逆和胃，更借助防风之鼓荡以疏通郁滞，促成上下交通、阴阳和合。试看自然界天气郁蒸，上下不通，闷热不雨，若清风倏至，天地交畅，大雨沛然，郁热顿解。远取诸物，近取诸身，可以体悟风药有促助阴阳交合之用，此风药用治抑郁症之另一义也。

一九

前列腺炎

案一：某，65 岁，英国人，因前列腺肥大、发炎引发癃闭，使用导尿管，经我处用中药治疗诸症缓解，撤除了导尿管，小便如常。一次适逢余外出度假，患者两周余未服药，旧恙有复作之势，于 2014 年 1 月 28 日前来复诊。自诉近一周来，排尿艰涩不畅，尿色黄、量少，尿频，夜间达四五次之多，小腹微胀，口中黏腻，痰涎偏多，口干，舌尖、边红，苔薄黄，脉弦滑。责之瘀浊互结，气化不行，拟滋肾通关，泄热散结。药用：知母 10g，黄柏 5g，肉桂 3g（后下），升麻 5g，炒枳壳 5g，菝葜 12g，怀牛膝 10g，炒白芥子 10g，泽兰 10g，生甘草 3g。7 剂。同年 2 月 4 日再诊，患者云服药二十四小时后一切恢复如常，昨夜竟一次未小便，酣睡通宵。乃予上方 7 剂巩固之。

按：前列腺增生、肥大，有形可征，属于“癥积”之范畴。结者散之，故以散结为首务。热伏者，清而散之；寒凝者，温而通之；寒热夹杂者，温清并用。习俗流行活血化瘀以消癥积，殊不知气为血帅，行气在活血之先，气不行则结不散，结不散则瘀不化。此证溲黄且频，再验之边红，苔黄之舌，弦滑之脉，确是瘀热互结，阴伤液涸。无阴则阳无以化，于是尿路不畅，尿频而艰涩不利。方用知、柏直清阴分伏热，清滋苦泄，育阴化阳。肉桂作反佐，化气以启下窍。更借助升麻、枳壳并用，调理升降，以助下焦气化之力。菝葜呈"黄赤色"（《唐本草》），入气分兼入血分，不仅能祛风利湿，还可活血化瘀。它还能安正解毒，古方屠苏酒用其辟疫，后人用其消肿毒，均是例证。故瘀湿互结成癥，邪毒不化，此药为当选之良品。笔者于前列腺肥大、发炎病证中常选用之，历验不爽。顺便一提的是，土茯苓与菝葜同属百合科植物，功用有相似之处，但其色白，或呈淡棕色，以入气分化湿浊为主，此大别耳。牛膝引药直入下焦，且其质润，能润枯泽竭，热灼津伤，血涩不利，用之能助血液之运行。白芥子通阳散结，化痰消肿，助诸药以启下窍。泽兰活血行水，以涤下焦浊垢。甘草和中解毒。诸药并用，育阴化气以利水道，消肿散结以化毒热，是以获效。

案二：某，57岁，英国人。2014年10月24日初诊。患前列腺肥大已五年之久，曾两次在医院用内窥镜检查，切片化验未见癌细胞（有家族史，其父患前列腺肥大，45岁时手术治疗，87岁时再次手术，诊断为前列腺癌），近查前列腺特异性抗原（PSA）7.3ng/ml。观其体型肥胖，大腹便便。自诉近一月来，小溲次频、量少，有时排尿突然中断，等尿两三分钟始行，白天尿行十次左右，夜间竟达二十次之多，腹中作胀。近四年来常发哮喘，余无明显不适，常服西药坦索罗辛（Tamsulosin）。舌苔薄腻，脉沉涩、节律不齐。瘀浊阻滞，气化不行，姑予散结祛瘀，以启下窍。药用：炒苏子10g，苍耳子10g，白芷5g，辛夷5g，菝葜12g，怀牛膝10g，炒白芥子10g，泽兰10g，生甘草3g。7剂。并嘱其停服西药。同年10月31日复诊，药后收效甚著，夜尿减为四五次，虽有等尿现象，但时间缩短。停服西药后，脉来节律如常，但仍沉涩。拟以原方出入，着意温通，化气散瘀。上方去辛夷，加桂枝5g、丹皮10g。7剂。11月7日三诊，药后小便畅行，已无等尿现象，白天如常，夜尿两三次，脉已起，苔亦化，效不更方，再服7剂。

11月17日四诊：病情稳定，排尿状况与上次仿佛，唯脉来沉涩，舌苔厚腻，予前方略增温通化气之力。上方加小茴香5g，7剂。俟后患者外出旅行，未能坚持服药。至同年12月4日再来门诊：除小溲偶有不畅外，余则正常。苔薄腻，脉涩欠利。遂予炒苏子、苍耳子、白芷、菝葜、牛膝、桂枝、丹皮、泽兰、炒白芥子、甘草。服7剂后，小便夜间一行，脉来如常，又予7剂巩固疗效。半年后随访，患者喜形于色，谓一切如常，但未再做PSA检测。

按：患者前列腺肥大已久，因有前列腺癌家族史，医院建议手术，患者担心术后影响性功能，选择保守疗法。其体型偏胖，大腹便便，舌苔偏腻，提示阳虚气弱，湿邪偏胜；而脉来沉涩，节律不齐，固系阳失温煦，脉道不利，亦可能与西药坦索罗辛的副作用有关。此药常用于前列腺肥大，它能使膀胱及前列腺附近的平滑肌松弛扩张，尿液顺利排出，解除尿急、尿频，但可能造成姿势性低血压，引起眩晕、头痛、失眠、恶心、心悸，甚至心律不齐。余在临床其他病例中亦见到类似情况，值得关注。患者停服此药后，脉来节律如常，符合预期。此证湿浊下注，瘀湿互结，阳气失运，气化不行，致使小便频密，排尿中断而不畅，非温化、温运、温通不能为功。苏子长于开肺痹、化痰湿、助运化，亦可通利二便，炒后其气芳香，益彰温通化气之力。凡痰湿下注，前列腺肥大者，余常选用之，俾肺之气化达于州都；苍耳子通督脉、升阳气，祛风利窍，不仅利上窍，为治鼻渊之要药，还能利下窍，通利小便。昔《千金方》治大腹水肿，一方用葶苈子末、苍耳子灰二味，以水调和服之。苍耳子作灰可以散血，瘀阻水停用之更宜。今径用苍耳子，伍以白芷，着力祛风消肿，化浊利窍，得牛膝为引，治下之力更专。二诊后加入桂枝，助肾之气化，促血液之运行，丹皮既清久郁之热，且与桂枝同用，苦泄辛通，散结化瘀。立方不着眼于化瘀，而化瘀已在其中矣！

案三：2020年5月19日，有九旬老翁求诊，自诉夙患前列腺肥大，三十余年前曾用激光治疗，俟后小便如常，未尝介意，近因外出度假一周，舟车劳顿，返家后突然尿急、尿频、排尿不畅，尿黄且浑浊，尿量一次不足100ml。尿频入夜尤甚，午夜一小时内有四次之多。尿急时竟不能自控，以致失禁，十分狼狈。因人在国内，通过视频查其舌象，舌尖红，苔薄黄。症舌互参，初步推测乃正气不足，邪毒外侵，导致前列腺发炎，予升清泄浊、清化湿热之剂观察之。药用：生黄芪15g，升麻5g，白芷5g，怀牛膝10g，大贝母10g，炒黄柏5g，萆薢12g，赤芍10g，佩兰10g，陈皮5g，生甘草3g。7剂。5月26日通过视频复诊，自诉服上方二日后尿失禁已除，唯仍觉尿急、尿频，特别是尿道发痒，尿道口有刺激感，尿色淡黄、依然浑浊，舌尖红，苔薄黄。毒热下注，瘀浊阻滞，拟方疏风泄热，化浊解毒。药用：净蝉蜕5g，炙僵蚕10g，炒黄柏5g，怀牛膝10g，赤芍10g，大贝母10g，菝葜15g，败酱草15g，白花蛇舌草20g，陈皮5g，生甘草3g。7剂。药后见效甚速，二日后尿频、尿急大减，四日后恢复正常。嘱其再服7剂以巩固疗效。

按：引发前列腺发炎因素甚多，有的是饮食不慎，如过食辛辣肥甘，或误食不洁的食物，或过量饮酒；有的则系邪毒外侵。患者夙患前列腺肥大，虽经激光治疗，但隐患未除，加之年事已高，舟车劳顿，正气不足，感邪而发病。邪难细辨，证则可凭。其尿黄而浑浊，提示湿热下注，诱发前列腺发炎，致使尿路湮塞，于是尿频且急以致失禁。此种证候亦系膀胱失约，但与属虚属寒、宜固宜涩者迥然不同。初诊用黄柏直清下焦湿热，辅以大贝母消肿散结，赤芍凉营散瘀，着意清利水道。萆薢味苦、甘（淡），性平，味苦则降，能泄化阳明之湿热；质轻气薄，又能引清气上行，为去浊分清之要药，此证用之，是针对尿浑浊而设。方中黄芪意在扶正托毒，升麻旨在泄浊解毒，药后尚称应手。但毒热未靖，复诊以尿道发痒、尿道口有刺激感为切入点，因其为“风”象，转而采用疏风利窍之法，升清泄浊，以化毒热。蝉蜕与僵蚕并用，取法于治疗瘟疫之升降散（蝉蜕、僵蚕、姜黄、大黄），清化毒热兼搜络中之邪，入阳分利咽清上，入阴络洁肾清肝，功用不可尽述。特别是僵蚕还能软坚散结，于此证更为相宜。上案用苍耳子疏风利窍兼化湿浊，此案用蝉蜕、僵蚕疏风利窍兼化毒热，可比照观之。败酱草善疗热毒疮疡，长于消痈排脓，清人陆九芝说它“能化脓为水”（《医林琐语》）；其妙处还在于化腐生新，所以邹润安在《本经疏证》中称其在痈疽疥痔败坏之际“引致生气”，是知天然的解毒药自有其独到之处。

案四：赵某，39岁。患慢性前列腺炎数载，曾经中西医多方治疗未见效机。1996年4月，余回国探亲，遂来求治。症见尿频且黄，尿后余沥不净，清晨排尿时，尿道口有白色分泌物，腰膝酸软。苔薄、根微腻。脉弦、尺弱。此肾虚而夹湿热者，法当滋肾化气，略参清泄。药用：大熟地15g，砂仁3g（后下），白茯苓10g，生山药15g，炒车前子10g（布包），菟丝子12g，山萸肉10g，北五味子6g，生、煅牡蛎各12g。每日1剂。服药两周后诸症大减，尿道口白色分泌物近于消失，自觉效果甚佳，竟以此方间断服用半年，诸恙均已。

按：慢性前列腺炎往往虚实兼夹，如此证之尿频、余沥不净，乃肾虚气化不行之征；而尿道口有白色分泌物，似精似浊，既表示精关不固，亦有湿热下注之因素。盖水道与精道同出一窍，往往相互影响。若水道不清，可致精关不固；反之，败精瘀浊阻滞，亦可使水道不利。证治之要，当通涩互用，或以通济涩。熟地甘温，砂仁温涩。熟地滋填肾精，得砂仁则不腻膈；且砂仁为引，有助于熟地"纳气归肾"（《本经逢原》）。山萸肉、五味子益肾养肝，固摄阴液；菟丝子功专益精，且味甘兼辛，补中寓通，能入奇脉，助益肾诸药升固之力。山药伍茯苓，和脾渗湿；牡蛎潜镇，煅后固涩力增，且兼可燥湿；车前子专清水道，兼益阴液，水道清则精关固。全方开阖兼施，通以济涩，是以获验。

笔者体会，此类病证若见肾阳衰惫者，肉苁蓉常为当选之要药，以其兼可软坚消癥之故，辅以生地、熟地、山萸肉、菟丝子之属，益肾填精功著；兼夹下焦湿热，加入蛤粉、黄柏之属；若营中瘀热较甚，辅以丹皮、泽兰化瘀泄热。至于败精淋浊，茎中必痛，有的尿出浑浊如脓。叶天士《临证指南医案》有"通瘀腐"一法，谓"考古方通淋通瘀用虎杖汤，今世无识此药，每以杜牛膝代之"。取鲜杜牛膝根，水洗净，捣烂绞汁大半茶杯，调入少量麝香，隔汤炖温，空心服。杜牛膝即土牛膝，化瘀、泄浊、解毒之功甚著，惜乎此品一时难觅，麝香亦不易得，余变通其法，取川、怀牛膝各15g，配合生乳香5～10g，亦有一定效果。俟瘀去尿畅，转方调理。虚中夹瘀者，将上列诸药加入益肾之剂中亦可。

二〇

鼻衄

——凉血止血莫忘帅血归经

治疗鼻衄以清热泄火、凉血止血为常法，但出血必定留瘀，宿瘀阻隔，新血不得归经，病证缠绵反复，倘能以温血行血药作反佐，俾寒而不凝，止血不留瘀，可以提高疗效。

案一：彭某，女，60岁，英籍华人。2018年2月18日初诊。2个月前，突然鼻腔出血，其色鲜红，其量甚多，多见于清晨。近来可见左眼内眦亦有出血点，深以为苦。曾在医院多方检查，排除鼻咽癌，亦未见其他明显病变。平昔血压偏高，服用降压片，刻下血压124/84mmHg。大便日一行，干结不爽，舌苔厚腻罩黄，脉弦劲。气逆火升，迫血妄行，予降胃抑肝，凉血止血。药用：生地黄15g，生大黄5g，生白芍12g，怀牛膝10g，生侧柏叶15g，生槐花10g，旱莲草12g，荷叶5g，生甘草3g。7剂。二诊：服药一周，鼻衄即止，大便转易，苔腻亦化，唯上腭破溃作痛。气火稍杀，余焰未息，前方参入护膜医疡之品。原方加合欢皮12g、木蝴蝶5g。7剂。三诊：鼻衄止而复作，其量甚少，仅清晨清洁鼻腔时可见之。口干口苦，夜寐欠佳，大便如常，舌苔薄腻，脉弦。出血已久，虚中夹瘀，拟清营散血，导血归经。药用：生地黄15g，生侧柏叶15g，生白芍12g，怀牛膝10g，炒黄芩5g，川芎5g，合欢皮12g，旱莲草12g，荷叶5g，生甘草3g。7剂。四诊：偶见少量鼻血，其色甚淡，上腭破溃处已愈，二便自调。予原方加艾叶5g，续服两周巩固之。药后鼻衄全止，追访一年未复发。

按：鼻衄是常见病证，治疗亦非难事，唯缠绵不愈者当审慎，要排除鼻咽癌，避免误诊。此证已延二月余，出血色鲜量多，大便干结，脉来弦劲。胃热夹肝阳上逆，气升火升，迫血妄行。考《金匮》有泻心汤（大黄、黄连、黄芩）治吐血、衄血之例，姑宗其意。用《千金方》法，取大黄与生地并用，直泄血中瘀热；白芍、牛膝养肝镇肝；配合大黄、生地导气火下行。阴平则阳秘，气降则血降。药后收效甚速，惜乎气火虽降，余焰未息，口腔黏膜破溃作痛，于是加入合欢皮、木蝴蝶和血止痛、护膜医疡。热迫血溢，药用寒凉是为正治，然血得寒则凝，不免有留瘀之弊，是以古人治热入营血之候有凉血散血之说，一个“散”字极具深意；亦有在寒凉药中反佐温药以行凉药之滞者，并借其行血以帅血归经。观《世医得效方》治实热衄血之川芎三黄散（大黄、川芎、黄连、黄芩）用川芎，《校注妇人良方》治血热妄行之吐血、衄血之四生丸（生荷叶、生柏叶、生艾叶、生地黄）用艾叶，均值得玩味。笔者三诊时参用川芎“从治”，后又加入艾叶，以行血中之气，祛血中之瘀，与凉血止血药动静、通塞互用，收相反相成之效。

案二：某男，68岁，英国人。2019年7月1日初诊。鼻衄如注，经常发作，尤以夜间为甚，已达六周之久，医院检查未见明显异常，予止血药内服，未效。因出血难以控制，医生嘱其鼻衄时使用夹子（约四厘米宽）压迫鼻翼以止血。口干，心悸不宁，舌尖红，苔薄，脉弦、节律欠佳。阴虚阳亢，血热妄行，姑予养阴制亢，导血归经。药用：生地黄15g，生侧柏叶15g，荷叶5g，艾叶5g，炒黄芩5g，炒山栀5g，川芎5g，旱莲草12g，生白芍12g，生甘草3g。7剂。二诊：鼻衄已止，效不更方，再予原方7剂。三诊：余波未靖，药后又鼻衄一次，其量不多，余则未见异常。口中渐和，心悸已罢，精神转振，苔薄，脉弦，予上方加合欢皮12g，再服两周，以资巩固。药后鼻衄未作，三月后随访未见复发。

按：血从上溢，鼻衄以气逆阳升、迫血妄行居多。此证鼻衄如注，古人称为鼻洪或鼻大衄。仓促之际，一般可针刺少商穴出血，或取百草霜、血余炭、山栀炭，用棉花球蘸上药末塞入鼻内以止血。当代已故名医干祖望还发现，早在《洪氏集验方》中就提出压迫颈动脉的方法以止鼻大衄，均可供参考。此证医生用压迫鼻翼的方法以止血，乃治标而已。因阳亢而出血，复因血去而阴伤，阴伤而阳愈亢。气血失和，心营失养，于是心悸不宁。仲景泻心汤主治“心气不足”之吐血、衄血，以苦泄之，假其折亢阳；以苦补之，取其通心脉、宁心神。气能生血，血能涵气，血止则心气不致耗散。此证地、芍与栀、芩相伍，甘寒、苦寒化合，滋养兼以清泄，损有余而补不足。与上案相较，及早采用川芎作反佐，一方面引凉血止血药直达巅顶；一方面协同艾叶散血消瘀，导血归经。川芎旺盛血行，血证慎用，但相机用之，特别是配伍用之，又是消瘀止血之良药。读本草不可死于句下，唯活法从心方能应用自如。

二一

冲和膏杂病治验

冲和膏（原名冲和仙膏）载于明人杨清叟编述的《仙传外科集验方》，方由紫荆皮（炒）五两、独活（去节，炒）三两、赤芍药（炒）二两、白芷一两、石菖蒲一两组成，诸药为细末，葱汤或酒调敷。主治痈疽发背，流注痰块，折伤损痛等冷热不明之证，或曰半阴半阳者。杨氏认为，“夫痈疽流注杂病，莫非气血凝滞所成，遇温即生，遇凉即死；生则散，死则凝，此药是温平”。故可化凝散滞，消肿散结，祛腐生新。此方不失之寒凉，亦不失之温燥，性禀中和，得《老子》“万物负阴而抱阳，冲气以为和”之意。此方选药眼光独到，识见精微。李时珍据原书之意略加条贯，阐述方义——“紫荆皮乃木之精，破血消肿；独活乃土之精，止风动血，引拔骨中毒，去痹湿气；芍药乃火之精，生血止痛；木蜡（即石菖蒲）乃水之精，消肿散血，同独活能破石肿坚硬；白芷乃金之精，去风生肌止痛。盖血生则不死，血动则流通，肌生则不烂，痛止则不焮，风去则血自散，气破则硬可消、毒自除。五者交治，病安有不愈者乎”（《本草纲目》紫荆条下）。吾人今天不必拘泥于其五行之字眼，尽可从每味药独特的取意领悟其中的旨趣。

先慈精于外科，冲和膏为必备之良药，因为痈疽诸证，属阴属阳者固有，而半阴半阳、化而未化者犹多。余年轻时目睹此方功效神奇，因思内服、外治其理一也，遂萌生将外科的治法融入内科杂症治疗的想法，对此方更为留意探究，兹择医案数则，聊见应用之一斑，供进一步之研索。

案一：骨癌案。某男，45岁，印度裔英国人。患者因右下肢胫骨骨癌，于2012年9月18日手术治疗，西医给予止痛片，以后将再次手术。2012年10月4日来我处初诊，目下疮面焮肿疼痛，下肢肿胀殊甚；舌尖红，舌边紫暗，苔薄，脉滑数。毒热着骨，瘀滞不行，拟坚骨泄热，化瘀解毒，冀略缓其苦。药用：地骨皮10g，炒黄柏5g，萆薢15g，怀牛膝10g，赤芍10g，紫荆皮10g，忍冬藤30g，桑枝10g，生甘草3g。7剂。一周后复诊，痛势略缓，下肢肿胀亦减，予上方再服7剂。同年12月3日三诊，患者已于11月17日再次手术，切除右胫骨坏死的骨头，从左胫骨取出部分骨头予以修补。目前左侧疮面如掌大（20cm×11cm），上有白色分泌物，右侧疮面尚未愈合，疼痛殊甚。下肢肿胀、僵硬，色泽发暗，口干，心烦，舌质衬紫，苔薄，脉弦而数。一波未平，一波又起，毒热蕴骨，津伤液耗。拟苦以坚之，酸以敛之，养骨祛瘀。药用：地骨皮10g，炒黄柏5g，乌梅肉10g，怀牛膝10g，白芷5g，紫荆皮10g，赤芍10g，泽兰10g，生甘草3g。7剂。一周后再诊，下肢肿胀大减，肤色仍暗，疮面缩小，分泌物减少，疼痛缓解，已停服止痛片。偶觉心悸，苔、脉同前，予上方加石菖蒲6g，再服一周。12月19日五诊：右侧疮面近于愈合，左侧疮面缩小十之六七，疮面色泽红活，分泌物甚少，舌边色紫，苔薄，脉数已缓。其效如此之速。继用上方，再服一周，右侧疮面完全愈合，左侧疮面再度缩小，但右髋骨作痛，予上方加独活6g，又服一周。左髋骨疼痛已减，行走大为方便。予下方坚骨养骨，拔毒散瘀。药用：地骨皮12g，炒黄柏5g，乌梅10g，白芷5g，紫荆皮10g，赤芍10g，独活6g，石菖蒲6g，泽兰10g，生甘草3g。服药两周后弃杖行走，去医院复查时，主诊医生见其恢复甚快深感惊奇，唯左侧疮面少许未曾愈合，乃予上方加生黄芪15g，再服两周。2015年3月14日随访，云两年来一切如常，恢复工作。

按：此证癌毒蚀骨，毒热深伏，加之两度手术，形质受损，元气大伤，善后调理颇费斟酌。欲清除余毒，生骨生肌，非坚骨养骨、祛腐生新不可，岂是补益之剂所能胜任？方中地骨皮、黄柏苦以坚骨，前者清骨髓之热，育阴制亢，后者还能除骨间之湿热。乌梅酸敛，能疗骨蒸，此则取其收摄阴液以养骨。在此基础上融入冲和膏。紫荆皮是冲和膏的主药，李时珍称其“气寒味苦，色紫性降，入手、足厥阴血分。寒胜热，苦走骨，紫入营，故能活血消肿，利小便而解毒”，堪称此证的对良药。赤芍一味，无不知其能活血化瘀，然而杨清叟不言其活血，亦不言其化瘀，偏说能“生血”。盖血死则凝，血活则生，赤芍味苦，炎上作苦，火之味也，是以能生新，其识见高人一等。后来加用独活有两个考量，一是患者两度手术后，举步维艰，用双拐助行则右下肢患侧更不易着力，左下肢着力太多，引发髋骨疼痛，取独活搜风活血，利关节而止痛；二是取其“引拔骨中毒”，借助温性“从治”，引骨中热毒外出。石菖蒲是治湿痹之要药，冲和膏取其“破石肿坚硬”，此则仗其温通气血，疏通经络，改善周身血液循环，消除下肢瘀血状态。白芷去风，“风去则血自散”，且能生肌止痛。内治外治本同一理，借用活用存乎其人。

案二：慢性非细菌性骨髓炎案。某女，9 岁，马来西亚人。2018 年 6 月 16 日初诊。患者于 2016 年因左膝关节疼痛去医院治疗，经多方检查诊断为慢性非细菌性骨髓炎，并于 2018 年 4 月进行手术治疗，核磁共振提示左足踝仍有一处病灶，曾服用布洛芬等收效不彰，又给予激素，家长不愿孩子服用。目下孩子左膝、踝关节疼痛，膝关节僵硬、肿胀，行走不便，需拄杖助行，形体消瘦，易汗、乏力、痰多，舌尖红，苔薄黄，脉细数。毒热阻痹，着骨伤津，拟坚骨泄热，消肿宣痹。药用：川芎 5g，地骨皮 10g，乌梅 10g，怀牛膝 10g，紫荆皮 10g，石菖蒲 5g，赤、白芍各 6g，生甘草 3g。7 剂。二诊：服上方 4 剂后，膝关节肿痛锐减，可弃杖行走，仍用上方再服 7 剂。三诊：在学校上体育课，因野外行走太多，引起左足背微肿、疼痛，余症尚可。湿热下注，络脉失和，参以坚骨泄浊之品，原方加萆薢 10g，7 剂。四诊：药后足背肿痛渐退，行走如常，予上方再服 7 剂。俟后病情稳定，予上方去萆薢，加续断 10g，1 剂药作两日服，巩固疗效。以后随证参用白芷、黄柏、白芥子、忍冬藤等，坚持服药二月余，临床症状消失，日渐康复。于 2019 年 1 月返回马来西亚。2022 年 11 月又来到英国，知其病情稳定，未曾复发。

按：慢性非细菌性骨髓炎（chronic non-bacterial osteomyelitis，CNO）颇不多见，是一种无菌性炎症，儿童常见的主要症状是疼痛和/或肿胀。CNO 骨病变的典型放射学特征是骨质溶解、硬化和肥大，最常见的形式是慢性的复发性多病灶，但也有单病灶和非复发性。目前认为，CNO 是一系列自身免疫和自身炎性疾病。西医治疗主要是针对减轻疼痛和炎性反应，以阻止骨质破坏和病情进展。衡之于中医学，此病可隶属于“痹证”范畴，或径曰“骨痹”，但不甚贴切。因其病因非从外来，乃是内生。如古人所说的风寒湿三气杂至，合而为痹，其病变由表入里，由浅入深，由经脉而及脏腑，而至骨等等，均难以阐释，足见学术当与时俱进，但可借鉴古人的经验。此证需要养骨以助修复骨质的损害，需要滋液以缓解筋膜的干涩，需要清热宣痹以缓痛并减轻炎性反应。地骨皮古人用治热痹，能坚筋骨，直清骨髓之热；乌梅养骨护骨；牛膝坚筋骨，通血脉，引药下行；融入冲和膏，先以川芎代白芷，因膝关节术后必定留瘀，是以僵硬、肿胀，用川芎流通血脉，宣通痹着，促进瘀血的吸收；紫荆皮活血消肿；菖蒲利窍涤痰，消除膝关节之僵硬；冲和膏用赤芍，此则赤、白芍并用，不仅和血生血，且得甘草能缓急止痛。此证服药后病情稳定，经医院复查，证明明显好转，追踪观察三年余健康良好。

案三：乳腺癌术后淋巴水肿案。某女，30 岁，已婚，英国人。2016 年 5 月 20 日初诊。患者左侧乳房患乳腺癌，于去年 6 月施行手术，并扫除腋下淋巴结，引发左上肢水肿，牵及背后。观其肿胀殊甚，手臂重着、僵硬、疼痛，皮肤起皱纹，色暗。舌尖微红，苔薄，脉弦略数。淋巴液潴留，积而不行，为瘀，为浊，为肿，不可作寻常水肿视之。拟方疏风散肿，化瘀泄浊。药用：白芷 5g，石菖蒲 6g，紫荆皮 10g，赤芍 10g，桂枝 5g，炒黄芩 5g，泽兰 10g，海桐皮 10g，威灵仙 10g，桑枝 10g，生甘草 3g。7 剂。5 月 27 日复诊：药后肿势大退，左上肢重着、僵硬、疼痛锐减，苔薄，脉弦。上方见效，继进之。14 剂。6 月 10 日三诊：诸症继续好转，予原方 28 剂观察之。7 月 28 日四诊：左上肢肿胀已十退八九矣，予上方去海桐皮，给药两周巩固疗效。2018 年 11 月 21 日，因他病来诊，观其左上肢无水肿，近于正常。

按：乳腺癌手术治疗，常一并扫除腋下淋巴结，会阻断手臂、胸部各处淋巴液的正常回流，造成淋巴液在组织间的潴留，导致手臂水肿、沉重，痛楚不安，治疗不易。因通常治疗上下肢水肿，主要从气与水的关系着眼，立足于化气行水；亦有因瘀阻而水不行者，古人称之为血不利则为水，则当化瘀行水。然而此证源于手术扫除淋巴结，致使淋巴液在组织中潴留，液体由清变浊，由稀变稠，乃至发干，形成瘀浊堵塞，络脉不通，气化不行，于是水湿停聚而作肿，仅仅活血化瘀尚难胜任。笔者尝试用冲和膏出入，意在内消瘀浊，化有形于无形。方中舍去独活，取白芷祛风散肿，借风气疏通血脉；石菖蒲芳香化浊，开窍闭而流通津液；紫荆皮、赤芍均为消肿、止痛之必需；海桐皮不仅去风湿，且能入血分，治血脉顽痹，此证肤色发暗，有的延久则麻木，乃血脉不通使然，此味正可用之；威灵仙善于走散，能疏通经脉，削坚散结，化瘀行水；桂枝作引经之用，且能布阳和，解凝散结；因舌尖微红，脉来偏数，示瘀浊生热，故用黄芩以清之。一旦“内消”获验，则气化水行，水肿遂退。此类方药，是否通过改善血液循环，将上肢中多余的淋巴液吸收、分流，从而促进水液代谢，值得进一步研究。

案四：贝克囊肿案。某男，42 岁，英国人。2015 年 6 月 3 日初诊。夙患关节炎，近数月来左侧膝下发现肿块，逐渐增大，医院检查为贝克囊肿（Baker's cyst），给予布洛芬，收效不彰。目前囊肿约一小鸡蛋大，僵硬，边缘光滑，牵引作痛，影响行走；小溲略黄，大便正常；舌苔薄腻，脉弦。瘀浊积为癥块，络脉痹闭，拟方宣痹通络，削坚消积。药用：独活 6g，白芷 5g，紫荆皮 10g，赤芍 10g，石菖蒲 6g，海桐皮 10g，怀牛膝 10g，桑枝 12g，生甘草 3g。14 剂。7 月 30 日复诊：药后贝克囊肿已见缩小，停药一月余又有增大之势，膝关节疼痛，行走受限，苔、脉同前。予上方再进一筹，原方加炒白芥子 10g，14 剂。8 月 19 日三诊：服上方有效，囊肿缩小，疼痛减轻，活动渐利，又予上方 14 剂。同年 12 月 17 日因腰痛来诊，见贝克囊肿已消无芥蒂矣！

按：贝克囊肿由膝盖后方积液形成，从而导致膝盖紧绷、疼痛或僵硬，常由类风湿性关节炎、骨关节炎或其他发炎性关节病所引起。西医治疗，或抽取囊肿内积液，或手术，或直接将类固醇注射进膝盖，冀减轻疼痛和炎症。冲和膏的妙处，不仅能消肿散结，磨化有形的癥积，还有抗风湿的作用，堪称标本兼顾。独活长于治下肢风湿，于此证可直接作用于膝部，祛风拔毒，蒸膝护膝；石菖蒲更是治湿痹的要药，与独活相伍，破石肿坚硬。囊肿内有积液，可谓瘀湿互结，紫荆皮活血散瘀，还可逐湿利小便，伍入海桐皮，消瘀逐湿更为着力；赤芍逐瘀生新，并可止痛；白芥子祛皮里膜外的痰涎，通阳解凝，消肿止痛，助冲和膏以消癥积。坚持服药，徐消徐磨，是以奏功。

案五：鼻窦炎案。一马来西亚女性，40岁，患鼻窦炎半年未愈，于2017年4月20日求诊。自诉喷嚏连连，鼻流清水，偶夹浊涕，鼻塞不通，壅堵殊甚，入夜张口呼吸，十分痛苦。目前服用西药非索非那定和克拉霉素，并用复方萘甲唑啉喷剂喷鼻，然而此种喷剂始则见效，久用则失效。头痛头晕，口苦，舌苔白腻，脉浮弦。肺气失宣，湿浊久郁，室滞不通，鼻道不利，已成鼻渊重症。拟方疏风利窍，化瘀泄浊，清利鼻道。药用：桂枝5g，赤、白芍各6g，生黄芩5g，白芷5g，独活6g，石菖蒲6g，紫荆皮10g，苍耳子10g，广藿香10g，生甘草3g。7剂。并嘱其停服西药，停用喷雾剂。4月28日二诊，药后鼻塞已通，夜间入睡已可自由呼吸，苔腻亦化。方药奏效，毋庸更张，原方再进7剂。5月5日三诊：鼻已通畅，喷嚏明显减少，清涕转稠，其量亦减。邪渐化热，略参清泄。上方去独活，加败酱草12g，7剂。5月12日四诊：偶作喷嚏，鼻涕或清或稠，量甚少，病已十退七八矣。拟芳开苦泄，以祛余邪。药用：苍耳子10g，白芷5g，生黄芩5g，败酱草12g，广藿香10g，炒枳壳5g，赤芍10g，石菖蒲6g，紫荆皮10g，乌梅10g，生甘草3g。连服三周而愈。

按：此案见症喷嚏连连，鼻塞，鼻流清涕，状类过敏性鼻炎。西医一方面抗过敏、抗感染，一方面外用喷雾剂，惜乎收效不彰。复方萘甲唑啉是拟肾上腺素药，能使鼻黏膜血管收缩，从而减轻炎性反应所致的充血和水肿，缓解鼻塞，但久用可致药物性鼻炎，反而增加治疗的难度，亦是一个新的课题。患者源于过敏，过敏原姑以不正之气名之。肺开窍于鼻，不正之气直犯清道，壅遏肺气，气不行则营郁，气不化则湿聚。于是喷嚏、鼻塞、流涕诸症以作。桂枝汤证有"鼻鸣"，阳旦汤证亦有"鼻鸣"，与此证之鼻塞壅堵相似，此证虽舌苔白腻，已见口苦，内热渐起，故用阳旦汤法，取桂、芍、黄芩相伍以应之。伍入冲和膏以清理鼻道，白芷长于祛风消肿，托里排脓，此则用其内托之力，以排泄浊邪；

独活疏通督脉经气，能上达鼻窍，对鼻渊经久不愈、浊垢壅塞，鼻塞殊甚者，笔者数数用之，确有宣壅排浊之功；菖蒲开窍闭，以利呼吸；紫荆皮正可化鼻道的瘀滞；再配合苍耳子、藿香，一为治鼻渊之专药，一是芳香化浊之妙品。诸药并用，既能调营卫以御外邪，又能化瘀浊而洁鼻道，是以奏功。

案六：前列腺肥大案。2019 年 9 月 16 日治一英国男子，67 岁，六年前因前列腺肥大（增生），曾接受激光治疗，俟后小便大致正常。近两个月来，尿流变细，排出无力，偶尔中断，有等尿现象，尿后余沥不净；有时尿量突然增大、分叉；夜尿较频，有四五次之多；伴见腰际酸痛。经医院检查，证实尿后膀胱仍有尿潴留，给予抗生素，患者不愿服用。观其舌苔白腻，诊其脉沉而弦。此瘀浊互结，尿道不畅，气化不行，姑予散结消肿，温化瘀浊，以冲和膏加味。药用：白芷 5g，独活 6g，石菖蒲 6g，紫荆皮 10g，赤芍 10g，桂枝 5g，丹皮 10g，菝葜 12g，泽兰 10g，怀牛膝 10g，生甘草 3g。7 剂。一周后复诊，排尿依然欠爽，小便时有分叉，夜尿次频，时轻时重；白腻之苔略化，脉象同前。予上方加炒白芥子 10g。再服 7 剂后，小便已不分叉，但排出缓慢，舌苔薄腻，脉弦。宗上方出入，药用：白芷 5g，独活 6g，石菖蒲 6g，紫荆皮 10g，赤芍 10g，怀牛膝 10g，菝葜 12g，炒白芥子 10g，威灵仙 10g，生甘草 3g。7 剂。此方服后甚效，自觉小便近于正常，夜尿减为一两次，予原方三周续服之。2019 年 11 月 19 日来诊，称近来小便如常，曾去医院复查，小便后膀胱已排空，无尿潴留。遂予上方略事出入，持续服药两月以巩固疗效。

按：前列腺肥大是困扰中老年男子的一大难题，因排尿不畅，易于引发炎症，可见尿流变细，排尿无力，时或中断；又因膀胱储存的尿液无法顺利排出，致使压力增加，出现一时性尿量增大，排尿分叉，乃至无法自控。夜间尿频亦是特征之一，表示肾气亏虚，气化无力。然而益肾化气，试图通过补法增加排尿的动力，尚难收到理想的疗效，盖此病的症结是肥大的前列腺，导致尿路不畅。此案舌苔白腻，脉沉而弦，乃湿浊阻滞、阳气不运之象。湿浊化毒，加重了瘀阻，排尿更为不爽。白芷能通利小便，《千金方》水道散（白芷、甘遂、大黄、芒硝、厚朴、枳实）用之，以其兼可利窍消肿；独活通督升阳，流通气化，并针对此证腰际酸痛，借其宣痹镇痛；石菖蒲益下元，调节水液代谢，既能治阳虚夜尿频繁，又可开窍化浊治小便不畅；紫荆皮意在活血消肿而利小便；赤芍则具逐瘀生新之功。冲和膏诸药无不为此证所适用。更配合菝葜祛瘀浊而化癥结；牛膝引诸药下行以达病所，或加用炒白芥子搜风利窍，剔痰通络；威灵仙通行诸经，行气散结。克奏肤功，乃意料中事。

二二

油风

油风相当于现代医学的斑秃，俗称鬼剃头，以头发成片脱落，或日渐稀疏，头皮多油脂为特征。头皮或痒或不痒，头屑常偏多；头皮有的光亮，有的发红。发乃血之余，发根失荣，因而头发变细，乃至枯黄、脱落，责之血虚；头皮发红、瘙痒，责之血热；毛窍闭塞则责之血瘀。是以此证多从血虚、血热、血瘀诊治。也有因情怀不适，精神紧张而致者，则系肝郁不疏，气滞不行，血行不畅，无以养发；还有的与湿浊阻滞有关，这与久涝成灾、根烂苗萎同理。油风的“风”字值得注意，此证的诱发因素常缘于外风的侵袭，内外合邪，因而发病。综观种种治法，祛风通络药常不可缺，以其不仅能祛风散邪，风药还能载药上行，疏通经气，促进气血的运行，有利于头发的生长。

祛风药如何应用？试看治疗血虚脱发之神应养真丹（羌活、天麻、白芍、当归、熟地、川芎、菟丝子、木瓜），是在益肾填精、养血活血的基础上祛风。我早年在临床上应用过，却发现疗效并不理想，颇感困惑。王清任的通窍活血汤（赤芍、川芎、桃仁、红花、老葱、生姜、红枣、麝香、黄酒）对脱发经久不愈、头皮光亮、毛窍闭塞者，不失为对症的方药。此方并未用风药，以血活风自散也。多年前，一位头发、眉毛完全脱落的患者，病因不明，多方治疗不应，我径予王氏此方，使其大大改善了症状。后来在临床上也一再使用此方，因麝香价格昂贵，且难以购得，多以细辛、白芷代之。随着阅历的增多，我发现该方并非都能应手，必须认真探求，开拓新思路。

真可谓“千方易得，一效难求”，激发我学之、思之，在油风的“风”上着力探究，特别是受到仲景侯氏黑散（菊花、白术、细辛、茯苓、牡蛎、桔梗、防风、人参、矾石、黄芩、当归、干姜、川芎、桂枝）“治大风”的启示，从中提炼出防风、菊花、细辛、黄芩同用的配伍方法，以防风的疏散配合菊花的清降，专祛头面风邪；细辛辛香透络，散风利窍；黄芩清风化之热；兼赅温清升降，为有制之师，无论风之偏寒偏热，用之咸宜。随证加入丹参、泽兰、赤芍、红花、枳壳、白蔹、白蒺藜、甘草等，对于脱发特别是成片脱落者，收到较好的效果。在实践中，我体会到菊花有养发、生发作用；泽兰化瘀涤垢，能祛头面油脂，清除发根的脂栓；枳壳不仅能祛皮肤风气，而且能清洁胃肠，推陈致新，促使新发再生。枳壳的这些功用，与《本经》说枳实“长肌肉”“益气轻身”是一致的。上述制方用药的思路可谓“以损为益”，不补而补。正所谓“气以行为补，血以和为益”是也。

然而认识永无穷期，治风仍大有文章可做。侧柏叶一味，前人认为其“受金之正气”（寇宗奭语），因而能制风。《太平圣惠方》曾用其治大风疠疾，《本草纲目》引《孙真人食忌》治头发不生，取其阴干，作末，以麻油涂之。柏叶坚劲不凋，四季常青，古人用其生发、护发，有象形取意之义。其实侧柏叶苦涩微寒，有凉血之功，并能祛风湿；其气芬芳，能清络中湿热。油风若头皮色红，多脂多屑，往往是血热风燥，兼夹湿热之征，用之尤为相宜。曾治一英国女性，56 岁，病延三月余，头发日渐稀疏，其发变细、质脆，掉发越来越厉害；头屑甚多，因其头部油脂甚多，竟成片状。余予自拟侧柏生发汤，药用：生侧柏叶 15g，白芷 5g，白蒺藜 12g，菊花 10g，威灵仙 10g，丹参 10g，泽兰 10g，炒枳壳 5g，生甘草 3g。服药一周，脱发明显减少，仍用原方再服一周，竟未来诊。时隔三周后见之，脱发完全控制，头屑大为减少，且新发萌生，见效之速，实难想象。此方意在凉血靖风，涤垢通络，用药平淡。值得一提的还有威灵仙，此物通行十二经，功擅祛风，不仅能祛筋骨关节之风，且善疗皮肤风痒，并可宣化痰水。今借用其治疗油风，赖其搜剔经络之宿滞，达到气行血活风散之目的。侧柏叶，古人曾作服食之用，说明其尚有强壮作用，所以还可用于气血亏损之脱发，前人有二仙丸之制，药仅侧柏叶、当归身二味，用意甚为可取。

油风的病因在现代更趋纷繁，因饮食不当，如过食煎炸、炙煿之品引起的脂溢性脱发；药毒（西药副作用）及某些化学制剂的伤害引起的脱发等等。病因在变，证治在“风”字上着力意犹未尽，必随证变法，方能切合病机。

曾治一年轻的女大学生，平时偏嗜炸薯条等煎炸食品，加之学习紧张，忽发油风。头屑甚多，先见一两处斑秃，继之发展至五六处，大者一寸见方，病延三月余，甚为苦恼。推究病机，胃肠蕴热，脂浊不化为内因，复受外风刺激，内外相合，斑秃以作。法当清胃祛脂，疏风通络。余用防风、白芷、黄芩、菊花、枳壳、泽兰、赤芍、焦山楂、侧柏叶、白蒺藜、生槐花、甘草为方，疏之，化之，清之，推陈致新，调治二月余，新发萌生，脱发遂瘥。

另一英国女性，60余岁，因患高血压、心律失常长期服用地尔硫䓬（Diltiazem），发现头发易落，日渐稀疏，头皮多屑、皮色不泽且有紧张感，以手按之，皮下有水气，若浮肿状。舌苔厚腻，脉弦。查其所服西药，有引发脱发的副作用，则其发病与之不无关系。药毒如何应对，无成法可遵。审察病证，分析病机，乃气化不行，络脉不通，瘀湿互结，以致气血精微无以上奉，发根失荣，因而脱发。法当化瘀通络，流气化湿，兼清郁结之热。于是用丹参、赤芍、红花、泽兰、泽泻、枳壳、白芷、白蒺藜、黄芩、菊花、甘草为方，调治两月。新发萌生，又间断服药两月余，新发生长良好。

2013年4月15日，余回国探亲，在北京治马某，男，26岁，数年前开始脱发，由少渐多，日渐增重，目前毛窍闭塞，头皮光亮；不仅头发掉光，眉毛也完全脱落，胡须甚少；舌质偏红，苔少脉弦。曾经多方治疗，不见效果。患者长期从事汽车美容及修理工作，接触很多化工涂料。故余思此证与职业相关，平日缺乏应有的劳动保护，日积月累，异物异味伤形损气。凡眉落，病情之重甚于脱发，古人以为恶疾大风，毒邪深痼。为治之道，祛风必兼解毒，通络必兼凉营，方能气营两清，促进新发再生。药用：升麻 6g，白芷 5g，生侧柏叶 20g，生槐花 10g，菊花 10g，炒枳壳 5g，赤芍 10g，白蒺藜 15g，生黄芩 5g，生甘草 3g。每日 1 剂，服药半个月，头皮发红，再服半月，新发萌生；服至同年 8 月份，头发多数长好；至 9 月，头发生长稠密，眉毛完全恢复。计服药 150 余剂而瘥。方中升麻解毒净血，不仅泄浊，且能升清，引领精气上奉以促发、眉再生，与此证正为合拍。《太平圣惠方》所说的大风疠疾，此证似之，书中云侧柏叶有效，亦获得验证。

观乎过去与现在，油风之证治已大异其趣，真正需要运用补法、需要养血祛风者不多，更多的是因实致虚，需要以消为补，以行为益，以通为用。化化生生，不化不生。至于药毒与化学制剂伤害者，如何参用解毒生发，犹待进一步探索。学术的发展总是有因有革，在继承中变革是学术进化的通例。

二三

不孕症

案一：王某，女，40 岁，已婚。九年前生一女，俟后未采取任何避孕措施，但未能再孕。近几年多方检查，发现宫颈囊肿、卵巢囊肿，不排卵，因而无法受孕，2010 年 9 月 21 日前来就诊。平昔经汛先期，色暗红，有血块，经行时腹中疠痛，难以忍受，伴见下坠感，两侧少腹作胀；带下色黄、量不多，尿频，尿色黄；舌苔黄腻，脉关弦、尺小滑。腹中瘕聚，久积成癥，拟疏泄厥阴，化瘀散结。药用：炒川楝 10g，制香附 10g，青皮 5g，炒枳壳 5g，白蒺藜 12g，白芷 5g，赤芍 10g，丹皮 10g，焦山楂 12g，生甘草 3g。每日 1 剂，14 剂。同年 10 月 9 日二诊，经行六日将净，行时腹痛及下坠感已罢，瘀块减少，唯依然腹胀。舌尖红，苔薄黄，脉弦。上方尚合病机，略事损益可矣。原方去白芷，加郁金 5g，续服三周。同年 10 月 30 日三诊，斯时经汛已行二日，色红，腹痛未作，除轻度腹胀外无明显不适。姑予养血和营，益肾疏肝。上方去赤芍、丹皮、焦山楂，加鸡血藤15g，白芍、女贞子、菟丝子各10g，14剂。后予上方略事出入，服至年底停药。2011年5月3日来电话告知，称已孕八周，后得知届期生一男婴。

按：《素问·骨空论》言“任脉为病，男子内结七疝，女子带下瘕聚”，将带下瘕聚与七疝并列，可识其病理必有相似相通之处。受此启发，余治疗多囊卵巢综合征引发的不孕症常参用治疝之法，觉得别有一番悟境。多囊卵巢乃瘕聚久积成癥，始则病在无形之气，气结而不散，于是湿阻、瘀停，由无形而至有形。有的湿阻寒凝，有的久郁生热，而以寒热夹杂者居多。虽系任脉为病，但少腹、阴器乃肝经所辖。故无不夹肝郁为患，更何况奇经八脉隶于肝肾，经气原相贯通。基于这些认识，余治此类证候，以疏肝散结为首务，并不一味活血化瘀。以瘀由气结而来，气行则血行，气机流畅瘀可渐通。何况攻伐太过，徒伤正气，为智者所不取。川楝是治疝之要药，亦是治此证之要药，配合香附、青皮、枳壳、蒺藜，苦辛芳香，疏肝通络，散奇脉之气结；湿热内蕴胞宫，瘀热着而不行，为带下色黄，为经行夹瘀，取白芷、赤芍、丹皮、焦山楂，以剔除胞宫之湿浊，清营化瘀。此证之腹中绞痛乃积气、瘀热交阻，不通则痛。川楝、香附疏肝散结，赤芍、丹皮清营化瘀。通之，和之，痛遂定矣。俟痛止胀消，经汛渐调，参用鸡血藤、女贞子、菟丝子平调阴阳，益冲滋任，以助孕育而收功。古人以为种子必先调经，确具至理。

案二：李某，女，33岁。因患子宫内膜异位症，婚后四年未能受孕。2010年余回国探亲，于5月12日特来求诊，患者情怀抑郁，胸闷嗳气，纳谷不馨，每逢经行腹痛异常，经色深红，夹有瘀块，经行必作腹泻，日二三行，二三日自已，伴见腹胀、肠鸣，舌尖红，苔薄根腻，脉濡。曾请数位妇科名医治疗，观其处方用药，不出活血化瘀之范畴，选用当归、赤芍、桃仁、红花、五灵脂、熟大黄、三棱、莪术、地鳖虫之属，但痛经依然。脉证互参，乃肝郁脾虚之候，湿浊、瘀热交阻为患。治予温脾清肝，调和阴阳。药用：制香附10g，砂仁5g（后下），丹皮10g，益母草、子各10g，炒白术12g，茯苓10g，炒枳壳5g，乌药10g，赤、白芍各6g，生甘草3g。每日1剂，照方连服三月（因余已返英，无法复诊），痛经始则减轻，继则全已，经行腹泻亦罢。停药观察二月余即怀孕，至期生一男婴。

按：观乎此证的治疗，前医囿于西医各种检查，徒见有形，不明虚实，不晓气化，故处方用药未切肯綮。就其见症之特点分析，经色深红，夹有瘀块，为肝郁生热、瘀热内阻胞宫之象；而经期腹泻、腹胀、肠鸣则是脾虚不运之征。治肝宜凉，治脾宜温，立方用药之枢机在此。方由《太平惠民和剂局方》快气汤（香附、砂仁、甘草）、《韩氏医通》青囊丸（香附、乌药）加味而成，取香附、砂仁醒脾疏肝，斡旋气机，丹皮清热凉营，温清并用，气营兼顾，且砂仁兼可达下，丹皮兼可化瘀，三味并用，对气滞瘀阻、寒热相搏引发之痛经有效，余历验不爽。在此基础上，以乌药配合香、砂，疏通经气，散结止痛；以益母草、子配合丹皮清营散瘀，须知益母草兼祛水湿之力，茺蔚子通血脉，具行中兼补之功。肝主藏血，月经期肝血偏虚，虚则肝气更郁，于是脾气困顿，运化失职，湿浊中阻，引发泄泻。取白术、茯苓健脾化湿，枳壳行气滞而助运化。余如川楝伍芍药，则意在疏肝、柔肝，兼和腹痛，襄助成功。总之，此证虚中夹实，寒热错综，立法用药不在于化瘀而在于化气；不在于止痛而在于分解寒热相搏之势。盖气化行则瘀自消，阴阳和而腹痛已，此自然之理也。

案三：某，26岁，英国人。2001年2月2日前来就诊，患子宫内膜异位症，形成巧克力囊肿，西医认为不可能怀孕，故未采取任何避孕措施。其主要症状以痛经为苦，需服吗啡方能缓解。平昔经汛愆期，行时夹有瘀块，淋漓不断，一般须十余日方净。另一明显不适是腹中撑胀，大便干结，恒三四日一行。目下适值经期，延今十六日未净。面黄少华，精神疲惫，胃部痉挛作痛，泛吐酸涎。舌苔薄腻，脉弦细。肝胃失和，冲任失调，拟方疏肝和胃，清营安冲。药用：柴胡5g，炒枳壳5g，生白芍15g，法半夏10g，茯苓10g，制香附10g，广郁金6g，炒川楝10g，粉丹皮10g，艾叶6g，生甘草3g。每日1剂，服6剂后于2月8日再诊，斯时经行已罢，胃痛大减，酸涎亦少。唯腹中仍胀，大便干结，经净后带下偏多，其色或黄或白，有腥味。仍用上方出入，参用清泄胞宫浊垢之品，予上方去艾叶，加大贝母10g、土茯苓15g。14剂。至期来诊，大便由干转易，日一行，腹胀减轻，带下亦少。拟疏肝散瘀、和血调经之剂。药用：柴胡5g，炒枳壳5g，赤、白芍各6g，制香附10g，广郁金6g，炒川楝10g，丹参10g，粉丹皮10g，茺蔚子10g，生甘草3g。7剂。3月1日四诊，经尚未行，但胸胀、腹胀，腹中时痛，知将届期矣。当参入理气调经之品，予上方加茜草根5g、乌药10g，14剂。3月16日五诊，此次经行，腹中胀、痛大为减轻，无须服吗啡。顷经行六日，量中等，有血块，姑予化瘀调冲，通塞互用。药用：制香附10g，广郁金6g，粉丹皮10g，生白芍12g，茜草根5g，炙乌贼骨15g，紫石英15g，焦山楂12g，川续断10g，艾叶5g，生甘草3g。7剂，服药四日经行即净，腹胀亦除。唯小腹偶见挛急作痛，舌苔薄腻，脉弦，转予解痉缓痛，清任束带。药用：白芍12g，炒川楝10g，制香附10g，广郁金6g，生牡蛎20g（先煎），大贝母10g，土茯苓15g，荆芥穗5g，川续断10g，甘草3g。14剂。药后经汛届期未行，4月26日去医院检查，已孕四周。

按：此系子宫内膜异位症，形成巧克力囊肿，为癥积无疑。癥积留着，络脉不通，痛经因兹而起，其腹痛赖乎吗啡，可见痛楚之剧。至于经汛淋漓，漏下不断，一般责之冲任虚衰，失于固摄，但与宿瘀内停，致使血不归经亦有关系，故欲止其血，须兼化瘀。初诊时经行十六日，将净而未净，见症肝胃失和，冲任失调，此二者看似不同症候，实有内在联系。盖冲脉隶于阳明，其为病相互影响，冲气逆则诸气皆逆，胃失和降冲气难安，于是用四逆散加香附、郁金、川楝疏肝柔肝，调理升降；半夏、茯苓和降阳明；只取丹皮、艾叶二味，一凉一温，化胞宫之瘀热，响血归经。在下月经行期间，以乌贼骨、紫石英之镇固，丹皮、茜草之清通，香附、艾叶之温经为主，着眼通塞互用，其中茜草根与乌贼骨并用之法，出自《内经》，渊源有自。茜草根能行能止，少用则通经，多用则化瘀；乌贼骨既能收敛止血，又能软坚消癥。方中诸药合用，收固摄不留瘀、化瘀不伤正之效。此证之便秘，乃血虚肝郁，气机阻滞，肠蠕动失常所致，投以四逆散，亦为所宜。总之，此案以调经为主，一俟痛经大减，经汛渐调，旋即受孕，这对此类病证的证治有所启发。

二四

癥瘕案

（胆汁淤积）

王某，女，51岁，2021年9月23日初诊。近两年来，以右胁胀痛为苦，肝区可扪及一包块，若小鸡蛋大小，经医院多方检查，认为系胆囊收缩欠佳，胆汁淤积所致。曾建议手术治疗，患者畏惧手术，特来就诊。情怀抑郁，性急易怒，口苦，泛酸，腹中作胀，大便干结，需仗通便药始行，经汛已停三载。舌苔薄腻，脉沉涩。肝失疏泄，胆失通降，气涩津凝，结为癥瘕。拟疏肝利胆，解郁散结。药用：全瓜蒌30g，炒枳实5g，赤芍12g，青、陈皮各5g，炒川楝10g，生山栀6g，制香附12g，柴胡5g，生甘草3g。7剂。9月30日二诊：右胁胀痛尚未减轻，口苦，泛酸，腹胀，大便干结。苔腻稍化，脉仍沉涩。气机郁滞，留着未去，用栀萸丸法，通散郁火，利胆制酸。药用：生山栀6g，吴茱萸3g，制香附12g，炒枳实5g，广郁金10g，赤芍12g，炒川楝10g，青、陈皮各5g，生甘草3g。7剂。10月7日三诊：胁痛减轻，酸涎减少，矢气频多，大便转易，脘胁仍胀。苔薄，脉渐流利。前方已效，更进一筹。上方加茺蔚子10g、威灵仙10g。7剂。10月14日四诊：胁痛大减，自觉右胁包块明显缩小，口中微苦，酸涎甚少，大便日二三行，舌苔薄净，脉弦。郁闭渐开，腑气顺降下行，药已中的，效方踵进。原方7剂。11月4日五诊：胁痛近已，大便自行，腹胀甚轻，纳谷如常，苔薄，脉弦。予上方出入，巩固疗效。药用：生山栀6g，吴茱萸3g，制香附10g，广郁金10g，炒枳壳5g，赤、白芍各10g，青、陈皮各5g，炒川楝10g，蒲公英15g，菝葜15g，生甘草3g。7剂。药后自觉无不适，遂停药观察，两个月后去医院复查，右胁包块已消无芥蒂矣。

按：此证西医诊断为胆汁淤积，在右胁下形成一小鸡蛋大小之包块，胀痛交加，状类癥瘕，临床颇不多见。癥瘕病在血分，固定不移，但其成因未必尽由瘀血积久而成。《灵枢·百病始生》曾谓“卒然外中于寒，若内伤于忧怒，则气上逆，气上逆则六输不通（《甲乙经》作‘穴俞不通’），温气不行，凝血蕴里而不散，津液涩渗（《甲乙经》作‘津液凝涩’），着而不去，而积皆成矣”。将此种癥积责之气逆血瘀、津液涩渗所致，胆汁亦津液之属，此一描述与胆汁排泄不畅因而淤结之情状正相仿佛，故其论治，当以利胆散结为要务，不必尽从瘀血求之。此证由情怀抑郁而起，肝郁则化火，胆火上熏则口苦，湿热郁结则作酸，胆胃失于通降则便干。初诊以全瓜蒌为主药，取其“舒肝郁，润肝燥，平肝逆，缓肝急”（《重庆堂随笔》），兼可润肠通便；枳实下气消痞，赤芍化瘀利胆，此二味并用，取《金匮》枳实芍药散意，冀有助于消胀止痛。余则疏肝气、达郁火之品。药后收效平平。审证谛思，此证郁火内伏，苦寒直折，收效平平，不若反佐以取之，于是用栀萸丸（山栀、吴萸、香附）法，以吴萸作山栀之反佐，为利胆泄热之向导，使郁火易于通散下行，不复炎上作祟，且吴萸兼可制酸；取香附调畅气机，解郁散结；余药则配合此三味以建功。药后中的，增入茺蔚子养肝散瘀；威灵仙疏通经气，善破坚积，均有助于散结消癥，从而收到明显的效果。又，栀萸丸出自《丹溪心法·心脾痛》（原书无方名，方名系后人所加），用治“气实心痛”，唯“心痛”实指胃脘痛而言，特附识于此。

二五

呃逆

——和降肺胃利膈解痞

案一：邢某，男，21岁，大学学生，住美国圣地亚哥市，2019年3月2日就诊。呃逆连绵不断，竟达五年之久，多方治疗未见效果。其声响亮高亢，人在楼上，楼下可闻其声，心下痞闷殊甚，舌苔垢腻，脉濡缓。寒热二气相搏，冲逆作呃，拟益气消痞，调理升降，宽胸解痞。药用：党参12g，川黄连5g，法半夏10g，干姜3g，炒枳壳5g，青、陈皮各 5g，苏梗 10g，丁香 3g，柿蒂 6g，甘草 3g。7 剂。3 月 16 日复诊：药后呃逆已愈十之七八，心下痞闷亦舒，苔腻大化，原方再服两周遂愈。

按：呃逆，《内经》称“哕”，谓“胃为气逆，为哕，为恐”，又谓“病深者，其声哕”，将呃逆责之胃气上逆，所见之症有虚、实之辨，对后世影响很深。现代医学认为呃逆系膈肌痉挛所致，古人虽未明言膈，但如《济生方》治疗呃逆之柿蒂汤（柿蒂、丁香、生姜），治“胸满呃逆不止”，点出“胸满”，可见古人已悟到发病与胸膈有关。呃逆病变中心在胃，关乎肺与膈，倘只知和胃降逆，不知利膈解痉，施治仍未中的。观此证呃声响亮高亢，可见气机冲逆之甚。另一个着眼处是心下痞闷殊甚，痞者，阴阳不交之象，阴阳不交则寒热各造其偏，相抗相争，冲逆作呃。病延五载，中气已虚，虚则中气无权，升降更为失序。方用党参以益中气之虚，伍入长于消痞坚之枳壳，补中兼行；黄连消痞，苦降泄热；半、姜散结，辛通散寒，三味并用，以解寒热相搏之势。柿蒂一味，能通肺胃之气，诸家本草多言其苦、平，张璐《本经逢原》称其“涩平”，并谓“《济生方》治呃逆，专取柿蒂之涩，以敛内蕴之热，丁香、生姜之辛以散外郁之寒，深得寒热兼济之妙用”，此解确有卓见。以余观之，柿蒂之涩，可以收逆上之气以利“阖”，丁香之辛，散胸膈滞气以利“开”，二味并用，开阖兼济，有助于利膈解痉，此方将消痞和中与利膈解痉结合起来，是以获取佳效。

案二：彭某，女，62 岁，英籍华人，2022 年 5 月 25 日就诊。近两年来，患者经常呃逆，其声平缓，伴见胃脘胀闷，噫气不舒，情怀抑郁，有时胸膺作痛，小便自调，大便初干后溏，唇干口燥，口中偶有黏涎，舌有灼热感，质衬紫，苔少，脉弦。火郁中焦，伤阴劫液，气逆贯膈，发为呃逆，拟通散郁火，润燥解痉。药用：广藿香 10g，薄荷 5g（后下），天花粉 10g，丹参 12g，郁金 5g，合欢皮 12g，青果 10g，木蝴蝶 5g，枇杷叶 12g（去毛，布包），生甘草 3g。7 剂。6 月 9 日复诊：药后舌之灼热感大减，呃逆亦甚轻微，唯有时仍觉胸脘痞闷，予上方加生紫菀 10g，7 剂。7 月 10 日三诊：呃逆已罢，口干转润，余症亦退，上方再服 7 剂，以资巩固疗效。

按：此案辨证的眼目是舌有灼热感，显示中焦郁火为患，唇干口燥，郁火灼伤胃阴；胃脘胀闷，通降失职所致。郁火上逆贯膈，致使膈肌痉挛，呃逆不已。方用藿香、薄荷发散郁火，伍入天花粉生津清热，这一药对从钱乙泻黄散（藿香、山栀、石膏、防风、甘草）化出，以治发病之源。气逆胸膈，肺气痹阻，为胸闷，为胸痛，为呃逆，《温病条辨》治"太阴湿温，气分痹郁而哕者"，以宣痹汤（枇杷叶、郁金、射干、通草、香豆豉）治之。今取其意，用枇杷叶伍郁金化气宣痹，和降肺胃；青果味甘且涩，能降火摄火，止渴生津。此三味联用，辛开苦泄配合酸涩，亦具开阖之意，有利于解痉止呃。复诊加入紫菀开肺，以助枇杷叶、郁金化气宣痹之力。从此证观之，津伤液耗每致气涩不行，气涩不行则血行不利，凡液乏而痉挛急迫者，滋液养血有助于解痉。

明代医家刘宗厚曾谓"呃逆，皆是寒热错乱，二气相搏使然，故治亦多用寒热相兼之剂，如丁香、柿蒂并投之类"，斯言可扼呃逆证治之要。然而病变有浅深，冲逆之气有微甚，上列二案，呃声有响亮与平缓之分，见症亦有伤气、伤阴之别，然而和降肺胃，利膈解痉大法不离，虽同为寒热相兼之剂，但有刚柔之异，可供临证参酌。至于病深危重时之呃逆，扶元犹恐不及，另当别论。

㈤ 医论医话篇

此篇集结了笔者近期撰写的一些医学论文和随笔，有的试发经典之微，有的评述前人得失，还有某些难点的解析、热点的商榷，等等。“一探古人未至之境，或少至之境”（沈曾植语），或曰发古人所未发，发古人未尽之义。然学力所限，此种境界虽不能至，心向往之！

中医治病，强调理法方药的一致性。“法”指法度，即证治大法。法度森严，又不能刻板僵化，所谓活法从心，随机应变，是原则性与灵活性的高度统一。“法”上承辨证的“理”，下启立方用药，是临床获效的关键。它因人而异，因证而别，适时而用，独具特色。其中很多精义尚待发掘，“从治”即是一例。从治相对逆治而言，逆治，指逆病气而治，如以寒攻热、以热攻寒之类，为正治；从治，指从病气而言，如治热以热、治寒以寒之类，为反治。为什么要从顺病气？简而言之，在病证的某个阶段，邪气汹汹，如甚大寒热，或见于全身，或踞于一处，寒可以拒热，热可以拒寒，出现了病气与药气相格拒的情况。药不入则邪固守不去，邪不去则正气愈伤。此时寒者热之、热者寒之已不敷应用，必以同气者从治之，药气方能入，才能伏邪气、存正气，这极具妙思。用药如用兵，克敌制胜不仅要“剿”，还要“抚”，乃至剿抚互用。一味地对抗造成机体的伤害，安抚邪气即是保存正气。笔者就这一证治大法一议再议，试穷其理。盖有感于现代临床，一些处方用药流于浅薄，无精深之思，中医的真精神逐渐流失，不无隐忧。此外，还借助王履《医经溯洄集·积热沉寒论》，归纳了寒热病证治疗的“三部曲”，除了逆调与从治，益以“求属”之道。逆调为常，从治为变，而“求属”则着眼于自身的阴阳平衡，冀阴阳渐和，水火既济，邪将不解而自解。观照古人的智慧，直面当今抗生素等药物滥用的种种流弊，尤觉此种认知的可贵。

历代医家的学术风貌趋时而变，这是十分有趣的文化现象。明末清初考据学兴起之后，邹氏用其疏证《本经》，别开生面，成就斐然。笔者将读书心得发为文章，学者可窥崖略。其中或取材于某些章节，如选择《本经序疏要·瘀血》篇，对其为瘀血的情状——留血、血闭、老血、恶血、贼血所下的定义作进一步的阐释，进而探究主治药物的特性，为临证及科研作参考，以见本草经典历久弥新；或从《本经序疏要·鼻息肉》篇引申发挥，阐明“蚀法”的含义，冀广其用；或聚焦于一味药物，如从邹氏论芒硝治渴与止利，会通医经、本经、经方，识见高远，一言中的；或精究邹氏之一言，从中获得启示，以“化病气为生气”说为中心，旁搜远绍，说明化恶为良、化浊为清、化干为润、化瘁为荣，这不仅揭示了某些药用的奥秘，也是为医者的最高追求，此种转化思想发人遐思。邹氏的治学理念与方法影响后之学人，倘能循此以进，事必征实，言必有据，对整理中医古代文献，促进学术的发展有所助益。

○一

“汗法”约言

提要：本文就汗法的要义——“开发腠理，通调营卫”反复论证，阐明表证与脏腑之间的关系，提示激发自身脏腑的功能以祛邪，乃是中医治疗外感热病的精粹，较之现代医学注重外因，一味抗菌、抗病毒，迥然有别。

邪在表者汗而发之。有表必有里，徐灵胎谓“何谓表？皮肉筋骨是也；何谓里？脏腑精神是也；而经络则贯乎其间”（《医学源流论》），何秀山亦云“人有皮肉筋骨以成躯壳，皆谓之表；其中有脏腑以实之，则谓之里。而其能入里出表，全在经络，故谓之传经”（《重订通俗伤寒论》）。何氏持论与徐氏近似。若仅以皮毛为表，谓汗法在于“解除肌表的邪气”，义犹未允，亦未达《素问·热论》“三阳经络皆受其病，而未入于脏者，故可汗而已”之旨。

外邪袭人，郁遏表气，营卫行涩，甚则营卫不通，是以恶寒发热，周身违和。开发腠理是解表气之郁，通调营卫方能化气作汗。知斯二者，汗法之道，思过半矣！

麻黄汤为伤寒表实证而设。表实，腠理致密之意。方中麻黄轻扬，开表闭而泄卫实；桂枝通血脉，发散营中之风寒，助麻黄达邪外出；杏仁下气平喘，通调上下，且由肺达心，行气中血滞；甘草和之、缓之，既缓麻黄发表之力，又逗留其性，俾其发表之力绵长。此方药仅四味，无一味可或缺，其严谨如此。

桂枝汤为伤寒表虚证而设。表虚，腠理疏豁之意。桂枝汤证因有汗出，体温得以外散，所以身热不壮。有表邪当解表，但汗出表疏，宜发中寓收方妙。桂枝辛甘，性温，辛能解表，甘能守中，得甘草则辛甘化阳，在达邪中寓顾护卫阳之意；汗出则阴津外泄，非益阴无以和阳，芍药苦酸，微寒，得甘草则酸甘化阴，在养阴敛津中寓清热之力；生姜佐桂枝外散表邪，大枣佐芍、草以益营阴，犹恐诸味养营增液乏力，不足以内扶正气，外达邪气，是以在药后啜热粥以济之，盖营卫之气乃水谷之气所化生，于是化津液以为汗，用微汗以止汗，立法之妙非可言喻。

营卫发源于心肺，麻、桂二方的着眼点亦不离心肺。麻黄开肺气之闭，肺主一身之气，气化行则诸窍不郁；桂枝入心以助营气之运行，故知麻黄汤乃泄卫通营、化气发汗之剂。当作汗之时，气化已行；漐漐汗出后，热退身凉，诸恙顿解。桂枝汤乃调和营卫、解肌发表之剂，不斤斤于祛邪，营卫和而邪自去。《难经》以“损其心者，调其营卫”，是以桂枝汤实具强健心力之功。临床验证，桂枝、白芍、甘草并用，能通脉强心，随证加减变通，可疗心律失常，职是之故。

葱豉汤平淡无奇，但对外感风寒，或时行流感，发热、头痛、鼻塞、身疼者疗效确切，前人谓可代麻黄汤，谅非虚誉。方中豆豉升散，解肌发表，虽功善发汗，毕竟力薄，着力在葱白一味，不仅能宣畅肺气，升阳解毒，还能由气入营，入心通脉，为和营发表之良品。故知此方亦不失开发腠理、通调营卫之意。考陶节庵曾谓“表汗用麻黄，无葱白不发”(《伤寒证脉药截江网》)，王良璨又谓“发汗用麻黄，无葱白不透”(《小青囊》)。二者均对葱白发汗之功推崇备至，深可玩味。三拗汤是以麻黄汤去桂枝而成，其发汗作用远逊于麻黄汤，主要用于咳逆痰多之症。尽管用的是带节之麻黄，影响了它的发汗作用，究其实是麻黄入气分，不入营分，不入营分则不能裕汗源，是以前人有“不发”“不透”之慨，葱白的妙用亦可知矣！倘用连须带叶之全葱，其功尤胜。余所作之葱粥，系以粳米加全葱（切细）同煮而成，借胃气以资汗源，更易作汗，可退流感高热。

“腠理”一词，最早见于《内经》。《金匮》释之曰“腠者，是三焦通会元真之处，为血气所注。理者，是皮肤脏腑之文理也”，《伤寒附翼》言“少阳之气游行三焦，而司一身腠理之开阖”。若腠理郁闭，不易作汗。少阳与腠理相通，三焦与腠理相应。柴胡并无辛味，香亦不甚，所以发汗解热，即因其能升发少阳清气、开发腠理之故。就解表而言，麻黄是开毛窍而作汗，桂枝是解肌而作汗，柴胡是开发腠理而作汗。虽然皮毛、肌肉、腠理其间不无联系，但因病变浅深的层次以及机体反应各异，立法用药的着眼点自然有别。

小柴胡汤解少阳半表之邪，清少阳半里之热。其证少阳枢机不利，气郁化火，胆火内燔，不仅寒热往来，胸胁苦满，抑且心烦喜呕。柴胡、黄芩并用，能和解表里，祛寒热邪气，并能达气郁、泄胆火，将治外与治内融为一体，乃是张仲景制方用药的精妙处，亦是中医治疗外感热病之精粹，较之现代医学注重外因，一味抗菌、抗病毒，迥然有别。小柴胡汤并非汗剂，但仲景谓服此汤后“上焦得通，津液得下，胃气因和，身濈然汗出而解”。上焦得通则气化行，腠理开发，营卫通利，正胜邪却，不汗而汗自出矣！

独活能搜着骨之风寒，川芎解营气之郁，亦能达邪外出，疏风散热。此二味《小品方》葳蕤汤（葳蕤、石膏、白薇、麻黄、独活、杏仁、川芎、青木香、甘草）用之，荆防败毒散（荆芥、防风、羌活、独活、前胡、柴胡、桔梗、枳壳、茯苓、川芎、甘草）亦用之。葳蕤汤主治寒温夹杂、寒热头痛、咽干舌强之候，方中麻黄伍川芎，透发腠理之郁热；麻黄伍独活，可祛久伏之陈寒；伏寒化热，热壅上焦，取白薇、石膏清上；玉竹凉润，濡养阴液以化毒热；川芎伍青木香具芳香辟恶之意。此方寒热并用，凉散兼以滋液，于表汗药中别具一格。荆防败毒散则取独活与羌活、荆、防并用，将着于皮毛、肌肉、筋骨之风寒湿邪一并从表而解。用川芎运行营气，有助于解散营中之风寒。龙之章《蠢子医》以为，川芎、当归伍羌活、独活具麻黄汤解表发汗之功，其配伍之道与麻、桂并用泄卫通营、化气发汗仿佛。得仲景之意而不用其方，引申触长，选药制方尽可变通。

温热病邪着肌表，亦当汗解，但不应强责其汗。当表中兼透、表中兼清，促邪外达、内化方妙。豆豉外解表邪，内化湿浊，山栀凉而能散，以二味组成的栀子豉汤，被清代医家王旭高视为治温邪之的方。王氏认为，“夫温则宜清宜泄，而叶天士《温热论》未出主方，但云‘挟风加入薄荷、牛蒡之属，挟湿加入芦根、滑石之流’，试思加入何方之内，当知主治不出此方矣”（《退思集类方歌注》）。此论确有见地，遵而行之，治温病初起夹风夹湿之候，大法不离矣。栀子豉汤张仲景用于“发汗吐下后，虚烦不得眠。若剧者，必反复颠倒，心中懊侬”，后人用于杂病气郁化火、心烦不眠亦效。以二味并用，具“心肾交合之义”（柯韵伯语）。山栀味苦，导心火下行；黑豆益肾阴，作豉后其性升浮，启阴气上潮，水升火降，神安寐至。这就进一步证明，中医治病着重纠正内在脏腑功能的失调，将治内与治外融为一体。如栀子豉汤，解郁、透表、泄热除烦在斯，清心滋肾、交通阴阳亦在于斯，经方的学理值得深入研究。

《素问·至真要大论》以“淡味渗泄为阳”，“渗谓小汗，泄谓利小便也”（李东垣语）。是知淡味利窍，不独利小便，还能利毛腠之窍，开腠解表。湿热病初起，湿邪留着肌肉，热郁湿中，可见恶寒发热，身重，关节酸痛。郁热蒸逼则汗出，但热不为汗衰，以湿邪淹缠之故。治当辛淡解肌，导湿泄热。至于立方用药，薛生白《湿热病篇》可为示范——“宜滑石、大豆黄卷、茯苓皮、苍术皮、藿香叶、鲜荷叶、白通草、桔梗等味。不恶寒者，去苍术皮”。取辛淡参以芳香，醇正可法。

凡热郁肌腠，汗泄不畅，用栀子豉汤法；湿郁肌腠，汗泄不畅，宜辛淡解肌，可比照观之。

淡味为阳，“俱皆上行而后下降，非直下行也”（李时珍语）。淡味药上能清肺化气，中能化湿和脾，下能利尿泄热，具通利三焦之功。滑石味淡性寒，李时珍称其“上能发表，下利水道，为荡热燥湿之剂”。李东垣称茯苓“开腠理”，甄权称猪苓“解伤寒瘟疫大热，发汗”。均具卓识。《韩氏医通》集诸多淡味药之天一丸，由灯心、赤茯苓、白茯苓、滑石、猪苓、泽泻、人参组成，可用于小儿诸多热病，韩懋谓“凡治病，以水道通利为捷径也”，其心法在此。此方并无习俗常用的解表清热药，取淡味渗泄为主，不仅通利小便，还能解肌清热，方为奇方，颇堪珍视。若要进一步从理论上加以阐释，《灵枢·本脏》“三焦膀胱者，腠理毫毛其应”，庶几近之。

约言之，腠理郁闭有寒郁、热郁、湿郁之殊，通调营卫有泄卫通营、调和营卫、清泄营卫之分。因证立法，制方用药方能切中病机。

治疗外感热病，治外与治内不可偏废，汗中自有败毒之意。外有所感，内有所应，纠正脏腑功能的失衡方能激发正气以祛邪。从古人的经验中获得启示，可为今日临床之借鉴。

○二

朱师《劝学篇》的启示

古有荀子《劝学篇》，留下了“学不可以已”“不积跬步，无以至千里；不积小流，无以成江海”“锲而舍之，朽木不折；锲而不舍，金石可镂”之千古格言。朱良春老师也有一《劝学篇》，那是1981年春，我参加江苏省卫生厅委托南通市中医院举办的中医内科临床学习班，是年4月30日，一个阳光明媚、春意盎然的下午，先生为我们这批进修生作了题为《劝学篇》的讲座。讲者神采飞扬，听者如痴如醉。往事已矣，先生当年演讲的记录依然保存完好，泛黄的纸色显示岁月的沧桑，漫漶的字迹承载的是先生对后学的一片苦心。兹稍作整理，与诸君共赏。并就此篇给我的启示，略陈一、二。

一、朱师《劝学篇》记录

要学习就要读书，所以古人说“开卷有益”“读书破万卷，下笔如有神”，要有这样的毅力与信心。不读书，如无源之水，无本之木，焉能学好中医？但读书要讲究方法，讲究手段，力戒死读书、拘泥不化。读书不是我们的目的，我们的目的在于应用，所以前人说“学以致用”。中医典籍读了还要理解，知之为知之，不知为不知；学问学问，学而要问；把不懂之处真正搞清楚。须知学问是世界上最老老实实、最实实在在的东西，来不得半点虚假。必须做到老，学到老；学到老，学不了。现今有不少疾病（例如肿瘤）我们还缺少良策，其原因是我们还处于无知的状态，没有掌握客观规律，一旦得其要领，就能操必胜之左券。而读书是我们逐步了解事物内部变化规律的途径。要通过实践，把前人间接的经验变成直接的经验，有所提高，有所发现。

1. 要熟读成诵　读书百遍，其义自见。对于中医四大经典著作，其中如《伤寒》《金匮》必须熟读，不熟读不能探究其中的精义。《内经》可以选读，《本经》及温病学的主要著作要下功夫钻研。须知《内经》是中医理论的总汇，《伤寒论》是阐发辨证论治总的规律的著作。要读好经典，必须有古文基础，认真学好医古文，就如同找到了开启医学宝库的钥匙。熟读和理解不可偏废，在年轻时下足功夫，终生受用不尽。

2. 要泛览成趣 努力博览群书，扩大知识面，把泛览和精读结合起来。只有精读没有泛览，孤陋寡闻，自以为是，谓之“无识”；只有泛览没有精读，心中无数，无所适从，谓之“无根”。要树立每日必有一得的信念，能弄懂一字也是愉快，日有数得更加愉快，这是知识美。对于前人的医案医话，例如《临证指南》《柳选四家医案》等，要细心泛览，学其所长。俞根初《通俗伤寒论》是绍兴伤寒派的代表作，也是一部很好的内科学，很有研究价值。

3. 要精思有得 孔子云“学而不思则罔，思而不学则殆”。锻炼思维能力十分重要。要独立思考，统观全局，抓住主流。“知其要者，一言而终；不知其要，流散无穷”。心得心得，不用心无所得。不能指望把老师的知识变成录音磁带输入脑际，要自己去学习、去体会。“衣带渐宽终不悔，为伊消得人憔悴”，我们要提倡这种不畏艰难、刻苦求索的精神。

4. 要勤练有成 严谨的学风、勤奋的精神、谦虚的态度（简称“严、勤、谦”）是做学问的基本方法与品质，要勤学苦练，做到手勤、眼勤、嘴勤。“熟读王叔和，不如临证多”，脉诊胸中了了，指下难明，通过反复实践才能逐步掌握。要勤于积累资料，不管是成功的经验，还是失败的教训，都要总结，要搞资料卡，以类相从，逐步积累，假以时日，自然水到渠成。

二、读书临证，追求真知

先生的教诲语重心长，吾侪深受启迪，多年来不敢或忘，从不荒废学业，深恐有负先生的厚望。仅就个人的学习体会，从苁蓉治痢、苦参治失眠入手，谈汲取前人的经验，不能怀有陈见；学习先生的用药经验，不能浅尝辄止。说明读书、临证紧密结合是追求真知的不二法门。

1. 谈苁蓉治痢 肉苁蓉"止痢"之说见于《别录》，此物味甘咸，性温，为强阴益精、温养肾阳之品。其质地柔润，还能疗虚人、老人便秘。《别录》言其"止痢"，后人不甚了了。其实，早在隋唐医家甄权《药性论》中就记载了一则验方，系用苁蓉四两，配合精羊肉以米煮粥，称"大补益，主赤白下，补精败面黑，劳伤"。令人遗憾的是，李时珍在《本草纲目》中引用这张验方时，将"主赤白下"略去了。迨后《千金方》有增损健脾丸（钟乳粉、赤石脂、矾石、干姜、苁蓉、桂心、石斛、五味子、泽泻、远志、桑寄生、柏子仁、人参、白头翁、天雄、当归、石榴皮、牡蛎、龙骨、甘草）之制，以其与温阳固涩、清肠解毒之品并用，治痢久"五色赤黑如烂肠，极臭秽者"。惜乎识者不多，下此以往，用苁蓉治痢殊不多见。明代医家缪仲淳对《本经》《别录》之致力不可谓不专，但质疑《别录》此说，其言"若曰治痢，岂滑以导滞之意乎？此亦必不能之说也"（《神农本草经疏》）。究竟何如？那就有待实践的检验了。

迨至清代，有姚颐真识得此药治痢之奥旨，观邵新甫在《临证指南医案·痢》按语中云，痢疾有"因脾肾之阳素虚，阴邪从中而下者，先伤太阴，继伤少阴，关闸大开，痛泄无度……与邪多积热之候相比，绝然不同……吾乡姚颐真先生化出捷径良法，以大剂苁蓉，配入参、归、姜、附、桂、制白芍之类治之，靡不应手而愈"。邵氏阐发其机理，言"想苁蓉之性，温能达下，咸可利胃，质之柔润，以补阳中之阴，较地黄、阿胶尤胜，与之肠膏竭尽，络脉结涩而痛者，堪称神品"。借助这一珍贵的记录，姚氏的宝贵经验不致湮没，堪称幸事。

姚球，字颐真，其生年略早于叶天士。乾隆十六年《无锡县志》载其"生有异质，及长，从师学医……究心经、史、百家言数年，乃阅岐黄书，洞悉微妙，其术主于扶元气，助真阳，活人甚众，好学《易》，著《本草解要》，医家尤重之"。陶弘景是南北朝时期的医林巨子，姚颐真乃清代名医，在时隔一千二百余年后，他们的思想在历史的长河中邂逅，说明大浪淘沙，汰垢存精，金子愈发闪光。叶氏治痢亦有用苁蓉者，观《临证指南医案》之李案，“自痢五六年，即周身痛痹”，方用冬於术、苁蓉、熟附子三味；另一蒋案，久痢用脾肾双补法，药用人参、山药、茯苓、湘莲、芡实、补骨脂、苁蓉、萸肉、五味子、巴戟天、菟丝子、覆盆子。平心而论，似终不及姚氏精妙。

今之溃疡性结肠炎，颇类慢性痢疾，倘迁延多年，形瘦神疲，面黄贫血，腹痛肛坠，便下脓血，舌上苔少，脉虚细或脉细偏数，绝类痢久入肾之候，肠黏膜局部水肿、发炎、溃疡等，正是“肠膏竭尽”、络脉受损所致。而长期使用激素者，面赤升火，又类阴不恋阳之证，余常用苁蓉、熟地、山药、黄柏、牡蛎、五味子、桑寄生等，交恋阴阳，固摄下焦，获得效机。须知苁蓉能润能燥，质润可以滋燥，味咸可以坚肠，味甘可缓下痢之急迫，故具止痢之妙用。然必邪少虚多者方可用之。

读古人书，绝不能先存陈见，陈见横亘胸中，就不能客观地看问题。高明如缪希雍，陈见尚且难免，又何况我辈乎？只有摒弃定式思维，不为框框条条所限，才能获得思想的自由。

2. 谈苦参治失眠 先生对苦参的多种用法已载于《用药经验》一书中，其中一则治失眠的验方引人注目。药用：苦参 15 ~ 30g，黄连 5g，茯苓 15g，甘草 6g。用于肝郁化火或心火偏旺的失眠，具降火除烦、宁心安神之功。苦参无疑是方中的主药，只有对苦参的功用了然心中，方能加深对这则验方的理解，应用也就得心应手。

早在《千金方》中，有用苦参一味和醋煮服治“卒中恶心痛”，足证其有通脉之功。心痛以属寒居多，但亦有属热者，如清人陈士铎在《辨证奇闻·心痛门》所称之“火热犯心”证即是。陈氏认为心痛系“因肝气之郁而不舒，木遂生火以犯心”所致。治疗此类证候，苦参亦在选用之列。不仅如此，苦参味苦能入心经，按照宋人寇宗奭的说法，“气坚则壮，故苦可以养气”。苦参性寒能益阴，故朱丹溪说苦参“能峻补阴气”，他的这一说法和《本经》称苦参能“补中”，《别录》称其能“定志益精”是一致的。一味大苦大寒，具有清热泄火、清热燥湿、祛风利窍之品，《本经》《别录》言其还有补益之功，先贤的智慧非同凡响，辩证地看待事物的消长、盈虚、盛衰，深深地打上了道家思想的印记。近人通过实验研究，发现苦参对快速性心律失常有效，印证了古人的经验。根据以上的分析，我们可以测知这一验方的适应证中，或有心悸、怔忡、少气甚至心痛等见症。换言之，心火偏亢的失眠，兼见上列症状，用此方就不必迟疑了。所以学习老师的经验应拓宽思路，细心体会。

要做到认证确切，选方用药精当，还应借鉴前人的经验，这就需泛览。在前人留下的运用苦参治疗心系疾患的治验中，有一则医案殊堪玩味，此案见于清代吴中地区名医曹仁伯的《教言》，该书为柳宝诒辑校，载于《吴中珍本医籍四种》一书中，案曰“曾见三和尚治一心悸症挟湿火者，用归脾汤数剂而愈。其方以白苦参代人参，具见灵活之妙”。医者将心悸兼见湿火看成是运用苦参之标的，其化裁归脾汤，可谓心有灵犀。无独有偶，张寿颐亦称苦参能“荡涤湿火”，湿火与湿热义近，苦参、黄连均能燥湿清热，我粗浅的看法是，先生这则验方，如果患者舌尖红，苔黄腻，口苦，小便赤，运用它就更为适宜了。

先生的用药经验不是天上掉下来的，是在博采诸家、反复实践、融会贯通的基础上，给予新的发挥和创造而成的。我们学习先生的经验，绝不能浅尝辄止，应不断深入，触类旁通，领略先生的辨证思想，继承和发扬先生的宝贵经验。

朱师的《劝学篇》是自身治学经验的总结，也深深地影响了我，今天与诸君重温这一课，对弘扬中医学依然具有深刻的现实意义。

〇三

追忆往事　缅怀先师

——纪念朱良春老师百年诞辰

宋代诗人黄庭坚曾云“随人作计终后人，自成一家始逼真”，一语道出了古代读书人的终极理想——以学术鸣世，在诸子百家中占一席之地。吾师朱良春系一代国医大师，世所景仰，差可告慰其英魂。而以章次公、朱良春师徒为首的师承体系更被孟庆云教授称之为“章朱学派”，乃是顺理成章。这一学派从理论到实践建立起前无古人的体系，推动中医由传统向现代演进，为患者增福祉，为后学示门径，影响了医坛和一代代学人。转眼朱师辞世已年余，不胜悲怆！往事如昨，兹择片断记忆略加整理，谈谈笔者对“章朱学派”的粗浅认识，借作对朱师百岁诞辰的纪念。先生一生酷爱学术，倘九天有知，亦当莞尔。

一、超前思维

朱师晚年曾多次对我说，“章次公的许多学术见解具有‘超前性’”，在当时或不为一般人理解，甚至遭到非议，但经得起历史的检验，已为或将为中医学术发展的进程所证明。“超前性”入木三分，足可从中领悟章先生学术的真谛，也是朱师毕生治学的缩影。

笔者常想，与章次公先生同时代的医家中不乏卓越之才，诸家著述之丰抑或过之，然而随着时间的推移，章先生的影响力趋增，学术备受推崇，其故何也？盖众多学者，因袭古人者多，自出机杼者少，其学术面貌“似曾相识”，日久自然被人淡忘。唯立言不袭者，方能自成一家。章先生立志“覃思渊辙，辟境蚕丛”(《湿温证治·自序》)，做一番前无古人的事业，从而开后学之坦途，“致人于高明光大之域”，是何等的魄力与胸襟！朱师不遑多让，老人家的很多学术见解依然闪光，他曾在给我的信中说，毁誉听之于人，是非断之于己，我行我素，执着地追求。筚路蓝缕，开拓进取，二公辉映后先。

“超前性”指医家的远见，看到了医学发展的趋势，开风气之先。清人刘熙载曾谓“才、学、识三长，识为尤重”“非识之高卓精审无以中要”(《文概》)。然而卓识又非绩学不办，有绩学而后有卓识，有卓识而后有洞见。要之，章、朱二公将中医学植根于国学基础就有了源头活水，同时不尚空谈，注重临床实践，让理论与实践相互印证，因而看问题具有穿透力，不落俗套。不仅能了悟经典的奥旨，对历代诸家的得失也洞若观火，撷其精华，为我所用。

二、医坛新风

章先生志在革新中医以适应时代，主张“发皇古义，融会新知”；朱师则从1962年起，便倡言“辨证与辨病相结合”；二者一脉相承。随着时代的发展，朱师认识更具体，更深化了。

章先生认为，中医治疗的特点是“整体性的综合疗法”，亦即作用于整体以矫正病理变化，但由于历史条件的限制，“尚不能由‘辨证’发展到‘识病’的阶段”，故当用现代诊断方法以济其不足，即“双重诊断，一重治疗”。朱师倡导的“辨证与辨病相结合”，则为“发皇古义，融会新知”提供了可以力行的法则。它为传统中医诊疗模式注入了新的内容，临证力求确诊，避免误诊与漏诊；医者也能从“证”与“病”的不同角度来探求病理，不仅知其然，还知其所以然；并为疗效的判断提供了客观的指标，同时带来处方用药的革新，既针对证候，又能与针对“病”的特效药融合起来灵活组方，使中医的治疗学呈现崭新的面貌。俟后，朱师的这一主张为学界普遍认同，蔚然成风。

章先生所处的时代，中西汇通派正在兴起，先生敏锐地指出，“要中西会通，当以古今会通为前提”。他针砭时弊，“坚决反对牵强附会”。那些对中医一知半解，仅凭病名、症状表面的字义就与西医妄加比附，则失之远矣！会通古今也就会通了寒、温，会通了经方与时方，在这样的基础上才能融会新知，丢掉了传统就会误入歧途。从这一视角来看辨证与辨病的关系，朱师指出，“辨证是绝对的，辨病是相对的”，强调了中医的主体意识，可谓用心良苦。有志于会通古今中外，创新也就在其中了。

三、治学严谨

犹记1976年春，在朱师的指导下，我有幸参加《章次公医案》的编、按工作，正值一个学术饥渴的年代，百废待兴，朱师苦心孤诣，多方搜集，力主其事。为了让我明了章先生的治学特点，他在给我的信中特别指出，章先生“能发挥自由思想，所谓独立思考者也”。开宗明义，揭示了章先生治学的精髓，值得深长思之。

章先生的治学方法有很多独到之处，譬如精究因明学（笔者注：古印度的逻辑学），注重逻辑，体现学术的严谨性。先生还注意用考证的方法探古求源，研究学术问题，而非随心所欲，率意而为。每发议论，必言之有据；每下一义，必精确不磨；每疏一方，必无懈可击。令人信服。观先生的医案，主症与兼症，主因与诱因，其间的因果关系如何，证治的要点何在，分析层层深入，如抽丝剥茧，寥寥数语，无不切中肯綮，绝无游移不定、模棱两可之辞。真所谓“案者断也，必能断乃可云案”(《医林琐语》)。我当时极为震撼，如此高水平的医案，前不见古人，后尚未见来者，确属别开生面。我的挚友，已故师兄何绍奇也参加了这一工作。他回忆这段经历时曾说，学到了许多终生受益的东西。我极有同感。1980 年《章次公医案》正式出版，首印二万册，一销而空，好评如潮，为中医学术的发展注入了新的动力，朱师功不可没。

关于考证，例如章先生精研《伤寒论》，详考“伤寒”“六经”“辨”的含义，赋之予新意，认为“在急性传染病中，张仲景是注意循环系统的第一人”，其治热病注意保护心力，渊源有自。为了阐明六神丸的强心作用，章先生详考府志、县志及有关文集，撰有《雷子纯与六神丸》，凡雷氏家族的变迁、方剂组成、功用特点无不言之凿凿，认为它能“兴奋心肌与脑神经”，并云“热病心力衰竭用附、桂则人畏惧，用六神丸既能强心，又不遭谤”。朱师则稽古察今，融会贯通，进一步解析六神丸配伍的奥妙，拓宽其应用范畴。在内科急症，如热病引起的休克及心衰、早期之呼吸衰竭、哮喘、冠心病心绞痛等均采用之，常配合汤剂、丸剂，收到很好的疗效。称其为“仓猝救急的妙方，扶危拯脱的良药”。章、朱二公心心相印如此。

四、敢于质疑

章先生曾受国学大师章太炎的熏陶，不轻易附和旧说，极具批判精神，曾质疑五行学说能否指导中医临床实践，究其说也源于太炎先生。太炎先生详考古籍，认为五脏配五行古无定说，至于相生相克，“木之胜土，利不如金；金之生水，事无其验”（《医术平议》），并断言“五行之说，昔人或以为符号，久之妄言生克，遂若人之五脏，无不相孳乳，亦无不相贼害者，晚世庸医，借为口诀，则实验可以尽废，此必当改革者也”（《论中医剥复案与吴检斋书》）。笔者在协助朱师整理《章次公医案》期间，朱师明确要求，撰写按语不要用五行机械地说理，五行说不是章先生所乐闻，决不能强加于人而违其本意。朱师这样做，就保留了一段真实的历史供后人评说。于今观之，质疑五行不过是一个学术争议，不妨客观地看待、辩证地分析、冷静地思考其中的是非得失，求一持平之论。用五行来说理，不无可取之处，如泛用、滥用，诚恐流于浅薄，等于自设藩篱，这就影响我们对具体问题作更深入的研究，阻碍中医学术突破原有的框框向更深层次发展。唯“疑古”方能“变古”，这也许是章先生质疑五行的积极意义。

笔者侯诊于朱师之侧，聆听教益，譬如一次见到肝阳上亢引发的高血压，向先生请教“清金平木”法的应用。考此法以清代医家王旭高的表述具代表性，王氏认为，肝气、肝风、肝火三者同出而异名，但为病不同，治法亦异，凡“肝火上炎，清之不已，当制肝，乃清金以制木火之亢逆也”（《西溪书屋夜话录》）。朱师则云，此类高血压，无论怎么去清“金”，“木”都平不下来，血压也不会下挫。这句话我至今印象深刻，说明一些看似圆融周到的说理，不一定经得起临床的检验。而“清金平木”也有它特定的应用范围，不能一概套用。再者，俗称的肝阳上亢引起的高血压，其深层次的发病机理到底何在，值得进一步探讨。揣测朱师的用意，是激励后学突破固有的迷思，不断进取，从而有新的发现。

五、平淡神奇

清代医家费伯雄曾谓“天下无神奇之法，只有平淡之法。平淡之极，乃为神奇”（《医醇賸义》）。视野广阔，博采众长，采用民间草药，特别是一些冷门药，是“章朱学派”的特色之一。

在20世纪40年代末，与章先生同时代的医家张明权曾撰文指出，章先生临证处方，“冷门药十有五六”，这是一个值得关注的现象。很多不起眼的冷门药，章先生用得出神入化。例如荠菜花，本是清肝明目药，还能清热凉血，解毒止痢。先生于湿温（肠伤寒）大便溏泄，甚至色赤时用之，取其直清肠热，若炒炭，更能收敛肠黏膜，防止肠出血。再如鸡蛋壳，功善收涩制酸。对胃溃疡患者，先生将其放瓦上煅存性作散剂用之，可制酸和中，且无刺激性，能护膜生肌，促进溃疡愈合。其他如用马鞭草截疟、仙鹤草强壮、白槿花治痢、望江南治热病便秘、苎麻根止咳平喘、凤尾草治带下等等，无不随手拈来，头头是道。朱师对冷门药的应用更为广泛，有《用药经验》行世，例如穿山龙一味，朱师经过大量的临床实践，认为其能扶正气、祛风湿、通血脉、蠲痹着，为治疗风湿类疾病标本同治的妙药，并说明用量需40 ~ 45g，30g以下收效不著。再如豨莶草能祛风湿、平肝阳、强筋骨，朱师用之于黄疸缠绵不退，湿热疫毒稽留之候，以其能解毒护肝兼可活血。还有用蜂房治带下清稀，葎草通淋利尿，扦扦活活血消肿，一枝黄花疏风清热，疗效确切，历验不爽。冷门药大多具有“廉、便、验”的特点，易得而实用，还能减轻患者的负担，二公仁者之心亦可见矣。

临证所见有时用某方某药历久无效，转用一些冷门药，常能出奇制胜。笔者在英国行医亲身体验，发现从未接触过中药的西方人，对中药特别敏感，只用草药且用小量辄能获验，用量大了机体反觉难以承受，个中道理，发人深思。

六、务实求真

茫茫学海，何处觅真知？朱师对虫类药的应用，不乏真知灼见。所制之“益肾蠲痹丸”“复肝丸”“健脑散”等，均为享有盛誉的良方。不妨略窥其心法，以作借鉴。

首先，上至《本经》，下迄当代，凡医学文献关于虫类药的记载，朱师靡不勤加搜求，积累大量资料，故能取精用宏。先生还汲取民间经验，以济书本的不足。再者，先生采用现代的药理、药化研究成果，从新的视角来诠释虫类药的功用，躬身实践以征其实，故能得心应手，运用自如。此外，先生注意患者的反馈信息，证其药效，并发现新的功用。例如蜂房一味，本是祛风定惊、攻毒疗疮、散肿止痛之良药，其能疗阳痿，仅《唐本草》有记载，朱师用其治疗慢性支气管炎时，部分患者反馈的信息似有温肾壮阳之功，随后侧重用其治阳痿，确有疗效，此为先生自制蜘蜂丸[花蜘蛛（微焙）、炙蜂房、熟地黄、紫河车、肉苁蓉]治阳痿之缘起。朱师的这一体验，令人想起章太炎先生“道不远人，以病者之身为宗师”（《自强医报题辞》）之言，确有见地。病者之身是一本无法穷尽的大书，所提供的各种信息，无论人的抗病能力，还是医者诊断、治法的确切与否，乃至药物的性能，客观、具体而真实，有任何实验无可企及之处，正是问“道”之所在。如果医者不善于捕捉病者提供的各种信息，并从中获得启示，就很难找到解决疑难杂症的钥匙。

章太炎先生还说，“下问铃串，不贵儒医”，朱师当年采风访贤，成就了南通市中医院“三枝花”（季德胜的蛇药、陈照的瘰疬拔核药、成云龙的金荞麦），至今传为美谈。先生的治学精神也深深影响着后之学者，笔者在验证木贼草的药性时，就受到老药工的经验启迪，感触良深。按诸家本草记载，木贼草味甘、微苦，治目赤肿痛，并能发汗。今人归于发散风热药，但它还能疗肠风、脱肛、痢疾，妇人崩中赤白诸疾，有收涩之功，其故何也？清人黄宫绣《本草求真》谓“疝痛脱肛、肠风痔漏、赤痢崩带诸血等症，审其果因风热而成者，得此则痛止肛收，肠固血止，而无不治之症矣”，显系随文释义，似通而未通。吾反复考证，张子和《儒门事亲·七方十剂绳墨订一》将其归于“涩剂”，惜乎语焉未详。唯《中药材手册》（1959年人民卫生出版社出版）载明木贼草“味甘、微苦涩”，遂用口亲尝之，果然有涩味，涩能固脱，这才解开了心中的疑窦。这本书集中了全国各地的老药工经验，老药工无先入为主的成见，故真实可信。木贼草能散能敛，全在医者善用之。黄氏欲求真而不得其真，唯崇尚实践方有真知。孔志约在《唐本草·序》中云“《本经》虽缺，有验必书；《别录》虽存，无稽必正”，这才是实事求是的科学态度。古人如是，吾辈当加倍努力才是。

往事已成历史，知史可以鉴今。记忆中的碎片虽不足联缀成一个清晰的画面，但一些鲜为人知的史实，亦可窥朱师博大的胸襟，治学的门径和独到的眼光，或可为读者诸君研究“章朱学派”之一助。几十年来，朱师为继承发扬章次公先生的学术经验，出版其学术著作竭尽心力，硕果累累。今天我们缅怀朱师的盛德与丰业，亦当奋发前行，让先师学术传世，则精神不朽矣。

○四

《章次公医案》及古代名家医案“按”语写法解析

医案是医家临证的真实记录，医家的学识、风格、心法无不体现其中。一些名家的医案，匠心独运，随机应变，妙义横生，后人珍如拱璧，从中可以学到在其他医籍中无法学到的东西，是“活”的知识，而不是陈陈相因沿袭旧章。但是，名家的医案不易解读，误读者抑或有之，后之学者有鉴于此，就有了“按”语之作。明代江瓘、江应宿父子编辑的《名医类案》，常在若干医案后加有夹注或按语，要言不烦，揭示立法用药精妙之处，还有品评的意味，此殆为医案加“按”之始。清人魏之琇继之，有《续名医类案》之作，体例近似。王孟英还将魏氏的按语辑为《柳州医话》，留下了“木热则流脂，断无肝火盛而无痰者”等宏论，为后人传诵。叶天士《临证指南医案》不是每案必按，但每门后按语很出色。俞震医学精深，文才高隽，《古今医案按》的按语议论风发，医文并茂。《增评柳选四家医案》三家评按，各具千秋，功力深厚，可使读者从中进一步领悟医案的精义。上述诸家的力作，均可供观摩。

章次公先生是西学东渐、中医界革新图强之际的杰出医家。先生主张“发皇古义，融会新知”，其医案戛戛独造，绝不拾人牙慧，自成一家。先师朱良春先生深得章公心传，由其主持编著的《章次公医案》不失章公本意，尽显其卓见与学术特色。回顾1976年，先师提出总的编写构想，要师兄何绍奇（已故）和我参与其事，从搜集的大量章先生的医案精选并撰写按语，按语的要求是先师手订，大致见此书的“整理说明”——“医案后的‘按’，或论病机，或释方义，或议诊断，或从药测症，或提示临床注意要点”。先师在给我的信中叮嘱，按语不要面面俱到，要“画龙点睛”。当年读到如此高水平的医案十分震撼，细心琢磨，反复推敲，按语写出后交由先师一一审定，最后付梓。浅学如我，编写的过程就是一个汲取宝贵经验、领悟学术思想和治学理念的过程。寝馈其间，思绪任新风吹拂；茅塞顿开，学术如雨露挹注。从事这项工作受到的教益，对我以后的医学生涯产生了重大的影响。至今思之，感慨万千！

医案“按”语的写法没有固定的程式，要点是阐发奥义、精切中肯。不同的医案可从不同的角度切入，倘能羽翼医案，与其浑为一体，作“按”的目的就达到了。文无定法，笔者谨就《章次公医案》及古代名家医案，脱虚就实，不作空论，通过实际例证，就医理和文理解析按语的写法，管见如下：

一、《增评柳选四家医案·评选静香楼医案》

【原文】中气虚寒，得冷则泻，而又火升齿衄。古人所谓胸中聚集之残火，腹内积久之沉寒也。此当温补中气，俾土厚则火自敛。

四君子汤加益智仁　干姜

诒按：议病立方，均本喻氏，近时黄坤载亦有此法。

邓评：辨真假之关键处，学者最宜留意。若属夫肾者，又须八味丸治之。干姜宜易炮姜。

【解析】《静香楼医案》系清代医家尤在泾所著，尤氏乃一代名医，所著《伤寒贯珠集》《金匮要略心典》等均为传世之作，其医案不同凡响。本案“得冷则泻”是主症，“中气虚寒”是主因，土中原藏真火，沉寒久积腹中，逼迫虚阳上浮，是以“火升齿衄”。可知此证寒是真寒，热是假热。换言之“火升齿衄”乃中寒所致。尤氏辨证精当，不为假象所惑，与四君子汤加益智仁、干姜切中病机。

清代医家柳宝诒的按语很简洁，显示其深厚的学术素养，说尤氏“议病立方，均本喻氏”，指出此案的学术渊源所在；又说“近时黄坤载亦有此法”，为尤氏的立法用药作佐证。喻嘉言在阐述《伤寒论》“自利不渴者，属太阴，以其脏有寒故也。当温之，宜服四逆辈”时云，“水土同出一源，冬月水暖，则土亦暖；夏月水寒，则土亦寒。所以土寒即阴内阳外”(《医门法律》)，当用四逆辈温土之法。本案“得冷则泻”与“自利不渴”同类，是阴寒在内；而“火升齿衄”，乃是“阳外”的表现。张仲景说用“四逆辈”，示人不必拘泥四逆汤，应视症情轻重斟酌变通，此案并非四逆汤适应证，但“温土”大法不离。于此可见尤氏此案的立意，上承仲景，近宗喻氏。柳氏此说有一定的见地。清代医家黄坤载认为，平人下温而上清者，在乎中气之善运，因为“脾升则肾肝亦升……胃降则心肺亦降……火降则水不下寒，水升则火不上热”(《四圣心源》)，若湿阻中焦，升降反作，则生病变，并立黄芽汤（人参、茯苓、干姜、炙甘草）以治之。观此证乃上热下寒，方意近似，柳氏进一步提示读者。

从“诒按”可见，如果柳氏不博览群书，读尤氏此案就不能触机即发，产生这样的联想。惜乎语焉不详，让人读后如雾里看花，终隔一层。如能做到简洁而不失疏漏，详明而不失累赘，这样的按语就更好了。

邓养初乃柳氏的入室弟子，学验俱丰，见解独到，评按四家医案，时见青蓝之胜，令人击节。邓氏告诫后学，临证识别证候的真象与假象至关重要，又谓“若属夫肾者，又须八味丸治之”，说明厚土敛火之法，适用于脾阳虚之候，若肾虚火不归源，下寒上热，当予八味丸之属，进一步开阔了读者的思路。邓评的最精彩之处，是指出此证用干姜不如炮姜熨帖。盖干姜温散，炮后辛味略减，兼有敛摄之功。脾虚虚火上浮，用炮姜可以摄火，且炮姜还有止血作用，于此证之“齿衄”有兼治之功。其说的当，尤氏地下有知，亦当首肯。写按语不要一味“拔高”，或过多溢美之词。白璧微瑕在所难免，更何况见仁见智，力量源于学术本身而非夸张的言辞。各抒己见，争奇斗艳才能促进学术的发展与繁荣。

二、《临证指南医案》

【原文】徐氏　经候适来，肢骸若撤，环口肉瞤蠕动，两踝、臂、肘常冷……因惊肝病，木乘土位，以致胃衰，初则气升至咽，久则懒食脘痞，昔人有治肝不应，当取阳明，阳明不阖，空洞若谷，厥气上加，势必呕胀吞酸，然阳明胃腑，通补为宜，刚药畏其劫阴，少济以柔药，法当如是。

人参二钱　半夏（姜汁炒）三钱　茯苓三钱　淡附子七分

白粳米五钱　木瓜二钱

胃虚益气而用人参，非半夏之辛，茯苓之淡，非通剂矣。少少用附子以理胃阳，粳米以理胃阴，得通补两和阴阳之义。木瓜以酸，救胃汁以制肝，兼和半夏、附子之刚愎，此大半夏与附子粳米汤合方。

【解析】此案的按语意在阐述方义。因为患者的病证、病机和治法，案中均已阐明，唯何谓通补阳明，何谓刚柔相济，用药寥寥六味究竟有何深意，恐读者不明，故加“按”以阐释之。患者因惊而致肝病，适值经期，经血下注冲任，肝血不足。肝体愈虚，肝用愈强，横逆犯胃，初则气升至咽，继则懒食脘痞，乃至呕胀吞酸。当下胃气虚衰，胃降失和，若一味养肝疏肝，不能救胃气之虚，中虚则无以制木宁风，此即案中所谓“阳明不阖，空洞若谷，厥气上加”，以空谷生风也。古人谓治肝不应，当取阳明，其义在此。然而六腑以通为用，顺其性而补之是谓“通补”，与五脏藏精气而不泻，法当守补有间。人参益中气之虚，其性守中；半夏之辛，通降胃气，和胃制酸；茯苓之淡，流通气化，兼化饮邪。人参得半、苓之助，补而兼行，得通补之意。附子益阳气，此证若用大量恐其劫阴，故用少量以助胃阳；粳米补气生津，且稼穑作甘，为胃所喜，正是养胃阴之妙品。在通补中加此二味两和阴阳，立意甚超。但肝木作祟，益胃亦当制肝。叶氏妙用木瓜，取其既能养胃，且气香，能疏气消胀；味酸，能敛肝阴、泄肝阳；质柔，兼和半夏、附子之刚愎，是谓刚柔相济，立方无懈可击。最后点明，此方系由仲景大半夏汤、附子粳米汤化裁而成，用成方当知变通，叶氏的心法于兹可见。

在整理先贤或当代名老中医医案时，常会有如何解释方义的问题，常见先解释药性，征引从《本经》到历代本草及现代实验研究的一些论述，然后加以归纳总结，这并不错。但一些常识性的内容读来令人觉得索然无味，遑论探求组方的精义。试看此案的按语，并没有引文，而是出于对药性总体的把握，着重阐述在本方中的意义，这才是读者最想知道的。药是正用？是反用？是借用？又如何活用？乃至出神入化，应当在这些方面多着笔墨。读诸家本草是一个“学”的过程，联系实际出于己而笔之于书，是一个“化”的过程，食而不能化，终不过是依样葫芦而已。当然，这不是说不要引文，关键是引用得当，与正文呵成一气，能为自己的立论作注脚，使其更具说服力，才有必要征引。绝不能为引而引，游离主题。《医宗金鉴·伤寒论注》谓“《伤寒论》后汉张机所著，发明《内经》奥旨者也。并不引古经一语，皆出心裁，理无不该，法无不备”，其言甚是，值得深思。

中医制方有严谨的法度，约而言之：奇正相生，有制有约。正，言其常，所谓“有制之师”；奇，言其变，借重某药的特殊作用，绝无牵制，单刀直入，以奇兵胜之。奇正相生，应变无穷。徐灵胎云“故方之既成，能使药各全其性，亦能使药各失其性”（《医学源流论》），其言深得制方之三昧。叶天士毕生忙于诊务，甚少著述。《温热论》乃叶氏游洞庭山，门人顾景文随之舟中，以当时所语信笔记录而成。《临证指南医案》则系华岫云采辑分类，与诸位同学共同编按而成。观此案的按语，确是大家手笔，恐非叶氏不办，殊堪珍视。

三、《名医类案》

【原文】江应宿治中年男子，患心脾痛，积十年所，时发则连日呻吟，减食，遍试诸方罔效。诊之，六脉弦数（弦数为火郁），予曰：此火郁耳，投姜汁炒黄连、山栀泻火为君；川芎、香附开郁，陈皮、枳壳顺气，为臣；反佐以炮姜从治（从治妙）。一服而愈。再与平胃散加姜炒黄连、山栀、神曲，糊丸，一料刈其根，不复举矣。

【解析】此案的夹注只有七个字，堪称简洁的典型。文辞虽简，但提示脉象是辨证的关键，指出以热治热的“从治”乃制方的奥妙所在，文简义深，甚为高明。此证古人称为心脾痛，实即胃脘痛，以属寒居多，但“积十年所”，寒郁则化热。何以知之？“六脉弦数”之故。弦主饮主痛，应肝；数主热，弦而且数，火郁无疑。故当发散郁火，清中定痛。黄连是泻火之要药，但用于郁火恐有冰伏之嫌，故用姜汁炒之；山栀凉而能散，是治疗郁热胃痛之要药，连、栀并用，泻火之功更优。火因郁而生，不理气则郁不解，郁不解则火不散，故又用陈皮、枳壳畅利气机，川芎伍香附开发郁结。芎、附伍山栀乃越鞠丸之配伍方法，不仅能解气郁，还能解血郁；不仅能清胃脘郁热，还能清肝经郁火。立方至此，已可应病，但江氏还以炮姜作从治，将立方推向更高的境界。就此证而言，以寒治热是正治，以热治热是从治。从治具反佐之义，但又不等同于反佐，反佐义窄，从治义宽。郁火殊甚，恐其格拒，格拒则药力不能入，徒劳无功，于是以热治热，顺从病气诱之导之。案中夹注说用炮姜“从治妙”，妙就妙在这里。

火有实火、虚火之分，“实火宜泻，虚火宜补”几成定律，然而有时虚火、实火交相为患，很难截然分开。须知壮火不可有，少火不可无，无火则化机息矣。火得其平则治，不可过亢而已；体虚火盛，切不可一味泻火，还当敛摄其火，以全生气，此案用炮姜殆有此意。炮姜还能制连、栀之寒，有助于增进食欲，热无格拒则药力能入，入则寒热调、阴阳和，痛立止矣。

此案体现了理、法、方、药的一致性，影响颇深，为后世医家治郁热胃痛所取法。例如清代医家张璐《张氏医通》清中蠲痛汤（姜汁炒山栀、炮干姜、川芎、姜汁炒黄连、橘红、醋炒香附、苍术、神曲、生姜、大枣），即与其一脉相承。案中的夹注很得要领，可以醒目，使读者不致草草读过。惜乎过简，不能畅发其义，是美中不足之处。

四、《章次公医案》

【原文】夏　女，形寒骨楚，一身拘急不舒，此风寒外束之象；胸闷，喜太息，舌前光红，虽渴欲饮冷，而其脉不见洪大，仍当温散。

麻黄 3g　荆芥 5g　紫苏叶 6g　川芎 5g　枳实 9g

神曲 9g　全瓜蒌 12g　晚蚕沙 9g（包）　杏仁泥 12g　甘草 3g

二诊：药后渴欲饮冷转为思沸饮，此露出中寒之本质矣。可见胸闷、喜太息与两脉软而数，皆寒为之也。

生麻黄 3g　炮附片 5g（先煎）　细辛 3g　白芷 9g　白芥子 9g

羌活 6g　荜澄茄 9g　晚蚕沙 9g（包）　陈皮 6g　生姜 3 片

按：此病初诊胸闷，渴欲饮冷，喜太息、舌前光红，皆假热象也。先生不为假象所惑，而抓住风寒外束之病因病机要点，主以温散。二诊由渴欲饮冷转为思沸饮，系中寒之本质毕露，可知辨证之准确。

【解析】章先生的医案言简意赅，沉着凝练，逻辑严谨，无一语空泛，无一字多余，乃空前之杰构。此案症状、舌象、脉象显示的寒热虚实颇不一致，去伪存真，洞察幽隐，体现医家的功力。初诊谓“其脉不见洪大”，那究为何脉？案中似未交代，从二诊“可见胸闷、喜太息与脉软而数，皆寒为之也”获知，乃软而数之脉，这是互文见义。既然“脉不见洪大”，为什么要言之？这是鉴别诊断。“舌见光红”虽为热象，但“脉不见洪大”，说明热尚未炽，“形寒骨楚，一身拘急不舒”才是风寒外束之主症，这就是“温散”立法的依据。再说舌象，“舌前光红”，那舌中、舌后如何？案中说“胸闷，喜太息”，方中用了枳实、瓜蒌、蚕沙等味，可推测中、后部舌苔偏腻。枳实、瓜蒌宽胸下气，蚕沙宣清导浊，倘无湿浊、痰滞内蕴，舌上无苔，不会用之。人之表里只是一气，表邪解则里气和，里气通则表不郁，解表尝需和里，此之谓也。

患者素体阳虚，加之寒邪伤阳，软数之脉提示心力不健。章先生治热病注意保护心力，温热病如是，风寒外感之候亦如是。其曾谓“在急性传染病中，张仲景是注意循环系统的第一人”。川芎旺盛血行，祛营中风寒，二诊用附子温阳强心，均具深意。按语着重阐明“舌前光红”等热象不足凭，章先生在疑似之间找到主症、辨明主因、辨证精确、果断用药很值得师法。至于热病当注意脉诊，乃是言外之意，读者自可体会。

【原文】施　女，凡湿温病牙龈易于出血者，如见便溏，须防肠出血，今见热势过高而面色苍然，神气萧索，非病之常规也。

鲜生地 30g　玄参 9g　麦冬 9g　银花 15g　带心连翘 12g

冬青子 9g　小蓟 12g　赤苓 12g　郁金 4.5g　旱莲草 9g

九节菖蒲 4.5g　至宝丹 0.9g（分三次服）

二诊：湿温十七日，正在紧要关头，出血虽止，依然面黄神萎，两脉糊数。用全真一气汤合紫雪丹，一面育阴扶正，一面慧神祛邪，此变法也。

炮附块 4.5g　潞党参 9g　麦冬 9g　熟地 12g　白术 9g

五味子 4.5g　怀牛膝 9g　淡竹叶 9g　紫雪丹 0.9g（分三次服）

三诊：热渐退，再以养阴温阳并进。

炮附块 4.5g　生、熟地各 12g　生白术 9g　炮姜炭 3g　白芍 12g

麦冬 9g　怀牛膝 9g　清炙草 3g

四诊：心脏已无问题，当侧重清热。病在三期之外，尤当注意营养。

银柴胡 4.5g　青蒿 9g　白薇 12g　干地黄 12g　白芍 12g

麦冬 9g　冬青子 9g　怀山药 9g　生麦芽 9g

五诊：已入恢复阶段，腹胀下利亦不可忽。

秦皮 9g　川连 2.4g　苦参 9g　银花炭 9g　枳实炭 9g

山楂炭 15g　白槿花 9g　滑石 9g　荠菜花炭 9g

按：此案初诊，未见神昏，即用至宝丹。盖热势过高，神情萎顿，心力衰竭之端倪已露，芳香开窍之品，正不必神昏后始用之。二诊因病势重，两脉糊数，直用参、附、熟地辈，此张景岳、高鼓峰之法。全真一气汤与紫雪丹并用，粗看寒温颇不一致，其实古人亦有附子与石膏同用者，正为此等证候而设。又其第一诊以止血为主，第二、三诊以强心为主，第四诊以清热为主，第五诊以治利为主。临床时随证变通，知所侧重。

【解析】湿温（肠伤寒）病势缠绵，湿为阴邪，其性黏腻，不易速化；湿与温合，如油入面，急切难解；故不似风寒一汗可散，不似热邪一清可解。吴鞠通更有汗、润、下“三禁”之说，清规戒律，自设藩篱。章先生不为其所囿，知其证病灶在肠，将中西学理合并讨论，对陈法进行大胆的革新，可谓惊世骇俗。

此案的按语不在枝节上着墨。突出先生独到之处。先生治热病注意保护心力，盖正气强盛始能抗邪，心脏衰弱则抗病能力减弱，邪毒内陷极易昏痉厥脱致变。审察心脏衰弱与否，舌诊尚不足凭，章先生认为“以脉搏神气断之”。此案一诊虽“热势过高”，但“面色苍然，神气萧索”，所以先生云“非病之常规也”。按语首先指出，此证“心力衰竭之端倪已露”，而至宝丹等“芳香开窍之品，正不必神昏后始用之”。说明先生见微知著，发于机先，有过人的胆识。按语接着指出，“二诊因病势重，两脉浮数，直用参、附、熟地辈，此张景岳、高鼓峰之法”，乃言有所本，信而有征。首先，章先生独具只眼，推崇张景岳治热病危候用温补之法。观本书陈某案，“体弱之人，而病极严重之温邪，缠绵时日，正气更伤。今两候终了，转入极期，高热不退，耳聋、谵语，脉微欲绝，此生死之关键系焉。夫正气旺盛则生，衰竭则死，纯用清温开泄，祸不旋踵。昔张景岳治京师一少年，舌焦神愦，以大剂温补回生。其书犹在”，药用炮附块、连翘、郁金、鲜石菖蒲、鲜生地、党参、麦冬、五味子、黑大豆。张氏之治验见《景岳全书·伤寒典·舌色辨》，为章先生所激赏。高鼓峰《医宗己任编》云，伤寒治法“如发热至八九日外，舌必黑，脉必洪数无伦，竟用人参一两、熟地一二两，甚者加煨姜三片”。书中所附《四明医案》载有高鼓峰运用参、芪、桂、附、熟地、炮姜之属治疗热病危证之例，可资佐证。于此可证此案“直用参、附、熟地辈”乃“张景岳、高鼓峰”法，并非捕风捉影，强作解人。糊数之脉亦是辨证之眼目，数，表示心动过速；糊数，脉之起落极不清晰，乃将脱之先兆；所以要用参、附、熟地辈补益真阴以挽阳气，强健心脏以防衰竭。其次，章先生更绝妙的是以全真一气汤与紫雪丹并用，将育阴扶正与慧神祛邪冶于一炉。按语为之做进一步阐释——“粗看寒温颇不一致，其实古人亦有附子与石膏同用者，正为此等证候而设”，可谓明白无误的提示。观张仲景越婢汤（麻黄、石膏、生姜、甘草、大枣）方后云，“恶风者加附子一枚（炮）”，即是其例。温其所当温，清其所当清，并行不悖。何谓“发皇古义，融会新知”，章先生案对此做出了示范。这样的医案真可谓前不见古人，唯望后之来者。章先生开辟新境，先师朱良春接踵前行，发扬光大，后学翕然从风，“章朱学派”为世所瞩目。

以上是笔者读书的一点心得，略举例证为同道撰写医案按语作借鉴。要之，正确的解读医案是写好按语的前提。医案是告诉读者“怎样”做的，而按语则是回答“为什么”这样做的。将辨证的关键、用药的精妙之处一一呈现，从而给人以启示。作者尽可从名家的医案中遴选，以不同的视角独出心裁，写出思路缜密、重点突出、明白晓畅、令人玩味的佳作来。个人治验的总结更可以吐露心声，尽情发挥。

笔者疏于此道，不当之处敬请指正。

○五

严谨细腻　法度井然

——从朱则如老师的一则医案谈起

撰写此文时，我的书桌上放着一则朱则如老师的医案，这是先生1979年亲笔所书，写在一作废的、油墨印刷的英文教材的背面，带有明显的时代印记。我青年时代随朱师学习，后在家乡刁铺工作，1983年调入泰兴县中医医院（今泰兴市中医医院），1985年奉调进入中国中医研究院（今中国中医科学院），1992年来到英国牛津行医。几经搬迁，旧物所存无多，然而先生手书的这则医案我视若珍宝，一直保存，现抄录如下：

王志华，男，45岁，船民。1978年3月10日初诊。腹痛时轻时剧半年余，剧痛时腹中雷鸣，痛连两胁，欲呕不得，恶寒自汗，食少神倦，大便干溏不一，屡治无效。在某医院检查并作钡餐胃肠造影，未发现异常。脉细弦，舌质淡，苔薄白。胃阳已虚，寒气上逆，仿《金匮》附子粳米汤意。

熟附子15g　法半夏10g　川楝肉10g　白芍12g　炙甘草5g
炮干姜5g　大枣10g

3剂。

二诊：服药3剂，腹中雷鸣已止，痛亦大减，唯食少神疲，大便溏，小便少。脉细弦，舌苔薄白。病情已有好转，仍按原方佐入益气培土之品。

原方附子改用 5g，白芍改用 10g，加党参 10g，白术 10g。

三诊：腹痛已除，精神较振，渐思纳食，大便已近正常。脉小，舌苔薄白。治拟补益气血，养胃和脾，以收全功。

黄芪 30g　当归 10g　党参 15g　茯苓 10g　白术 10g　山药 15g

甘草 3g　炮干姜 3g　大枣 15g

3 剂。

这是朱师运用经方的案例。附子粳米汤（炮附子、半夏、甘草、生姜、大枣）出自《金匮》，主“腹中寒气，雷鸣切痛，胸胁逆满，呕吐”。患者为一船民，江湖营生，风霜雨露常相侵袭，其所患之腹痛，与附子粳米汤证大致吻合，唯彼言“呕吐”，此则“欲呕不得”，且伴有“恶寒自汗，食少神疲，大便干溏不一”等见症。朱师运用经方并非拘泥不化，而是得其意化裁变通。此证剧痛因寒凝，腹中雷鸣乃寒凝气滞兼夹水饮所致；痛连两胁，欲呕不得，乃兼夹肝邪为患；恶寒自汗为阳虚卫外不固之象。朱师此方，由张仲景原方加入炮姜、川楝、白芍，裁去粳米而成。加炮姜，助附子温经止痛（陶节庵谓“温经用附子，无干姜不热”），助半夏温化胃肠水气；川楝伍白芍，疏泄厥阴，柔养肝体，可缓痛连两胁之苦。附、姜性热，川楝性寒，寒温并行不悖，温热药庶无引动肝阳之嫌。方中白芍伍甘草，能化合阴气，柔肝缓急，又有大枣和脾养胃，粳米可裁去不用。此方药仅七味，无一虚设，而配伍细腻周到，体现了先生严谨的学风。药后应手收效，因病延半年余，痛减后虚象毕露，先生因证转方，渐次增入益气、健脾、养血之品，允合法度。

行文至此，我的思绪不禁回到六十余年前，1960 年夏，我从泰州市第一初级中学毕业后未能升学读书，彷徨无计，家母认为我一贯学业优秀，不妨以医为业。我祖父朱禹枚是当地乡绅，也是一位儒医；外祖父吴亮岑则是国医，曾在山西太原行医十八年；家母幼承庭训，通晓医理，并长于外科。家学渊源，我立志学习中医。家中藏书颇丰，母亲指点我由浅入深，苦读医书，在我略知一二后，便急切地帮我择师，在她的心目中，远近驰名的朱则如先生医术精湛，人品高洁，能传道授业，也能影响我处世做人，是理想中的名师。于是托亲友介绍，说明原委，朱师闻知后慨然应允，并同意星期天在他家中面授。风雨无阻，我往返数十里去聆听先生的教导，他细细地为我释疑解惑，还讲述近期所看的疑难杂症，证治的过程一波三折，引人入胜，让我从中领悟辨证的方法和应变的技巧。他那时在泰州市人民医院工作，业务繁忙，有机会我就去看他上门诊，更渴望有朝一日能坐到他身边抄方。偶尔他还安排我去病房，看他收治的一些温热病和其他危急重症。记得有一次看一组湿温病（肠伤寒），先生以三仁汤为主方，加减变化，曲尽其妙。还有一次是看热痹（风湿热），先生以越婢汤加减，疗效很好。先生每次的教诲，令我如沐春风，如尝甘露，铭记于心，快慰莫名。

其间，我又拜南通朱良春先生为师，先生当时已卓有名声，他对我关爱仁慈，倾心相授，使我这僻居乡镇的后生看到了另一种学术风貌，进一步开阔视野，并向先生表达了渴求系统学习的愿望。先生鼎力相助，因受区域所限，几经权衡，修书一封给时任泰州市中医医院副院长的江定远先生，介绍我到该院临床进修。江院长当即表示同意，给了我难得的、宝贵的学习机会。1965 年春节一过，我来到该院，先随从赵达三老师学习，经半年抄方、试诊，获得了处方权。此时，朱则如先生也奉调到中医医院工作，我喜出望外，梦想成真，终于在先生身边侍诊抄方了。他耳提面命，我潜心学习，度过了毕生难忘的美好时光。

当时的泰州市中医医院科室齐全，名医荟萃，各具风格，阵容强大，少有门户之见。在这样的氛围里学习让人触目是宝，感到天外有天，法外有法。赵达三老师师承袁安达，治学专宗张景岳，譬如他治咳喘喜用金水六君煎即是例证。在进修结束时，我曾自撰小诗一首，写一条幅相赠——“术宗景岳叹高深，频年问业费精神，朝暮开塞指迷途，诲我如公有几人”，以此表达我的感激之情。

1966 年 5 月，我在泰州市中医医院的进修便告结束，辞别朱师，怀揣一份进修鉴定回到刁铺，开始新的医学生涯。转眼半个多世纪过去了，往事并不如烟，虽远又近，似漫漶又清晰，朱则如老师的印象时时浮现在眼前，让我情难自抑，不胜感慨！

在我的心目中，朱师是一位十分重视规矩与法度的临床家，他待人和善，乃谦谦君子。我觉得任何心浮气躁之人坐到先生对面都不得不沉静下来，其感染力可以想见。他的医品如人品，立法用药，中规中矩。我在《漫话“柴胡先生”》一文中，曾介绍先生运用小柴胡汤加减变化的各种法度，于此可见一斑。再如他喜用四逆散调治肝脾、肝胃失和的诸多病证，寒凝气滞的腹痛则用四逆散加川楝、官桂治之；肝郁脾虚的腹痛、腹胀，则用四逆散加白术治之；治疗寒湿痢，腹中胀痛，滞下不爽，舌苔白腻者，则用张仲景成法，予四逆散加薤白治之。以上均应手收效。他用桂枝加厚朴杏子汤治咳喘，从辨痰的角度来看，必定是色白质稠者，此乃湿痰，是用桂枝、厚朴之的证。果然病者的反馈是药后吐出厚白黏痰甚多，顿觉胸次豁然。假使痰质清稀如水的话，当是用干姜、细辛、五味子之候了。这些辨证用药的关键，朱师都反复强调不可忽略。他晚年身患绝症，1990 年春我返乡看望老母，闻讯后特地前去探望，老人家十分惊喜，躺在病床上与我交谈的仍然是医，说“现在的一些医生处方用药不上规矩……”。我深为感动，让他牵挂一生的就是中医的规矩与法度。

朱师注重经典著作的学习，强调基本功的训练。先生熟谙经典，对《伤寒论》致力尤深，他要求后学背诵《伤寒论》条文，明其要旨，融会贯通，临证方能触机即发。进修期间，他从家中拿来恽铁樵所著的《伤寒论辑义按》，说这本书值得一读，要我认真学习。再如他研读《本经》，对邹澍《本经疏证》尤为推崇，认为该书引证广博，精义迭见，能发《本经》之微。譬如白芍一味，邹氏认为其能破阴结、布阳和，为“破而不泄”之品，就很有见地。五十余年来，当我翻阅这册纸色灰黄、回造纸印刷，由上海科技出版社 1959 年发行的《本经疏证》，就联想到先生当年指点的情景。先生的门诊量以百号为限，有时他早晨查病房，花费两小时，仅剩六小时处理如此多的病号，实在不易，然而他有条不紊，基本能按时下班，其中的奥妙是师生配合默契。他成竹在胸，应付裕如，我全神贯注，常用的方剂娴熟于心，反应快捷，只待先生说用某方主治，加减损益，我便开出了处方。反复抄方，沉浸其间，耳濡目染，日积月累，先生的心法也逐步领略，灵感不期而至，有时他一示意，我就尝试处方，每写一味，先生含笑首肯，这大概就是“以心印心”吧！

朱师的学术风格以轻灵见长，但对热病重症用重剂力挽狂澜。譬如他治风热感冒用桑菊饮，凡头痛较甚者，常加入双钩藤，既有助于疏散风热，又能缓解头痛之苦。他擅长调治肝胃失和的诸多病证，脘胁疼痛喜用川楝伍白芍；达肝郁常用柴胡之升疏，配合枳壳之泄降，以解气机之郁滞；不宜用柴胡者，先生常以白蒺藜、郁金、青皮相伍，以疏风平肝，调畅气机。我体会这一用法是受到费伯雄“抑木和肝汤”的启示。久痛入络，胸胁不舒，先生喜用张仲景旋覆花汤出入，以茜草根代新绛，随证参用当归须、郁金、柏子仁、泽兰、丝瓜络（红花水炒）、玫瑰花之属。辛润芳香，以开络痹，俨然一派叶天士的风范。家母几乎每年都发瘾疹，一年夏天发病数日，瘖瘰融合成片，色红，两手肿胀，瘙痒异常，通宵不寐，斯时是外托？抑清里？特地向朱师请教。他听后便说要“化”，并拟一方，药用连翘、忍冬藤、防风、防己、僵蚕、苡仁、冬瓜皮、冬瓜子、赤芍、陈皮、甘草。言毕加了一句，“如果加生地还要好一些”。药后收效甚速，一周后诸症若失。朱师重规矩而不泥于规矩，审时度势，自出新意。观此方半疏半化，可谓恰到好处。对于热病重症，先生大刀阔斧敢用重剂，我曾抄录不少他治疗乙型脑炎的病案，一般用清瘟败毒饮加减，药随证转，法度井然，疗效确切。可惜这部分医案被友人借去而遗失，至今引为憾事。

朱师的成功不是偶然的，他师承伯父朱寿川先生。寿川先生医名颇著，尤精外科。朱师勤奋治学，涉猎广泛，崇尚实践，不尚空谈。他除研读大量历代名著外，还浏览医学杂志，了解学术动态。在拜朱良春先生为师后，有一次我问他，良春先生的临证有何特色？他的回答是“朱良春先生的处方是以药物为中心的”。这句话看似平易，但若非对其有深入的关注，是绝对说不到点子上的。后来《朱良春用药经验集》问世，应验了这句话。

我和朱则如先生结下了深厚的师生情谊，至今不能忘怀。当年假日向他请教，如他还未用早餐，常与我并肩而行去富春饭店请我吃面，那边吃边谈的场景历历在目。工作后，每次去看望先生，相谈甚欢，对我来说都是一次学习的机会。我感恩泰州市中医医院，感恩朱则如老师和江定远先生，感恩徐汉江、赵达三、张述黄、许钜材等诸位老师，他们在我人生最困难的时候，伸出援助之手，给我温暖与希望，激发我奋进向上，铸就了我的学术品格，也让我明白了一个基本的道理——学无止境，境界之外还有境界。读书、临证和写作将陪伴我一生。

〇六

余香流韵传千秋

——瞻仰许叔微故居有感

人生奇缘！2017 年秋回国期间，我曾在无锡马山小住，友人告知，马山深处便是南宋名医许叔微故居“梅梁小隐”之所在，闻之不胜惊喜！我曾致力于许叔微学术思想的研究，并有拙作《普济本事方发微》问世，对这位先贤敬仰之至，遂欣然前往，一探究竟。

车行环湖大道，不消片刻，“梅梁小隐”隐约可见。此处坐落在无锡马山山坡上，为一片绿荫所覆盖，直面梅梁湖（作者注：太湖的一部分），湖面浩渺，波光粼粼。举目远眺，山峦起伏，若隐若显，好一个高雅幽静之地！“梅梁小隐”亦名“三槠老屋”，以当年许氏亲手栽种三株槠树而得名。惜乎年深月久，槠树凋亡，但枯木尚在，余香犹存。故居原有三十余间老屋，现仅存一进两院，院内两株高大的玉兰树苍劲挺拔，屋后桂花盛开，飘来阵阵清香，院内外长满葎草、龙葵等草药。故居前有一“隐君泉”，泉水清澈，据说许氏曾用此泉水煎药。无锡市人民政府于一九八三年曾作修缮，故居得以保存，一些匾额等文物已移至他处保管，此处空荡荡，余无长物，观景生情，感慨万千！

许叔微乃江苏仪征人，为一代儒医，精通医术，南宋绍兴二年（1132）进士，官至翰林学士，人称许学士。后因高宗偏安江南，无意抗金，先生不满朝政，遂弃官隐居于此。“酌贪泉而觉爽，处涸辙以犹欢”，治病救人，合药济世，著书立说，阐扬医理。其著述甚丰，《普济本事方》是其代表作，特别值得称道的是，先生为人治病，从不取分文，其高尚的情操令人肃然起敬。说他是医家的良心当不为过。

在许氏故居的院落里徘徊，我的思绪遥接千载，浮想联翩，觉得许氏的许多卓越见解值得重新认识，使其为今天的临床服务。此文仅举治疗情志病一例以作说明。情志病是一个很宽泛的概念，当下所称的抑郁症涵盖其中，在现代社会，紧张的生活节奏，超强的工作压力，复杂的人际关系，使情志病有增无减。抑郁、焦虑、暴怒、失眠、惊恐等纷至沓来，引发诸多病证。现代医学多采用抗抑郁药，但抗抑郁药副作用不小，甚至引发患者的自杀倾向，故终非良策。求之于中医学，其要义在于辨证论治，形神兼调。溯源而论，在汉唐时代，镇静安神是常用的大法之一，《十剂》称之为“重剂”，取“重可去怯”之意，即采用重镇之剂以安神志。宋代许叔微独出心裁，采用动静结合的方法来调节情志，说得直白一点，即是兴奋与抑制相结合，以纠正机体的失衡状态。特别是将独活、羌活、防风这些习俗所称的“风药”作安神定志之用，识见迥乎寻常。其所制独活汤（独活、羌活、防风、人参、前胡、细辛、五味子、沙参、白茯苓、半夏曲、酸枣仁、甘草）以疗肝虚受风，惊悸多梦，通夕无寐，神不守舍之病证，开前人未有之境界。

情志病多起于肝郁。肝主藏魂，肝气不疏，情怀抑郁，就会导致神魂不宁。古人所说的肝虚受风的“风”，乃脏气不平之谓，与自然界的风仿佛似之而已。用独活、羌活、防风这类风药，其意不在解表，也不在祛风湿，而取其疏泄厥阴，条达肝气，将压抑的情绪尽可能释放出来。然而疏泄不能太过，制方须有法度，所以配合酸枣仁、五味子这类养肝敛阴之品，以冀散敛结合、疏养兼备，使脏气复归于平，达到解郁安神、调节情志的目的。方中其他药物的用意不一一细说。进一步分析，安神用重镇是以静制动，用风药是以动求静，盖动静互为其根，静极而动，动极而静，又往往相反相成。由斯观之，许氏用风药安神，实富有哲理的思辨，非深明阴阳开阖之理不能办此。仅此一方亦足垂范千秋！今天我们运用此方，当随证化裁，灵活变通。

独活、羌活、防风三味治疗情志病各有所长，有的长于定惊，有的长于安眠，有的长于壮胆气，但一定要配伍得宜，方能收到预期的疗效。原书尚在，可以细参。我常想，今天的教科书将羌活、防风归于发散风寒药，独活归于祛风湿药，其安神定志之功易被人忽略，物不得尽其用，实为憾事。我又想，这些药物的安神定志作用，能否在实验室中把它们的有效成分找出来呢？恐怕并非易事。因为它是一种思想，一种智慧，一种灵感。说它玄，似乎难以捉摸；说它不玄，疗效历历可稽。我们尽可从中领略中医之奥妙。

望着庭院内外遍地的草药，我的思绪不禁回到四十余年前，马山的背后是龙山，曾在那里采过药，以“渴饮山泉水，饥食土人参”（土人参指南沙参，鲜者味甘甜）为乐。今天，我想在这庭院内燃一炷清香，祭奠这位开风气之先的苍生大医，追随他的足迹。

〇七

从张子和“惊从外入”谈起

“惊”为七情（喜、怒、忧、思、悲、恐、惊）之一，其病证常以“惊恐”名之，现代隶属于“郁证”范畴。笔者认为，“郁”未能尽括其致病之由、发病之理，解郁亦未能涵盖其证治之义，故惊恐值得探究之处甚多。昔张子和（张从正，字子和，号戴人）有“惊从外入”之说，引发诸多联想，姑以此为线索，信笔申述之。

张氏的这一论述见《儒门事亲·惊》：“卫德新之妻，旅中宿于楼上，夜值盗劫人烧舍，惊坠床下，自后每闻有响，则惊倒不知人……诸医作心病治之，人参、珍珠及定志丸皆无效，戴人见而断之曰：惊者为阳，从外入也；恐者为阴，从内出。惊者，为自不知故也；恐者，自知也。足少阳胆经属肝木，胆者，敢也，惊怕则胆伤矣。乃命二侍女执其两手，按高椅之上，当面前，下置一小几，戴人曰：娘子当视此，一木猛击之，其妇大惊……伺少定击之，惊也缓，又斯须，连击三五次……徐徐惊定而笑曰，是何治法？戴人曰：《内经》云惊者平之，平者，常也，平常见之必无惊，是夜使人击其门窗，自夕达曙……一二日，虽闻雷亦不惊。”这则医话很值得玩味。首先，“惊”从何来？《内经》以降，历代医家尽管措辞不一，大抵将七情致病归属于内因，乃人身阴阳之动变，阳盛化火，“惊”多责之于火，有惊骇、惊妄、惊狂、惊悸等变状，是以《素问·至真要大论》径谓“诸病……惊骇，皆属于火”。观此证乃外界的惊吓所致，于是张子和提出了“惊”的外因说，并且认为惊从外入，属阳；恐从内生，属阴；可见惊、恐有内外、阴阳、虚实之分，这确是一个创见。稽之古籍，《素问·举痛论》以“惊则气乱”“恐则气下”阐发惊、恐的病机，其理固是，但“气乱”“气下”很难捉摸，顺气、举陷未必能愈惊、恐之证，而张氏的这一内外、阴阳之辨，使惊、恐的概念更为明确，对证治很有指导意义。其次，是“惊”的发病脏腑谁属？心主神明，《素问·举痛论》谓“惊则心无所倚，神无所归，虑无所定，故气乱矣”，是说惊系乎心。但张氏则责之于胆，谓“胆者，敢也，惊怕则胆伤矣”，以胆主决断之故。可见“神无所归，虑无所定”乃胆病及心。是以此证作心病治疗，用人参、珍珠及定志丸（人参、茯苓、远志、石菖蒲）无效，以其未能见病治源也。肝藏魂，胆居肝内，既然惊与恐乃一阴一阳的对待，亦可测知恐属肝虚。鉴于肝脏体阴用阳、纳血藏魂的生理特性，戴元礼在《推求师意》中认为，肝之见证有“惊恐互作者”，以“魂不安则神动，神动则惊；血不足则志慊，志慊则恐，故二者肝脏兼而有之”。此可视为对张氏论述的进一步发挥，也说明治疗惊恐当疏泄与养血并用。虽然《素问·阴阳应象大论》谓“恐伤肾”，肾“在志为恐”，但肝肾同源，不必拘泥。再者，是“惊”病的治则，《内经》称“惊者平之”，平之，通常作“安之”解，调其阴阳盛衰而至于平，乃至平抑、镇静、潜镇诸法属之。张氏释“平”为“常”，“平常见之必无惊”。此证治法奇特，使患者逐渐增强对惊响环境的适应性，见惊不畏，见怪不怪，习以为常，遂不药而愈。这是张氏对“惊者平之”的独特领悟，可备一说，不失为非药物治疗之一法。

从“惊从外入”说看治疗惊恐证的经方及历代名方，常可获得新的领悟，当代已故名医刘鹤一谓“张子和曰‘惊从外生’，治疗之法当‘惊者平之’，使人复如平常也。跌仆堕坠外有损者，人皆共见。精神创伤，惊恐之证，外无异而内已伤也。肝郁于内，营卫不和，气血不调，证亦多变。此时之治，不当镇纳，宜调营卫，和气血，使外入之惊，自内而达外，以复其常。此即桂枝去芍药加蜀漆牡蛎龙骨救逆汤愈病之理也”（《上海老中医经验选编》1980 年版）。张仲景此方，为“伤寒脉浮，医以火迫劫之，亡阳，必惊狂，卧起不安者”而设。历来注家大多随文释义，以此证乃病邪在表，未能如法采用解表剂，反而误用火法劫迫出汗，于是汗大出，阳气外亡，心神浮越，遂惊狂卧起不安，云云，恐非确解。盖知火法迫汗可致亡阳，然对火法还影响患者的情志尚欠思量。刘氏妙悟及此，可谓别开生面，制方的精义亦豁然贯通。此方救大汗亡阳，所赖者桂、甘、龙、牡；用姜、枣调和营卫；定惊狂则取蜀漆。盖惊则脏气不平，郁生痰涎，是谓惊痰，惊痰不去，病根不拔。蜀漆长于截疟，并疗惊风，具辛开散结、达郁劫痰之功，于此证正为相宜。观“千金汤”疗小儿“暴惊卒死中恶”，用“蜀漆（炒）二钱，左顾牡蛎一钱二分，浆水煎服，当吐痰而愈”（《本草纲目》），可以佐证。凡“惊从外入”者，安内还当逐邪外出，当是仲景此方给后人之启示。

《金匮》谓奔豚、吐脓、惊怖、火邪，此四部病皆从惊发得之，又谓“奔豚病从少腹起，上冲咽喉，发作欲死复还止，皆从惊恐得之”。《推求师意》言“惊怖即惊恐，怖，惧也，恐亦惧也”，是知惊恐与惊怖同义。治疗奔豚，证见“气上冲胸，腹痛，往来寒热”者，仲景予奔豚汤（甘草、川芎、当归、半夏、黄芩、生葛、芍药、生姜、甘李根白皮）治之。此方难以索解之处是，既然气机上逆，何以要用轻清升发之葛根？或谓葛根可以解热，然而“此方也适用于不兼往来寒热症的患者”（见《金匮要略语译》），可见解热未尽其义。笔者以为，若从张子和“惊从外入”着眼，心中的疑窦可霍然冰释，盖葛根乃祛风解痉、促邪外出之良药。此证惊恐伤肝，气机上逆，故用归、芍、芎以养肝血；黄芩、李根皮苦泄寒降，清热下气；半夏、生姜降逆和中，且黄芩、生姜并用能调和寒热；葛根祛风达邪。益肝之虚，清肝之热，折上逆之气，辅以祛风解痉，奔豚自定。

惊从外入，一如风之伤人，外感之风夹寒、夹热、夹湿是伤人之营血，而惊吓似风非风，则导致脏气不平，是伤人之情志。古人将很多情志疾病冠以“风”名，曰风癫、曰风痫、曰风眩（《千金方》卷十四言“痰热相感而动风，风火相乱则闷瞀，故谓之风眩，大人曰癫，小儿则为痫，其实则一”）、曰风厥（《素问·阴阳别论》言“二阳一阴发病，主惊骇、背痛、善噫，善欠，名曰风厥”），不一而足。《金匮》言“治病如狂状，妄行，独语不休，无寒热，其脉浮”之防己地黄汤（生地黄、防己、桂枝、防风、甘草），后人称其证为“心风癫疾”，乃“风入心包络中，则营气热而心神蒙昧”之候（见《王旭高医书六种》），当凉血清热，通络散风，唯风去热除，心神方定。方中用防风，不唯散风，抑且安神定志，寓意良深。

桂枝去芍药加蜀漆牡蛎龙骨救逆汤旨在安正达邪、劫痰定惊，奔豚汤用葛根、防己地黄汤用防风，开后人采用风药以疏调情志、祛风定惊之法门。“惊从外入”，仲景未言，南宋医家许叔微亦未言，但许氏采用独活、羌活、防风等祛风达邪之品治疗惊悸所由何来？笔者不敢妄测，从《普济本事方》的一些记载中，依然有端倪可察。如谓“有董生者，患神气不宁，每卧则魂飞扬，觉身在床而神魂离体，惊悸多魇，通夕无寐，更数医不效。予为诊视，询之曰：医作何病治？董曰：众皆以为心病。予曰：以脉言之，肝经受邪，非心病也。肝经因虚，邪气袭之，肝藏魂者也，游魂为变，平人肝不受邪，故卧则魂归于肝，神静而得寐。今肝有邪，魂不得归，是以卧则魂扬若离体也”，后处真珠丸（真珠母、当归、熟干地黄、人参、酸枣仁、柏子仁、犀角、茯神、沉香、龙齿）、独活汤（独活、羌活、防风、前胡、细辛、五味子、沙参、白茯苓、半夏曲、酸枣仁、炙甘草）二方以赠，服一月而病悉除。许氏所说的“邪”是外来，抑内生，虽未分辨，但致使脏气不平则一。若自外来，故当逐之外出，若自内生，肝气郁结殊甚，情绪不得宣泄，为祸亦烈，徒事镇静常适得其反。许氏采用了独、羌、防三味风药，可以逐邪，邪去则魂安神静；还能疏泄郁遏之气，与养肝之品同用，疏养结合，达到调节情志的目的。这是其高明之处，丰富了中医治疗情志病的方法与手段。至于真珠丸，着重镇静、潜纳，意在镇惊安神。二方可配合用之。由斯观之，隐然可见其不仅承袭了仲景用风药治疗情志病之法，而且开辟了新境。

若将惊恐局限于郁证的治疗范畴，运用风药、调节情志等治法的神髓易于流失，值得反思。《丹溪心法》论郁言“气血冲和，万病不生，一有怫郁，诸病生焉。故人身诸病，多生于郁”，并提出了气、血、火、食、湿、痰六郁之说，创制了越鞠丸等解郁名方。肝主疏泄，解郁以理气为先，所以疏肝解郁法最为常用，这当然简易，无怪乎明清以后的医家运用风药治疗惊恐证甚少涉猎了。试问惊从外入者理气解郁行之有效吗？虽然“风”即气也，但理气药绝不能取代风药。风药能够定惊，风药疏泄肝气力胜，能排解压力，宣泄压抑的情绪，风药还能升阳达郁，有利于气机的升降失衡复于常态，这都是风药的独绝之处。上列三味风药，独活以息风镇静为优，羌活以升阳达郁为胜，防风则长于匀气散风、安神定志。当然随证应用，或寒温相济，或动静结合，或疏养兼施，方能吻合病机，从此类风药引申，若天麻、白蒺藜、双钩藤、菊花之属，或疏泄，或平降，亦可因证制宜。

〇八

略论寒热病证治法“三部曲”

——王履《医经溯洄集·积热沉寒论》读后记

本文就王履的《积热沉寒论》加以解析，简述治疗寒热之疾逆调、从治、求属的要义，强调追求自身的阴阳平衡，增强抗病能力，才是证治的根本所在。

元代医家王履的《医经溯洄集》是历代医话著作中的精品。溯洄，逆流而上之义。书中集作者医学论辨性文章二十一篇，在一些重大的学术问题上寻源求本、演绎经旨、释疑解惑，直面当世的苦厄，返本有助于开新，今世我们读经典、古籍，其意义抑或在此。惜乎斯著文辞简古，其意不易领略，兹拈出《积热沉寒论》一篇，与同道一并探讨，附以浅见，抛砖引玉云尔。

【原文】人之所借以生者，气也。气者何？阴阳是也。夫阴与阳，可以和而平，可以乖而否。善摄与否，吉凶于是乎歧之。夫唯摄之不能以皆善也，故偏寒偏热之病，始莫逃于乖否之余矣！虽然，寒也，热也，苟未至于甚，粗工为之而不难，设热积而寒沉，良工犹弗能以为计，况其下乎！奈之何俗尚颛蒙，恪持方药，愈投愈盛，迷不之反，岂知端本澄源，中含至理，执其枢要，众妙俱呈。

【按】积热沉寒之证，仲景书未见记载。《千金方》创《痼冷积热》门，《三因方》列有《痼冷积热证治》，说痼冷“多因真气既微，胃气不实，复啖生冷冰雪之属，致肠胃虚寒”而成，常出现“大便洞泄，小便频并，鼻多清涕，呕吐涎沫，水谷不化”等症状。至于积热，“多因精血既衰，三焦烦壅，复饵丹石酒炙之属，致肠胃蕴毒”所致，常出现“大便秘涩，小便赤淋，口苦，咽干，涎稠，眵泪，饮食无度”等症状，分别属于“阳虚阴盛”“阴虚阳盛”之候。王履于开篇指出，人生之本，本于阴阳，阴阳以和为贵，因禀赋之异，加之将息失宜，造成阴阳乖离，就会出现偏寒偏热之疾，偏寒偏热未能及时纠正，则积热沉寒生焉。习俗以寒攻热，以热攻寒，常事与愿违，不仅药不中病，反而病变日深，个中缘由是因不明调和阴阳的关键，也就是求属之道。一旦了悟其中的至理便豁然开朗，原来先哲阐扬的医理是如此的精妙！

【原文】且以积热言之，始而凉和，次而寒取，寒取不愈，则因热而从之，从之不愈，则技穷矣，由是苦寒频岁而弗停；又以沉寒言之，始而温和，次而热取，热取不愈，则因寒而从之，从之不愈，则技穷矣，由是辛热比年而弗止。嗟夫！苦寒益深而积热弥炽，辛热大（大，通“太”）过而苦寒愈滋。苟非大圣慈仁，明垂枢要，生也，孰从而全之？经曰：谓寒之而热者取之阴，热之而寒者取之阳，所谓求其属也，属也者，其枢要之所存乎。斯旨也，王太仆知之。故曰：益火之原，以消阴翳；壮水之主，以制阳光。又曰：取心者，不必齐以热；取肾者，不必齐以寒。但益心之阳，寒亦通行；强肾之阴，热之犹可。吁！混乎千言万语之间，殆犹和璧之在璞也。其宝久湮，岂过焉者石之而弗凿乎？

【按】此一节论述寒热之疾的证治大法——逆调、从治、求属，具有普遍的指导意义，可称为证治的“三部曲”。

病有微甚，治有逆从，微者逆之，甚者从之，《内经》早有明训。所谓逆治，是以寒治热，以热治寒，逆病气而治，为常；而从治，是以热治热，以寒治寒，从顺病气而治，为变。前者虽曰逆，实为正治；后者虽曰从，则属之反治。治疗热证，始用凉药以和之，和之不应，其热不衰，则用寒凉药以胜之；治疗寒证，始用温药以和之，和之不应，其寒反增，则用温热药以胜之。此种治法即王冰（别号启玄子，仕唐太仆令，故又称王太仆）“微小之热，为寒所折；微小之冷，为热所消”之意。须知凉与寒、温与热，只是程度上的差异而已，上列二法，不出热者寒之、寒者热之的范畴，统称为逆调，是证治的第一步。然而甚大之热，甚大之寒，邪气汹汹，或弥漫于全身，或盘踞在一处，足可与违性者相敌，与异气者相格，出现了“格拒”，强力攻邪而药力不能入，机体必产生过激的病理反应，反耗正气，徒张邪焰。在这种情况下，逆调不应，正治已不敷应用了，于是就有了从治，先贤之精审令人惊叹不置。这是证治的第二步。

所谓从治，就是从顺病气，诱之导之，变药气与病气相“格”为能“入”，唯顺方能入，唯入方能和，从治的要义在此。假如将从顺病气比为安抚邪气，则从治称得上剿抚互用。从治具反佐之义，但又不完全等同于反佐，是以《内经》有“从少从多，观其事也”的明文，王冰有“从少，谓一同而二异；从多，谓二同而三异也；言尽同者，是奇制也”之说，示人权衡变通。例如邪热甚大时，用凉药恐其格拒，则用一两味温热药作反佐以取之；若人虚火盛，徒恃苦寒降之、泄之，恐火未息而正气随亡，则相机采用温药敛之、摄之，“火得温而归”（邹澍语），乃同气相求之意；阴盛格阳之证，还可以热药冷服等等，均属从治。惜乎此法尚未引起今人足够的重视与研究，有的认为从治不过是疾病严重出现假象时（例如真寒假热证、真热假寒证），顺从疾病以热治热、以寒治寒的治法，实质上仍然是治病求本云云，这就将从治视为“寒热真假辨”了。试问当疾病不出现假象时，难道就不宜从治吗？义不可通。从治不明，遑论求属！于是证治停留在见热投凉、见凉用温的阶段，处方殊少变化，索然无味。

对于积热沉寒之证，逆调不应，从治未必都能奏功，医者穷于应付，覆辙重蹈，继续以寒攻热，以热攻寒，经久不休。无奈热者愈热，寒者更寒，皆因不明求属之道，有以致之。如前所述，积热证系“阴虚阳盛”，沉寒证系“阳虚阴盛”，苦寒、辛热能制其亢、治其盛，不能济真水、真火之虚，且苦寒沉降太过则伤阴，阴伤则阳愈亢；辛热发散则伤阳，阳伤则阴愈盛。是以《内经》谓“寒之而热者取之阴，热之而寒者取之阳”，王冰申明其义曰“益火之原，以消阴翳”，益其火则阴盛自消；“壮水之主，以制阳光”，壮其水则亢阳自降。又恐后人不明阴阳互根之理，或益火偏于刚燥，或壮水偏于阴柔，进一步指出，益心阳不必尽用热剂，寒凉未尝不可，益肾阴不必尽用寒剂，温肾药亦可参用，

“寒亦通行”“热之犹可”，语带斟酌，其用意之周到，说理之圆融，令人服膺。惜乎大璞之璧，人多不识，“其宝久湮”，王履不胜慨叹！

细思自抗生素问世以来，确实为人类的健康带来了福音，然而随着时间的推移，其副作用亦未可小觑，如今病毒变异，不断肆虐，超级细菌亦时有发生，但抗菌、抗病毒依然是医学的主流，抗生素的滥用犹如“苦寒频岁而弗停”，激素的滥用颇似“辛热比年（比年，连年之意）而弗止”。面对现实，发人深省！何不反求诸己，让自身产生抗病能力？求属之道是古人的大智慧，期待从璞中琢出璧来，吾侪共勉之！

【原文】余僭得而推衍之。夫偏寒偏热之病，其免者固千百之一二，而积热沉寒，亦恐未至于数见也。然而数见者，得非粗工不知求属之道，不能防微杜渐，遂致滋蔓难图以成之欤！夫寒之而热者，徒知以寒治热，而不知热之不衰者，由乎真水之不足也；热之而寒者，徒知以热治寒，而不知寒之不衰者，由乎真火之不足也。不知真水火不足，泛以寒热药治之，非惟脏腑习熟，药反见化于其病，而有者弗去，无者弗至矣！故取之阴，所以益肾水之不足，而使其制夫心火之有余；取之阳，所以益心火之不足，而使其胜夫肾水之有余也。其，指水火也。属，犹主也，谓心、肾也。求其属者，言水火不足，而求之于心、肾也。火之原者，阳气之根，即心是也；水之主者，阴气之根，即肾是也。非谓火为心而原为肝，水为肾而主为肺也。寒亦益心，热亦强肾，此太仆达至理于规矩准绳之外，而非迂士曲生之可以跂及矣。彼迂士曲生不明真水火于寒热之病，有必制必胜之道，但谓药未胜病，久远期之，是以恪守方药，愈投愈盛，卒至殒灭而莫之悟。呜呼！悲夫！余见积热沉寒之治，每蹈于覆辙也，因表而出之以劝。

【按】服寒而反热，服热而反寒，疑窦未释，颇难索解，再加推衍。究其缘由，不仅是在治法上只知“损有余”，不知“补不足”，有失治病求本之旨，还与五味与脏气的同化相关。因为五味入胃，各归所喜，酸先入肝，苦先入心，甘先入脾，辛先入肺，咸先入肾，而“非惟脏腑习熟，药反见化于其病”（有的版本作“非惟脏腑习熟药，反见化于其病”。断句有误，见江苏科技出版社 1985 年 4 月第一版。习熟，有熟知、惯常之意），这就出现《内经》所说的“增气”现象，是以王冰谓“久服黄连、苦参而反热者，此其类也，余味皆然”。气有偏胜则有偏绝，故《内经》告诫“气增而久，夭之由也”。前述寒者热之，热者寒之，是以气胜，但同气之物，必有诸味，气寒而味苦者，又当防其久服入心化热。知其利而防其害，其庶几矣！亦可见制方用药，有制有约，方不失方剂的平衡之道。

人之生本于阴阳，水火乃阴阳之征兆，阴阳不和则病，水火交济则泰。阴阳开阖，必有其枢；水火交济，必有所属。求其属者，王履指出，“其”指水火，“属”“犹主也”，乃根本之谓。故水火之不足，当求之于心、肾。是以益心阳可以消阴霾，滋肾水可以制阳亢。然而王冰在规矩准绳之外，说是寒亦益心，热亦强肾。见道之言，石破天惊！盖阴阳互根互化，阳能生阴，阴亦能生阳。因阳虚而阴弱者，益阳可以生阴；因阴虚而阳不化者，益阴可以化阳；活法从心，不拘一格。不仅阐扬了经旨，对后世也产生了深远的影响，这是王冰对医学作出的伟大贡献。

历代医家得王冰之意而用之，各有发挥。例如近贤章次公先生治疗温热病以“滋水制热”之法，“其义发于王冰，其风起于明季，至叶氏而益臻完备”。他推崇叶天士治疗温热病注重养阴之法，认为“阴液为抵御温邪之根本”，若“初起阴液即耗，将来之变化殊难逆料”。湿温（肠伤寒）的证治颇费思量，湿为阴邪，其性黏腻，不易速化；湿与温合，如油入面，急切难解。是以吴鞠通有汗、下、润“三禁”之说，谓“润之则病深不解”。而章先生却将育阴列为湿温治疗之“三原则”（扶正、解毒、育阴），常用生地、石斛、麦冬之属，可谓惊世骇俗。运用之妙，存乎一心，特别是热病至于极期，一味攻邪，往而不复，斯时扶正即是祛邪，滋水即是泄火。

从逆调到从治，再到求属，古代哲人的思考发人遐思。简而言之，逆调是对抗，直接针对寒热邪气；从治是权变，安抚邪气就是保存正气；求属，追求自身的阴阳平衡，只要阴阳渐和，水火既济，邪将不解而自解，乃王履所说的“必制必胜之道”。《内经》的昭示，王太仆的法言，时至今日，必有回响。

○九

“从治”浅识

——从川芎“止血”“医疡”谈起

经验来源于积累，认知有待于深化。《内经》“从治”之义，笔者多年来留心于此，渐有所悟，爰笔志之。一隅之见，未必足道，唯“求其友声”，冀相互启发云耳。

有从必有逆，从者逆之反。《内经》以“逆者正治，从者反治”明其旨。何谓正治？是指逆病气而言，如以寒攻热，以热攻寒之类。何谓从治？是指从病气而言，如治热以热，治寒以寒之类。正治明白易晓，从治理颇难明。王冰释之曰：“夫热与寒背，寒与热违，微小之热，为寒所折，微小之冷，为热所消，甚大寒热，则必能与违性者争雄，能与异气者相格，声不同不相应，气不同不相合，如是则且惮而不敢攻之，攻之则病气与药气抗行，而自为寒热以关闭固守矣。”古人发现，在某些特定的情况下，例如甚大寒热，在用正治法时，病气与药气会出现“格拒”现象，于是“反其佐以同其气，令声气应合，复令寒热参合，使其终异始同”。由此可知，从治具有“反佐”之义。无怪乎李时珍亦云“反佐，即从治也”。须知此种反佐非泛泛用之，在于选药精审，针对性很强，是“以同病之气而取之也”。不知此意，反佐无功。

然而从治又不完全等同于反佐。《内经》“从多从少，观其事也”，这一重要的提示，是理解“从治”的关键。王冰为之疏义曰：“从少，谓一同而二异；从多，谓二同而三异也；言尽同者，是奇制也。”这是因为寒热有夹杂，虚实有错综，体质有强弱，病证有浅深，很难截然划分，未可一例衡之。譬如用热药治热病时，有的是“尽同”，出奇兵以胜之；有的是“一同”，或“二同”，余药则异，因证各别。组方用一味与病气相同的药（一同）称作反佐，绝无疑义；“二同”也称反佐已很勉强；至于“尽同”就不是反佐了。于此可识“从治”义宽，“反佐”义窄，假使“反佐”能尽赅“从治”的话，那就无须另立名目了。

观乎现代的一些中医学著作，大多阐明大寒证、大热证用正治法发生格拒时，当用“从治”这一层含义，而对从治的反佐之义，特别是从多从少之理殊少阐发，以为“从”者，不过是“从”临床表现的假象而已，并非内在本质。“如‘阴盛格阳’的真寒假热证，‘阳盛格阴’的真热假寒证，脾虚不运引起的腹胀，以及食积所致的泄泻等，必须通过现象，治其本质的真寒、真热、真虚、真实”(《中国医学百科全书·中医学》)。其理未尝不是，但未免将“从治”的法则简单化了。盖病证千变万化，寒、热、虚、实的典型证候固然有之，而兼夹之候尤为常见。以热而言，虚热、实热亦不是泾渭攸分，倘不明从多从少之意，处方用药必然流于刻板僵化，圆机活法就无从谈起了。

“纸上得来终觉浅，绝知此事要躬行”。笔者试以川芎为例，从其能止血、医疡敛疮入手，解析“从治”，一隙之明，或可略破其惑。

川芎味辛性温，为血中气药，能旺盛血行。血离经妄行，通常宜止宜塞，且以用寒凉药居多，竟用川芎，显然不是逆病气，而是从病气了。早在《千金方》中，就有用一味川芎“治崩中昼夜十数行，众医所不能瘥”的记载。所谓“众医所不能瘥”，无非常法用之不应，补之固之无功。盖崩中漏下日久，宿血残留，瘀阻胞宫，新血不得归经，故见血止血徒劳无益。于是法外求法，独取一味川芎先夺其实，可谓“将欲歙之，必固张之”(《道德经》)。欲求收敛姑先扩张，促成事物向对立面转化。此方为“奇制”，于“从治”为“尽同”。然而此类用法，必须认证精确方能无误。后之医家又有了新的构想，如宋《太平圣惠方》治此类病证，则加入生地黄汁一味同煎，宋陈自明《妇人大全良方》亦载此方，足见其见重当时。川芎伍生地，一同一异，更具有平衡性，也更易于把握。假使说用一味川芎治血崩是欲歙先张，以开求阖，那此方堪称大开大阖，开阖兼施，尤具精义。

《金匮》泻心汤（大黄、黄连、黄芩）主治“心气不足，吐血，衄血”。其证气火冲逆，热迫血溢，用大黄伍连、芩，苦以泄之，寒以清之，降逆止血是为正治。值得玩味的是，至元危亦林《世医得效方》“治实热衄血”，则在方中加川芎一味，即“川芎三黄散”，药用“大黄（湿纸裹蒸）、川芎、黄连、黄芩等分，上为末，每服二钱，食后井水调服”。热盛吐血以清降阳明为要着儿，自宜大黄、连、芩之属，衄血则从鼻窍而出，虽关乎阳明，然血出清窍，若无药引入高巅，终未周全。川芎上行头目，下行血海，既有引经作用，且火郁发之，与大黄、连、芩相合，泄化血中瘀热。此散止中兼行，通中寓塞，有调燮阴阳、止血而不留瘀之妙。方意之美，无与伦比。

不妨以笔者的临床体验再谈川芎止血之义。余曾治一妇人，年逾七旬，数日来经常牙龈出血，每晚刷牙时牙衄甚多，竟至鲜血满口，清水漱口多次后可自止。查其牙龈呈淡紫色。舌尖红，苔薄，脉弦劲，断为血热妄行，虚中夹瘀，拟凉血止血，导血归经。药用：生地黄15g，生白芍12g，粉丹皮10g，怀牛膝10g，生侧柏叶15g，川芎5g，骨碎补10g，生黄芩6g，旱莲草12g，生甘草5g。每日1剂。药后牙衄递减，三日后完全控制，牙龈色泽亦转为正常。再服4剂巩固疗效。按：此证血分有热，在大队凉血止血、清热泄火方中加一味温血之川芎，是谓从治，亦为“一同”，骨碎补功善健骨固齿，破瘀生新，借其消除齿根之留瘀，它亦是温性药，堪称“二同”。祛瘀有助于泄热，祛瘀有助于化生新血，且瘀血不去，新血不得归经，立方的机括在此。考《太平惠民和剂局方》有芎䓖汤一方，系由川芎、当归各等份组成，作粗散，“每服三钱，水一盏半，煎至一盏，去滓，稍热服，不拘时”。能疗多种出血之证，如“产后去血过多……伤胎去血多，崩中去血多……拔牙齿去血多、不止”。用川芎这样的活血药来止血，往昔读此，以为姑妄听之，未作深究。然而随着阅历增多，觉得其中确有至理。如此案牙衄，齿龈呈淡紫色，非瘀而何？凉药未尝不能化瘀，然“血气者，喜温而恶寒，寒则泣不能流，温则消而去之”（《素问·调经论》）。川芎为血中气药，在凉血止血药中反佐川芎，确有助于化瘀止血，有助于纠正气血失和的紊乱状态。气能行血，气能帅血，气能生血。治血能知调气，止血之道，思过半矣！

川芎能医疡敛疮，与其能化瘀生新有关。《千金方》记载了一张治疗口疮的验方，系以栀子、甘草、细辛、桂心、川芎为细末，作蜜丸服。清代医家张璐释其方义曰：“口疮而用桂心、川芎，导虚火，和营血，崇本之治，难为俗陈。”而细辛，则为散口腔浮热而设。假使按习俗实火、虚火作区分，则山栀适用于实火口疮，桂心适用于虚火口疮。此方所主，是实火耶？抑虚火耶？可见实火、虚火乃一气之消息，有时可分，有时不可强分。唯亢则乱，平则治，如斯而已。此方用栀子泄火制亢，以辛温之品从治，不仅有桂心、川芎，还有细辛，不是“从少”而是“从多”了。曾治一顽固的口腔溃疡，患者为几内亚人（详见《古方篇》泻黄散），口腔溃疡此起彼伏，反复发作二十载，便秘，溲黄，耳内及足趾外发红疹，予广藿香、防风、生山栀、生石膏、连翘、薄荷叶、桑枝、白蒺藜、川芎、生甘草，药后收到明显的效果，后以此方出入而愈。按：此证二十余年来口疮几无间断，按诸常理，久病必虚，初期纵为实火，久则演变为虚火，然此证延久火热未衰，毒力未减，上为口疮，下为便秘，外窜为红疹瘙痒，殆禀赋有异耶！方用石膏清胃泄火；连翘解毒散结，透达郁热，与山栀并用，清心止痛；薄荷辛开香窜，助防风发散郁火；桑枝、蒺藜平肝散风，消胀通便；川芎作反佐之用，盖口疮久不愈合，营中必有瘀滞，借其温理营血，推陈致新。医疡敛疮，凡血热疮口不敛，当凉血敛疮，此则为患已久，瘀滞颇甚，热伏亦深，用川芎从治，见效甚速，可见法无定法。

以上仅举一隅略谈从治，犹有剩义。进一步分析，医者治病，正治为逆，意在剿；从治为顺，意在抚；逆顺互施，实为剿抚互用。譬如肝肾雷龙之火上炎，固然要泄要降，同时也要敛要摄，即是此意。从治还有防微杜渐、防患未然之意，譬如大热证，若过用寒凉，有的其热未去，中寒已起；大寒证若过用温热，有的其寒未解，阴液已伤。热者寒之，寒者热之，此种对抗治疗引发的弊端发人深思，催人猛省。审时度势，顺从病气正是为了制伏病邪，也保护了自身的抗病能力，使失衡的阴阳重归平衡。总之，从治的治则彰显古人的智慧，其旨深微，有待今人引申触长，深入研究。

一〇

“从治”再议

关于“从治”，笔者曾撰《“从治”浅识》一文略申己见，但意犹未尽。“从治”之义至精至微，不易勘透，而涉及制方用药、临床疗效关系至巨，不得不细加探究，于是澄心静虑，上下求证，再议如次。

一、张景岳立言未允

“从治”之法出自《内经》，《内经》是先秦文字，古意骎骎，奥旨弥深；去古已远，后之注家难免不生歧见。张景岳所著《类经》为世所推崇，然未尽善，其论“从治”即是一例。《素问·至真要大论》“逆者正治，从者反治。从少从多，观其事也”，是论述“从治”的要文。张氏在释“逆者正治，从者反治”时，谓“治有逆从者，以病有微甚，病有微甚者，以证有真假也……真寒者宜温其寒，真热者直解其热，是当正治者也。至若假寒者，阳证似阴，火极似水也……所谓热极反兼寒化，亦曰阳盛隔阴也。假热者，阴证似阳，水极似火也……所谓寒极反兼热化，亦曰阴盛隔阳也。此皆假病。假寒者清其内热，内清则浮阴退舍矣。假热者温其真阳，中温则虚火归原矣，是当从治者也”。至于“从少从多，观其事也”，张氏则释曰“从少谓一同而二异，从多谓二同而一异，必观其事之轻重而为之增损，然则宜于全反者，自当尽同无疑矣”。此解大抵沿用了王冰之注，除略有出入外，未再作发挥，而这正是理解“从治”的关键之处。

病有微甚，治有逆从。微者“正治”，是以热治寒，以寒治热；甚者“从治”，是以热治热，以寒治寒，从顺病气。甚，并不代表偏而造极。张氏将寒热的微甚直接引申为寒热的真假，以为疾病只有发展到阳证似阴、阴证似阳，亦即阳盛隔阴、阴盛隔阳时才宜用“从治”，而这种从治，又不过是知其假寒则清其内热；知其假热则温其真阳。换言之，从治的要义仅在于识别寒热的真假，真假既判，则热者寒之，寒者热之即可，是以名曰“从治”，实为“正治”，此解失之允当。

寒热的见症千变万化，寒热的演变状态不可端倪。或弥漫于全身，或蓄积固守于一处；或寒热不相兼夹，或寒中夹热，热中夹寒；或表寒里热，里寒表热；或上热下寒，上寒下热。如此等等。以药物治病是助正气以敌邪，有邪正俱盛时，有邪盛正虚时，譬如热盛而正气不支，若徒清其热，正将消亡，邪正势必同归于尽。诸如此类，热者寒之，寒者热之，已不敷应用了，于是就有了“从治”，这体现了前人高度的智慧。而“从少从多”，则示人谨察机宜，虽从顺病气，不必皆同，如此方能逆从错综，圆融贯通。张氏未能通贯其义，误矣！

从治具反佐之义，但不完全等同于反佐。从治义宽，反佐义窄。张氏不明从治，故亦不识反佐。曾谓“近代之所宗所法者，谓非丹溪之书乎？观丹溪之治吞酸证，必以炒黄连为君，而以吴茱萸佐之，其治心腹痛证，谓宜倍加山栀子而以炒干姜佐之，凡此之类，余不解也。夫既谓其热，寒之可也，而何以复用干姜、茱萸？既谓其寒，热之可也，而何以复用黄连、栀子？……而不知犯寒犯热，自相矛盾，一左一右，动皆掣肘，能无误乎？……此其见有不真，故持两可，最是医家大病，所当自反而切戒者也”(《景岳全书》)。其所著《新方八阵》绝少用反佐之法，观此即可了然。张氏不解丹溪连萸、栀姜配伍精妙之处，凡师宗景岳者，能不有偏？

令人遗憾的是，现代一些中医学著作，对“从治”大多附和景岳之说，认为从治是“从其证象而治的治疗法则”“但这种证象往往是假象，如热病表现寒象，寒病表现热象等，一般称为真热假寒，真寒假热。这种从用药性质与疾病假象相一致的治法，其实质还是在治病求本法则指导下，针对疾病本质而治疗的方法”(《中国大百科全书·中国传统医学》)。难道寒与热甚而没有造极，没有出现假象时就不宜用“从治”法吗？而“从少从多”又作何解？“从治”之法的真面目不见矣！呜呼！景岳立言不慎影响至今，今人若再以讹传讹将再误后人！

二、王冰持论精当

唐代医家王冰是注释《内经》第一人，王注精义迭出，启人慧思。他阐释“奇之不去则偶之，是谓重方。偶之不去则反佐以取之，所谓寒热温凉，反从其病也”，提出了“病气”与“药气”相格的见解，为从治法提供了重要的理论依据。其曰“方与其重也宁轻，与其毒也宁善，与其大也宁小。是以奇方不去，偶方主之，偶方病在则反其一佐，以同病之气而取之也。夫热与寒背，寒与热违，微小之热，为寒所折，微小之冷，为热所消，甚大寒热，则必能与违性者争雄，能与异气者相格，声不同不相应，气不同不相合。如是则且惮而不敢攻之，攻之则病气与药气抗衡，而自为寒热以开闭固守矣。是以圣人反其佐以同其气，令声气应合，复令寒热参合，使其终异始同。燥润而败，坚刚必折，柔脆自消尔”。病邪有微甚，证治有常变。轻微的寒热，寒者温之，热者清之可矣。若大寒热，邪气汹汹，寒可以拒热，热足可拒寒，药欲攻之而不入，这就出现了病气与药气相格拒的情况，药不入则邪固守而不出，邪不去则正气愈伤。须知以寒攻热、以热攻寒乃治法之常，亦是最原始的对抗疗法，用之得当则效，用之不及则不中病，用之太过则生弊端，若病气与药气相格拒则治之无功。如何令药气能“入”，则是证治的关键所在。古之智者不违其情，以同气者从治之，这就是反佐、寒因热用、热因寒用诸法之由来。从，是从顺病气，而不在乎病证是否出现假象。

《易经》谓“同声相应，同气相求，水流湿，火就燥……本乎天者亲上，本乎地者亲下，则各从其类也”，此殆为王氏“声不同不相应，气不同不相合”之所从出。热证可用热，寒证可用寒，均有同其气之意，故可作反佐之用。寒热异气，不和则病；水火异性，不交不济；唯同其气方无格拒，而后“寒热参合”，方能和，方能济。从治之义大矣！

在阐释“逆者正治，从者反治，从少从多，观其事也”这段经文时，王氏谓“言逆者，正治也。从者，反治也。逆病气而正治，则以寒攻热，以热攻寒。虽从顺病气，乃反治法也。从少，谓一同而二异；从多，谓二同而三异也，言尽同者，是奇制也”。从治与正治并非完全割裂，所以有一同、二同、尽同的提示，示人要活法从心。组方用一味与病气相同的药（一同）称作反佐，绝无疑义；“二同”也称反佐已很勉强；至于“尽同”就不是反佐了，于此可识从治与反佐的同中之异。

从治是顺从病气，具安抚邪气之意。一味地对抗，药剂量不厌大，药味数不厌复，机体势必产生过激的病理反应，造成正气受损，“坚刚必折”，即是此故。柔顺胜于刚强，当知通变。邪与正一胜则一负，抚邪气即是安正气。

从治是既教人识别寒热之真假，又懂得用假法诱治。清代医家张璐谓“夫寒热之真假，证治之逆从，今昔医师罕能辨别，求其一人能辨假热，而以假法诱治者，不但可登《千金》之堂，而南阳密谛亦可从此打破矣”（《千金方衍义》）。“南阳密谛”意指仲景心法，真实不虚，至微至妙，不知此不能入仲景堂奥。能明“反激逆从”医之能事毕矣！

从治“同气相求”“各从其类”，还具“向导”之意。清代医家尤在泾谓“兵无向导则不达贼境，药无引使则不通病所”（《医学读书记》）。邪在浅表尚需引药，邪伏至深非引不至。譬如沉寒痼冷深伏下焦，下焦乃至阴之地，一味温热恐格拒不入，以入阴分之药作反佐导引之，即是从治。

从治纠正了寒热、水火相隔的病理状态，并非张景岳所说的寒热矛盾、左右掣肘，而是补偏救弊，和调阴阳。李时珍作过这样的概括：“治消渴，用酒蒸黄连；治伏暑，用酒煮黄连；治下血，用黄连、大蒜；治肝火，用黄连、茱萸；治口疮，用黄连、细辛。皆是一冷一热，一阴一阳，寒因热用，热因寒用，君臣相佐，阴阳相济，最得制方之妙，所以有成功而无偏胜之害也。”反佐相从，精义入神。

三、朱丹溪确具卓识

朱丹溪运用连萸、栀姜反佐之法为景岳所诟病，但沿用至今经得起临床的检验，包括其治寒疝以山栀、乌头相伍，独辟蹊径，是为创见，明乎丹溪心法有助于理解从治。

热证用热，习俗以为抱薪救火，而朱氏在《丹溪心法》论火证之治时，谓“火郁当发，看何经，轻者可降，重者则从其性而升之”。火不患其有，无火则生化之机息；火唯患其郁，郁则火用不宣。郁火之轻者可降，是为正治；重者则当从治，是顺其性而畅其用。朱氏又谓“火急甚重者，必缓之，以生甘草兼泻兼缓，参术亦可”，火急甚重，是为壮火，壮火食气，元气必伤。“火与元气不两立”，斯时扶元气即是泻火，甘味禀中和之性，赖以和之、缓之，兼以泻之。生甘草可用，人参、白术之属亦可相机用之。由斯观之，白虎加人参汤之用人参，非特在高热炽盛时益元气、生津液，还有缓火、泻火之意图。朱氏接着指出，“人壮气实，火盛颠狂者，可用正治，或硝、黄、冰水之类；人虚火盛狂者，以生姜汤与之，若投冰水正治立死”。同为火盛，体有虚实，证治迥异。人壮火盛可耐苦寒，人虚火盛，降之、泻之，火未息而正气随亡，祸不旋踵。温药从治，是益少火。少火生气，俾阳气来复，邪火自戢。热势虽盛，但当防盛极转衰，心力不支。此中奥义精深，须细细参悟。

扼要言之，朱氏治火曰降曰缓曰从，分别在见证轻微、重盛或郁而不畅时用之。火有虚、实之分，有时虚火、实火很难截然分开，常常相兼为患，所以降、缓、从三法，又常交互参用，随证制宜。

黄连、吴萸并用，是丹溪创制的左金丸，称其“治肝火”（见《丹溪心法》）。临床常用于肝火为患引发的胁痛、胁胀、呕恶、吞酸、咳嗽等症。方用黄连六两，吴茱萸一两或半两，上为细末，水丸或蒸饼为丸服，用量可随证斟酌。黄连味苦，入心经，是泻心火之要药，心火、肝火本同一气，是以朱氏治肝火亦借重黄连。肝火内郁，为痛为胀，犯胃为呕，刑肺为咳，与胃中湿热相合为吞酸。肝火正甚，骤用苦寒折之，恐其格拒不入，须反佐以温药方可。吴萸味辛、苦，性大热，为温肝之良药，与肝火堪称“同气”，正可“以同病之气而取之”。不选其他温药独择吴萸，此丹溪过人之处。火性炎上，上偏热则下偏寒，阴阳总是相对待地存在，此亦在情理之中。吴萸辛散达郁，能助黄连发散郁火，其苦降复可引热下行，于是上清而下暖，水升而火降，阴阳复归于平衡，其妙用如此。此方亦可作汤剂，治疗吞酸又可视湿与热之偏胜，酌情调整二味用量的比例，不必扼守 6 ∶ 1 的旧章。

丹溪还以山栀、炒干姜为伍治疗心腹痛，云“大概胃口有热而作痛者，非山栀子不可，须佐以姜汁，多用台芎开之。病发者，或用二陈汤加川芎、苍术，倍加炒栀子；痛甚者，加炒干姜从之，反治之法也”。胃痛属寒居多，久郁则化热，山栀为清中定痛之要药，当热郁未甚，寒未尽化时，则佐以姜汁，以散结和中，调和寒热，配合川芎解郁，气郁解则火郁易散。但若热郁已甚，不仅宜增山栀用量，且需佐炒干姜温通、温摄以从治，此时姜汁未足恃也。症情有轻重，热郁有微甚，同为反佐，用药有浅深之别。

疝气以“睾丸连小腹急痛”为主症（《格致余论》）。昔人以此症多属寒，可借用张仲景治寒疝的大乌头煎等方。朱氏认识到亦有“湿热在经，郁而至久，又得寒气外束，湿热之邪不得疏散所以作痛，若只作寒论，恐为未备”。斯说发前人所未发。在《丹溪心法》中，取乌头（细切，炒）、栀子仁（炒）各等份为末服之。称其为治疝痛之“劫药”，能迅速缓解症状。盖湿热积而有形，外为寒束，是以痛势甚剧，欲用温药散其寒，又恐格拒不入，故借用山栀作反佐，乌头能入，则寒能散、积能消；山栀还能导内蕴之湿热从小便而出。是则热因寒用，寒因热用，粹于一方之中。须知此方山栀、乌头用等量，平调寒热以和阴阳，阴阳和则痛止矣。若为寒积，乌头固宜，山栀作反佐宜用小量，不可不知。

四、从治法面面观

寒热之微与甚，与气殊者“格”与“不格”，是运用从治法的关键。不格，示邪微，微小者逆其性以伐之；相格，示邪甚，甚大者顺其性以取之。伐，是经，是常；取，是权，是变。药似对证，用之不应，常因徒恃强力，不知智取之故。

大寒证反佐以寒药，大热证反佐以热药。寒热之甚大，在热病多见于全身，在杂病常固守于一处，然用从治则一。陶节庵之回阳返本汤，适用于真寒假热，手足厥冷，脉微欲绝，烦躁者，药用熟附子、干姜、人参、麦冬、五味子、陈皮、腊茶、甘草，若面赤戴阳加葱白七茎、黄连少许，煎成入蜜五匙，顿冷服之。阳浮越于外则阳将亡，阳气不返则阴寒愈盛，特别是面赤戴阳，阴阳有离决之虞，亟宜用附、姜回阳救逆；深恐阴寒格拒，于是用黄连导之、引之，可谓匠心独运。此方煎成后冷服，所谓"治寒以热，凉而行之"，从治之法更为周匝。于今观之，此证心力衰竭，循环障碍，取附、姜温阳强心，人参、五味子益气固脱，均很中肯；而葱白能通脉，黄连之苦泄亦能通脉，对强健心脏从而改善血液循环不为无益。再如《太平惠民和剂局方》黑锡丹（川楝子、胡芦巴、木香、炮附子、肉豆蔻、补骨脂、沉香、舶上茴香、阳起石、肉桂、黑锡、硫黄），适用于真元不足、汗出肢厥、寒疝腹痛、男子阳痿精冷、女子血海虚寒等，特别对上盛下虚、痰壅气喘者有著效。喻嘉言曾谓"凡遇阴火逆冲，真阳暴脱，气喘痰鸣之急症，舍此药再无他法可施"，其对黑锡丹推崇若此。观此方适应证乃真阳不固、上热下冷、中焦痹阻，是以用黑锡镇坠、硫黄益火以交恋阴阳，附、桂、阳起石、胡芦巴益阳气、散阴寒，以助硫黄壮阳之力。值阴寒踞于下焦，浊阴上逆，温阳药恐格拒不入，于是用苦酸之川楝作反佐以"从治"，且其疏泄厥阴，有助于利气止痛，何等精当！余如木香、八角茴香、沉香斡旋气机，疏降逆气，亦能促助上下之交通。方义完备，效用非常。

阴寒踞于下焦，用凉药作反佐；热毒踞于肠间，亦可用温药"从治"。《千金方》载"治热毒下黑血，五内绞切痛，日夜百行，气绝欲死"，取"黄连一升，龙骨、白术各二两，阿胶、干姜、当归、赤石脂各三两，附子一两，上八味㕮咀，以水一斗，煮取五升，分五服"。孙思邈在方后云："余以贞观三年七月十二日，忽得此热毒痢，至十五日命欲绝，处此方药，入口即定。"亲身体验足可征信。热毒血痢，绞痛欲死，用大剂黄连是矣，用姜、附宁不反助热势？张璐释之曰："今因痢血见黑，热毒势剧，干姜从治之力不足以辅黄连逆调之功，略假生附顺其性，以破亢极之热，并取生术助其脾，以理积滞之血，又恐药力过峻，即以龙骨、石脂收敛津液，热因热用、泻中寓补之法，惟《千金》得之。"热者寒之，热毒炽盛用黄连是谓"逆调"，反佐干姜为"从治"，一味干姜（一同）力有未逮，于是伍入附子（二同）顺其性以破热结，顺则黄连能入，热毒自无遁形，张氏此解深切奥窔。须知此证并非无形之热毒，乃是热毒与有形之湿热、积滞相合，胶固难解，腹中绞痛即是明征。附子消积、镇痛，以其作黄连之反佐，堪称精当。此种治法，对今之克罗恩病、溃疡性结肠炎的治疗亦有启发。

喉痹、口疮、口糜失治误治，用温药“从治”，常可出奇制胜。《近效方》治喉痹，用蜜炙附子，含之咽汁（《外台》）。明代医家刘顺，治一人患口疮，因服清凉药过多，经久不愈，予肉桂含之即瘥（《中国医学大辞典》）。王肯堂有用干姜治愈口糜之例。凡此种种，古人通常达变，煞费苦心。口糜以口腔内局部糜腐，色白，形如苔藓为特征，系毒热为患，有虚实之辨。病形见于口腔，病根则在内脏，可见于多种病证，今日临证所见，其糜腐的形状与古籍记载不尽相同，但治法可以相通。细思邪毒或属阴，或属阳，或属半阴半阳。干姜能化阴毒，与苦寒药同用能化半阴半阳之毒；中阳不振，邪毒留恋，干姜能激发正气以去病毒。特别是有些患者，因过服抗生素致使体内菌群失调，引发口舌生疮，有的还伴见腹泻，状类古人所说的“口糜泄”。上热下寒，阴阳乖违，当执中焦以达四旁，干姜是其选矣。上热盛者，作清上药之反佐；中阳困顿，径予理中；兼见胃阴不足，略参甘寒，总以燮理阴阳为要务。凡此均可赋予口糜用干姜以新意。

火之名目繁多，实火、虚火、阳火、阴火、君火、相火、雷龙之火等等，不一而足。要之本为一气。唯亢则害，平则治。苦寒是泄火，甘寒是济火，温药从治是顺其性，有助于制亢致平。明代医家虞恒德治一妇人，“年四十余，夜间发热，早晨退，五心烦热无休止时。半年后，虞诊六脉皆数，伏而且牢，浮取全不应，与东垣升阳散火汤四服，热减大半……再与二帖，热悉退。后以四物汤加知母、黄柏，少佐炒干姜，服二十余帖愈”（《古今医案按》）。清人俞震认为，此证“夜热脉数，的系阴虚，因其脉伏且牢，浮取不应”，为火郁不达之象，“故用升阳散火得效”，但毕竟要以“阴药收功”。又说若用养阴药“六味地黄及二地、二冬必不效，妙在芎、归合知、柏，及从治之炒干姜也”。此解发人深思，亦可见阴虚发热，非徒恃养阴清热一法。其阳亢者，非苦寒不足以制其亢，非甘平不足以缓其火，非从治不足以敛其火也。

《内经》有少火、壮火之说，并谓“少火生气”“壮火食气”，少火不可无，壮火不可有。体虚邪盛，益少火正是戕壮火。从治也罢，甘温除大热也罢，亦可从此点获得理解。

人生之阴阳，不济不和；水火之为患，相乱则病。其所以阴阳不交，寒热相背，总是一个“格”字，唯顺其性则不格，可见从治乃致中和，定祸乱之机括，焉能轻忽！

一一

《诗经》药话三则

距今两千五百多年的《诗经》所涉甚广，其中关乎中药的如车前子、桑叶、贝母、苍耳、凌霄花、萱草、葛、艾、木瓜等亦是古人吟咏的对象，《诗经》并非记载药性的专著，但它为我们提供了研究本草起源及药物功用的珍贵史料。以诗家的眼光来看，《诗经》的作品或比或兴，或显或隐，意旨深微乃千古绝唱；笔者则尝试用医家的眼光来观照，寻思演绎，一探究竟。

一、“采采芣苢”——车前子治不孕症

“采采芣苢”出自《诗经·周南·芣苢》，芣苢即车前。用其子助孕乃远古的风气，诵读此篇，古人以“有之”“掇之”“捋之”“袺之”表达了农家妇女在采集车前子时的欢快心情。以其“令人有子”（《别录》），焉能不乐！

用车前子助孕内涵丰富，车前子甘淡而寒，功善利水通淋，说明它能助肾之气化；其液质稠黏，能益阴液，《别录》说它“强阴益精”；这就表明车前子具有“补”与“通”的双重作用。一般而言，利水药有伤阴之嫌，养阴药有碍湿之弊。但车前子养阴、利水两不妨，品质优异。车前子益精即能强肾，肾主藏精乃先天之本，人的生育功能系之。冲为血海，任主胞胎，虽然妇人调经种子注重调理冲任二脉，然而冲任隶属

肝肾，与肾气的盛衰息息相关。车前子益肾化气以调冲任，若冲任虚衰，车前子能补助胞宫，摄精成孕；若胞宫不洁，车前子通能清泄瘀浊，启宫以助孕。其妙用如此。

现代临床妇女不孕症大多有明确的诊断，譬如输卵管堵塞、子宫内膜异位、多囊卵巢等。这些病证乃癥瘕结聚之属，系湿痰、瘀血阻滞积久而成。湿聚与瘀阻均与气化不行有关，可谓同源而异派。因瘀停而湿阻者，化瘀即能行水；反之，因湿阻而瘀停者，湿化而瘀自行。车前子疏通络脉之湮塞以行气化，能行水亦能行瘀，且有祛邪而不伤正之妙。择用于上列诸证，有助于消积水、化癥结，这就赋予车前子助孕以新意。昔张仲景曾用桂枝茯苓丸（桂枝、茯苓、丹皮、桃仁、芍药）疗妇人腹中癥瘕，以余之见，消癥用利水渗湿之茯苓与用车前子行瘀同义，可见利水渗湿药与活血化瘀药可分亦不可强分。

车前子同样适用于男子精少、精薄不育之候。早在《千金方》就载有七子散（五味子、牡荆子、菟丝子、车前子、菥蓂子、蛇床子等）以疗“丈夫风虚目暗，精气衰少无子”。方中采用多种种子类中药，子乃生气所钟，能助化机，万物不化则不生，故其功独胜。明人张时彻《摄生众妙方》所载五子衍宗丸亦为填精种子之良方，药用枸杞子、菟丝子各 240g，覆盆子 120g，五味子、车前子各 60g，上药焙，晒干，共为细末，炼蜜丸梧桐子大，每服空心下九十丸，文称“男服此药，添精补髓，疏利肾气，不问下焦虚实寒热，服之自能平秘”。诸子甘润酸收，养之、敛之，钟聚精气，以益下元。车前子补而能通，此方作佐使之用，既可行补药之泥滞，又能清利水道，水道清则邪热去，邪热不扰精室则精关自固。通以济涩，此之谓也。

二、“隰桑有阿”——桑叶有固涩之功

《诗经·小雅·隰桑》是一首情诗，“隰桑有阿，其叶有沃”，低湿地里的桑树多美！其叶肥嫩柔润。“既见君子，德音孔胶”。“孔胶”，胶固之意。女子见了心爱的人，情意胶漆难分。桑叶善疏散风热，又能收

敛固涩，“孔胶”的隐喻不难体悟。

“散”与“敛”是对待的统一，包含在一物之中，乃自然之道，倘拘滞一义则失之偏颇。稽之往昔，用桑叶散风宁嗽、清肝明目者不知凡几，用其收敛固涩，以止汗、止崩漏者甚稀，其理亦未畅发，诚为憾事。近人张锡纯深具卓见，谓桑叶“凉而宣通，最解肺中风热，其能散可知；又善固气化，治崩带脱肛，其能敛可知。敛而且散之妙用，于肺脏阖辟之机尤投合也”。张氏细心体验，观察到桑之嫩叶含有液汁，“嫩叶采下，叶蒂必出白浆，故能于人所有补益”。白浆稠黏，宜其能敛能固，这和当代一些老药工说桑叶“味甘微苦涩，久嚼稍发黏”（《中药材手册》1959 年版）相契合。从“孔胶”到涩黏，古今呼应，这就解开了桑叶能固涩的奥秘。

用桑叶止夜汗出自宋代洪迈《夷坚志》，严州山寺有一僧人，形体羸瘦，每夜就寝遍身汗出，衣皆湿透，二十年无药能疗，监寺教以用桑叶一味，乘露新摘，焙干研末，米汤下二钱（6g），数日遂愈。并说桑叶干者亦可用，但药力不及新采者。余以为桑叶研末服用之法值得注意，盖桑叶能散，以气胜，取其清香之气、轻扬之性以发散之；敛，以质胜，取其甘苦而涩之味、黏稠之质以固涩之。当代已故名医魏龙骧亦喜用此法，留下了“夜汗——桑叶止夜汗”的医话，脍炙人口。先生谓“连遇夜汗者数起……不期信手拈来，皆成妙用，无不应手”。疗效确切。

明末清初之傅青主，曾制“加减当归补血汤”（当归、生黄芪、三七根末、桑叶）以疗妇人老年血崩。傅氏认为，桑叶“滋肾之阴，又有收敛之妙耳”，其言良是。此方桑叶用十四片入煎剂，其量不轻，宜其能固下元。余以为若作末服之，固下止崩之功将更胜一筹。

桑树通体是宝，桑叶、桑枝、桑皮、桑椹均具药用价值。清人陈士铎《本草新编》说桑叶“善补骨中之髓，添肾中之精，止身中之汗”，能“扶衰却老”。一味平常易得之品，功用神奇。蚕食桑叶吐丝结茧，僵蚕、蚕茧均为治疗糖尿病之良品。笔者验证，因桑叶既能生津止渴，又能固下焦气化，糖尿病口渴、尿频，证属气阴不足者，用之有一定的效果，值得进一步研索。

三、“言采其虻”——贝母解郁

“言采其虻”出自《诗经·鄘风·载驰》，“虻”是“莔”的借字，《尔雅》言“莔，贝母”。作者（许穆公夫人）胸中愤懑，抑郁之气难伸，“陟彼阿丘，言采其虻”，要在山坡上采些贝母。用贝母解郁起源于此。宋代陈承《本草别说》进一步阐释，“贝母能散心胸郁结之气，故《诗》云‘言采其虻’……今用治心中气不快，多愁郁者殊有功”。一般说来，散心胸郁结之气当用芳香辛通之品，或辛开苦泄之剂，用清润的贝母其义何在？于后人有何启示？

气本无形，气郁引发的愁苦、烦闷、恍惚等虽不可名状，但神志不安则一。气郁不舒则津液敷布失常，化热伤阴，生燥生痰，遂使脉道不利，营卫周流失度，周身违和，形体不安则神无所寄，于是上述诸症生焉。这一病变的机理，与《金匮》百合病“百脉一宗，悉致其病”仿佛。肺主气，朝百脉；心主血，藏神明。贝母甘、苦，微寒，能润肺又能清心，润肺则滋燥，气化自行；心清则火戢，脉道不涩，于是营卫周流，五脏受荫，脏安则神安矣！余尝思《诗经》远早于《伤寒论》《金匮》，张仲景用百合治疗多种精神恍惚的病证与贝母解郁何其相似乃尔！百合能安神，贝母也能安神。临床常用的百合地黄汤亦是从心肺着眼，与贝母之润肺清心所主病证略殊，但大法不离。百合地黄汤证未尝无郁，竟未用一味理气解郁之品。以津液不布，脏器躁急，正须甘寒之品滋之、润之，清润即具流通之意；若过投香燥，伤津劫液，则脉道愈涩，郁反不解。此证治的要义所在，岂可轻忽！

贝母有川贝母、浙贝母之分，若就解郁安神而言，川贝母适用于无形之气郁，浙贝母适用于有形之痰郁，此又不可不辨。

要之，古人对药性的认知，源于生活，源于实践，循乎自然。《诗经》的记载虽片言只语，但智慧之光照古腾今，愿此光永续，昭示未来。

一二

小议“苦补”

苦者甘之反，用味苦之品作补益之用称作“苦补”。习俗以甘为补，“苦补”易为人所忽略，兹特拈出以醒学人耳目。

“苦补”之说，散见于历代典籍，撮其大要有“坚阴”“养气”二义。《素问·脏气法时论》言“肾欲坚，急食苦以坚之，用苦补之”。《周礼·天官》言“凡药，以酸养骨，以辛养筋，以咸养脉，以苦养气，以甘养肉，以滑养窍”。一则针对肾主封藏立论，一则强调固护元气。肾得坚则精固，气得坚则气壮，苦味的妙用如此。蓄精养气不仅为医家所重视，亦堪称养生家的枕秘。

猪胆汁至苦，然而张仲景《伤寒论》于回阳救逆方中用之。一见于白通加猪胆汁汤（葱白、干姜、生附子、人尿、猪胆汁），治少阴病下利脉微，与白通汤后“利不止，厥逆无脉，干呕烦者”。再见于通脉四逆加猪胆汤（炙甘草、干姜、生附子、猪胆汁），治“吐下已断，汗出而厥，四肢拘急不解，脉微欲绝者”。曰“厥逆无脉”“脉微欲绝”，心阳衰微，心脉不通，盖可想见。姜、附未尝不能回阳救逆，白通汤未尝不能通脉，然值此下利，或霍乱大吐大下之后，水谷津液俱竭，脉管失于充养，通脉无资，若过用辛热，犹恐津液愈涸。猪胆汁味苦入心，直通心脉，质润滋燥，濡养津液，与姜、附化合，阴阳两调，共奏回阳复苏、通脉救逆之功。猪胆汁不仅滋液强心，还能“补胆”（《随息居饮食谱》）。胆属少阳，增其味则益其气，说它借少阳生气以通脉于理亦通。猪胆汁的功用是多方面的，它还能泄肝火、解热毒，治疗目赤、目翳、黄疸、咳嗽、哮喘诸疾，亦当知其有“苦补”之功。

黄连之味苦，恐诸植物药无以过之。猪胆汁入心通脉，黄连亦具这一功能。《外台》用一味黄连治“卒热心痛”即是明征。通脉即能化瘀，南宋医家杨士瀛说它“能去心窍恶血”，这一推理令人信服。由此看来，黄连能清心热，化心瘀，并宁心安神。“壮火食气”，黄连之性寒能益阴，泄火益阴则元气不致受损，故说它“益气”（《日华子本草》）

亦无不可。古之道家推崇黄连为长生之药，后人斥为荒诞，但其中某些合理的成分可以汲取利用。唯黄连不能多服、久服，多服则化燥，久服则增气，“气增而久，夭之由也”。所以注重黄连的用量与配伍十分重要。用黄连“养气”，值得一提的是黄鹤丹（香附、黄连），此方出自《韩氏医通》，著者为此方添上一层神秘的色彩，说是“铢衣翁在黄鹤楼所授”。可泛应外感（姜葱汤送下）、内伤（米饮送下）多种疾病。此方“清和其心，条畅其气”（《文心雕龙·养气》），允合养气的要旨。甘能滋壅，则气易滞；苦可宣通，则气易行；此是苦胜甘处。一些肿瘤患者，在化疗、放疗后，津伤气耗，形神衰惫，胸闷气短，心慌心悸，烦躁，夜难安寐，口苦，舌偏红，心率偏快，精神负担很重。若蛮补则生热，攻邪则伤正，可谓两难。不妨以黄鹤丹为主方，随证加味，从而减缓化、放疗后引发的机体功能偏亢，收拾元气，顾护心脏，然后再作他图。古人谓“洗心退藏”（《易经·系辞上》），此其时矣！

龙胆草之苦一如胆味，能益胆汁。同理，龙胆草“益肝胆气”（《别录》），其能“止惊惕”，与益胆有关，以胆主决断之故。龙胆草是折肝火之良药，而它同样有“苦补”作用。龙胆草功善下行，但它助少阳升发之气，是以降中寓升。降则能泄浊气，升则能助化物，故有健胃之功。近贤张锡纯说它“降胃气，坚胃质……凡胃热气逆、胃汁短少，不能食者，服之可以开胃进食”。稽之以往，苦寒败胃几成定论，此则苦寒健胃，可见人们对病证的探索、药物性能的认识永无穷期。而一个“坚”字，可以体悟张氏的用心。肾欲坚，坚则遂封藏之令，方能固摄精气；胃亦欲坚，坚则能固护胃阴，开胃化食。《别录》称黄连“厚肠”，令人生疑；若从固护肠液着想，疑亦可释。余因之曰：“黄连能厚肠，龙胆草则能厚胃，蒲公英苦而且甘，尤为厚胃养胃之良品。”总之，从坚肾到坚胃，扩大了苦坚法的应用范围，给人启迪良多。特别是龙胆草苦而微涩，“涩者，至苦之中有至酸也”（邹润安语），所以它还有生津作用。苦寒药多性燥，龙胆草还能滋液润燥，其性能之优越不待言矣。历代崇尚温补的医家用苦寒药颇多顾忌，龙胆草戕伐生生之气、沉降太过云云，古籍触目可见，清代医家冯兆张云“龙胆草大苦大寒，譬之严冬暗淡惨肃，万卉凋残”（《杂证痘疹药性主治合参》）。其说足可骇人，岂敢轻尝！独不解阴尽阳生、剥极则复之理，不足为训。

黄柏味苦性寒，是坚肾的要药。其药用价值代有发明，金元诸家尤多创见。《本经》言其主“五脏肠胃中结气热，黄疸，肠痔，止泻痢，女子漏下赤白，阴伤蚀疮”，注重它的祛邪作用；《药性论》首揭其主“男子阴痿”，说明它还能治不足之证，有了新的发现。金元时期，以张洁古为代表的医家用黄柏治痿证等获验，直称其“泻膀胱相火，补肾水不足，坚肾壮骨髓”，朱丹溪称其“走至阴，有泻火补阴之功”，彰显其能补的一面。肾主骨，黄柏直入阴分，潜行骨间，清骨间之热，燥骨间之湿，坚骨生髓。清中兼滋，泻中能补，远非他药所能比拟。兹就其治阳痿简言之：阳痿多属肾阳亏虚，然情怀不畅、所愿不遂、相火内炽、火郁不达而致痿者亦复有之。当代名医费开扬先生曾用大剂黄柏（15g）伍入熟地，坚肾与滋填相配，治此证获验，为先生独到之见。笔者在英国行医多年，常见一些患者体型魁梧，虽时届中年，但阳痿不举，多方求治，苦无效机，多伴见抑郁、易怒、心烦、口苦、尿黄诸症，有的血压偏高，有的前列腺发炎，于是以黄柏（6g）为主药，配合川楝子、白蒺藜、香附、郁金疏泄厥阴，车前子滋肾导热，屡屡收效，深信其起痿之功不虚。于此可以参悟，苦以补之，苦以坚之，还具振颓起废之意。

要之，甘苦辛酸咸五味各有所宜，甘能补，苦亦能补，推之辛酸咸亦然，唯用之得当、勿使太过而已。良工合五味而用之，补偏救弊以至于平。

养气之义宽，补气之义窄，养气则补气已在其中。气即阴液所化，阴液乃气所生，“坚阴”“养气”一以贯之。

苦入心，清心为养气第一要义，乃“以苦养气”隐而不发之旨。涤除烦恼，少生妄念，淡泊自甘，清和其心，“水停以鉴，火静而朗”，庶几能养浩然之气。

一三

试析“精气不纯”及治法

——张璐“洗涤髓室”与邹澍“去精中之芜累”说

“洗涤髓室”与“去精中芜累”是清代张璐、邹澍两位医家的创见，二说异曲同工。益精通常用补法，但对精气不纯者徒恃补法无益，当以消为补，化中寓生，以化醇精血。兹述其梗概，略作分析，期能引发关注。

“洗涤髓室”是张璐在演绎《千金方》七子散方时所作的发挥，七子散（五味子、钟乳石、牡荆子、菟丝子、车前子、菥蓂子、石斛、干地黄、薯蓣、杜仲、鹿茸、远志、附子、蛇床子、川芎、山茱萸、天雄、人参、茯苓、黄芪、牛膝、桂心、苁蓉、巴戟天，一方加覆盆子）主治“丈夫风虚目暗，精气衰少无子”。乃下元亏虚、虚风上扰之候。张氏认为，此方“专为欲勤精薄、阳气不振者设”。取五味子、菟丝子等诸子配合益气温阳、填补精血之品以助生化之机，补益肾精；取地黄养阴配阳，以冀阴阳既济。“形不足者，温之以气；精不足者，补之以味”(《素问·阴阳应象大论》)，上列治法允合其意。然而《千金方》立方奥旨弥深，不易窥测。譬如方中使用祛风化痰之牡荆子、利水通淋之车前子，其意何在？盖肾精亏虚则肝失濡养，于是木郁风动，“风虚目暗”即是其征。张氏谓牡荆子“专主风虚”，可定风眩，但“牡荆势纷，石斛监之”，则牡荆子疏泄肝风之力不致太过。盖肝之疏泄太过，则有碍肾之封藏；疏泄不及，亦无助精气之溢泻。牡荆得石斛，一疏一养，无太过、不及之嫌，配伍绝佳。张氏还说车前子“职司气化”，此方主要取其入肾化气，并谓“车前力薄，茯苓助之”，从而增强其气化功能。盖肾之气化不行，则不能泌浊分清，补而愈壅，终不能化气生精。综观全方，有补中寓通、敛中兼散之妙。开阖兼济，堪称师法造化。大匠示人以规矩，信然。

《千金方》推重七子散，以为丈夫“五劳七伤，虚羸百病”因而绝嗣者，服此方“无不有子”。但张氏认为，“温补助阳，不过为广嗣之一端设”，岂能泛应诸证？若“阴精内涸，阳气未漓，雄、附似可勿用，地黄何妨量加”，指出使用此方当随证变通，不可胶柱。但是，七子散一类的方药，毕竟适用于体弱精虚之候，不出虚者补之之范畴，若因邪害正、窒塞化机者则非所宜。此类证候张氏约之有下列数端：“有膏粱体丰酒客，湿著浊痰脂腻，支塞中外，精气不纯，不能生育者；亦有好饵丹石，毒溢骨空，精气灼烁，不能施化者；复有急于子嗣，愈补则气愈壅，愈温则阳愈痿”者，不外恣饮酒浆，过食滋腻肥甘，妄施温补及药毒伤肾及髓等等，以致精气浊而不纯，或化源告竭，精气既虚又浊。诸如此类，张氏提出证治当“洗涤髓室”，切勿误投七子散。

纵观历代方书，广嗣门中明确提出“洗涤髓室”者甚鲜，在崇尚补益的风气下，不啻空谷足音。洗髓是古人养生功夫，张氏将这一概念引入到医学上来，赋之予新意，可与补法对待观之。补是直接益精，洗髓是通过“化”来益精，化有形之湿痰、脂浊、瘀滞，化无形之毒热，从而化醇精气。前者为人所易知，人所乐闻；后者人所难明，其理不易勘透。

肾藏精，精生髓，洗髓离不开洁肾、洁精室。张氏列举的洗涤髓室方药是“二陈、平胃、滋肾”，亦即二陈汤（半夏、橘红、茯苓、甘草、生姜、乌梅）、平胃散（苍术、厚朴、陈皮、甘草，作散剂，入姜、枣煎）、滋肾丸（黄柏、知母、肉桂），今人尽可因其意而扩充之。二陈汤为化痰之通治方，痰之为物，随气升降，痰湿壅阻肾经，精气不洁，此方正可用之。半夏一味，《普济本事方》猪苓丸以其与猪苓相伍，治疗痰热、湿浊下注，以致梦遗者。其辛通之性能启肾气之闭，襄助猪苓达到洁精室的作用，精室洁则精自归藏。猪苓味甘、苦，性平，可泄热；茯苓味甘，性平，长于通阳化气。半、苓并用，配合橘红调畅气机，可祛肾经交阻之痰湿，以启化机。与猪苓丸适应证各别，其理并无二致。

平胃散宣化之力胜，化湿浊，化食滞，化脂腻，其洗髓之功源于化浊之力，丈夫体丰，酒客正宜用之。妇人体型肥胖，白带绵绵，子宫不洁，经汛愆期，艰于孕育者亦可随证化裁。《医学入门》还用其下死胎，谓“外证指甲青黑，胀闷不食，口中极臭”，用“平胃散加芒硝五钱，水酒煎服”。足证其有化浊消积作用。古人无论是益精，或洁精室，洁髓室，总不忘脾胃，以脾胃为精血生化之源。无源则精血不足以化生，源头不洁则精血不纯。二陈汤重在和胃，平胃散强脾健胃，均是此意。

滋肾丸可用于“好饵丹石，毒溢骨空，精气灼烁，不能施化”之证，取知、柏折亢阳而化毒热。其中黄柏入肾经，性寒能清骨间之热，清骨间之热即能清髓室之热；味苦能坚阴，因阳亢而致痿者还有振颓之功。知母凉润，清中兼滋，可以润燥。肉桂通常用小量作反佐以助气化，且监知、柏苦寒之性，勿使太过。是以阳亢毒聚、髓室不洁者正可用之。服丹石之风盛于魏晋，名曰助人长生，其实其性颇悍，弊端丛生，唐宋之后日渐式微，迨后几至绝迹。但今人妄施温补者众，壮阳药五花八门，更有吸毒品误入歧途者，凡此种种，为祸亦烈。张璐的告诫仍未过时，能不慎诸！

“去精中芜累”说，是晚于张氏一百余年的邹澍，在演绎《本经》《别录》关于地肤子、车前子“益精”之义时所作的阐述（见《本经序疏要》）。其与“洗涤髓室”一脉相承，相互发明。芜累，芜杂累赘之意。去其杂而精自纯，故曰“益”。地肤子味苦性寒，《本经》称其“主膀胱热，利小便，补中，益精气，久服耳目聪明，轻身耐老”。其通淋利尿，治瘾疹瘙痒之功为人所熟知，然苦寒之品何以能“补中”？疏利之性又岂能“益精”？义费推敲。苦寒属阴，地肤子下达膀胱，是“引阴以除膀胱之热”，但下行极而上，降而复升，“即从细缊化育中引气以承少阴之行，于以上彻耳目，外达皮毛，咸得其益，可谓补中益精气也”。热能伤阴，浊能害清，膀胱与肾脏腑相连，表里相应，去膀胱蕴热则肾阴自可受益，泄下焦浊气则清气自升，热去浊除精气自纯。须知子乃生气所钟，内含化机。《易》曰“天地细缊，万物化醇”，是以行中有益，化中有生也。

车前子味甘性寒，《本经》载其“主气癃，止痛，利水道”，具通利之性。《别录》称其“养肺，强阴益精，令人有子”，复言其有补益之功。二说看似相悖，其实《别录》正可补《本经》之未逮，其功用一以贯之。邹氏认为，人身“水流气顺，则下益于精”。《本经》所说的气癃而痛，水道不利，乃水与气相阻、气化不行之征。“水与气相阻则火生，火在水中，于是一身宜得水之益者反遭火之累，气顺水流斯火清，火清斯还受益而不受累，故充类之极功，曰养肺、强阴益精也”。火在水中则水热，热则伤阴，热则阻气化之流行，车前子泄热化气，流通津液，津液流行无碍则脏阴自能受益，可见车前子补益之功，正缘其疏泄之力，更何况其味甘近于补，有疏中兼养之妙。邹氏谓车前子《千金方》《外台》多入于补剂，其说有据。例如《千金方》“补汤方”（车前、防风、桂心、巴戟、丹参、鹿茸、地黄、枸杞根皮、五加皮）即用之。张璐阐发此方用车前子之义曰“车前子分清浊，涩精气，为补肾之首推也”，极赞其泌浊分清兼益肾精之功。盖水道清则邪热去，邪热去则精关自固，通以济涩正是此意。邹氏说它“去精中芜累”，亦是去浊澄源之意。

简而言之，张、邹二氏各立一说，但内涵相通，可以互参互证。消息盈虚，烛照机先，从损中求益，化中求生，较之用补法益精，是学术的深一层思考，彰显先贤的智慧。张氏列举的洗涤髓室方药，祛湿化痰，化浊祛脂，滋肾清热，可视为治疗精气不纯之三法，而邹氏提示的某些具有清水道、涩精气、助化育之品则为上列三法之补充。然而法随证变，方因人异，或补中兼消，或消中兼补，得其意而扩充之，随其证而变通之，又不为成法所限。

2017年10月，余在国内治一男子，35岁，以婚后数载未能生育为苦，自述年轻时误犯手淫，婚后性欲减退，有时早泄、阳痿。曾去医院检查，发现精子密度明显降低、活力低下，遍服益气壮阳药，如人参、黄芪、鹿茸、附子、肉桂之属，还服用南美的玛卡，均未见效机，同时伴见瘢痕疙瘩，胸前两条条索状的硬结，高低不平，色红肿痛。体型偏胖，面赤，口干，溲黄，舌尖、边红，苔根微腻，脉弦劲。毒热伤阴，精气不纯，阳郁不伸，生化乏源，亟当坚肾疏肝，清泄毒热，以启化机。药用：炒黄柏5g，赤芍12g，柴胡5g，薄荷5g（后下），车前子10g，炒白芥子10g，制香附10g，白蔹10g，忍冬藤30g，青、陈皮各5g，生甘草5g。并嘱其停服一切温补之品。照方服三月余，阳痿复振，半年后妻即怀孕，到期生一男婴，瘢痕疙瘩肿痛亦见减轻。

按：患者早犯手淫，阴精亏损；身罹瘢痕疙瘩，毒热内踞，面赤，舌红口干，一派阴虚阳亢之象。参、茸名贵，施于此证如饮鸩毒，恰似张璐所云“愈补则气愈壅，愈温则阳愈痿”也。证见毒热与药误叠加，源头不洁，精气不纯；阴伤气郁，无阴则阳无以化，化源匮乏。方用黄柏直折亢阳，以坚肾阴；柴、薄轻清，疏达阳郁；香附、青、陈芳香，疏肝理气；忍冬、赤芍、白蔹消痈解毒，既有助于缓解瘢痕疙瘩之肿痛，还能协同黄柏清肾经之毒火，以洁髓室；白芥子长于化痰散结，笔者历验其疏利通络，有助于通阳振颓；车前子清利水道，开毒热之出路，以启化育之机。此方在前人治疗精气不纯、不足的成法中，又增入解毒、解郁、通络之意，获得较佳的疗效，聊申一得，以供参考。

一四

化病气为生气

——邹澍的化境

化，改变、变易之意。《素问·六微旨大论》言“夫物之生从于化，物之极由乎变，变化之相薄，成败之所由也”，世间万物由化而生，故化者，生之始，不化则败，不化则亡。精血本无，因化而生，故曰化生精血，是从“无”到有；癥积有形，因化而去，故曰化癥消积，是从“有”到无。推之解郁、通闭、祛湿、除痰、消瘀、解毒等等，均离不开“化”，是以《素问·气交变大论》曰“善言化言变者，通神明之理”。

清人邹澍（字润安）的《本经疏证》是一杰出的本草学著作，因其广征博引，反复寻绎《本经》《别录》奥义，事必征实，理必求是，故备受推崇。邹氏不乏卓识，而让笔者最感兴趣的是其“化病气为生气”之说。此种转化思想揭示了中药的某些奥秘，对临证亦具现实意义，医者的最高追求大概亦莫过于此了。邪不自生，乃正气造偏所致，偏之极则变为疠气、恶疾。邪则害正，祛邪是天经地义的，但除了清除，能否促其转化，亦即由邪反正？特别是那些化而未化，化而未尽之邪，尚未完全呆钝的死物，能否消融变化，化腐朽为神奇，这就有待探索了。中药源于自然，其应用亦本于自然的法则。《易》曰“天地感而万物化生”，物性的生气源于阴阳交感的冲和之气，消疠化毒，由邪反正，端在于斯。那么，邹氏以为哪些药物最长于此道，又在什么证候中应用？个中道理何在？给后人有何启示？笔者略作梳理，一窥其化境。

一、化恶为良

蛴螬一物，《本经》主“恶血、血瘀”，瘀血有“留血”“血闭”“老血”“恶血”“贼血”等之分（见《本经序疏要》）。何谓“恶血”？邹润安疏义言“扼困垢秽曰恶”，有了垢秽还把持住不让清除，非恶而何！此种垢秽的瘀血为蛴螬所主，必有其故。蛴螬形似蚕而居土中，《别录》称其生于“积粪草中”，故别名粪虫。粪壤至秽至阴，然而邹氏从阴阳互根、清浊对待且互化的自然现象出发，认为“至阴之中，必有至阳”，是以“至秽之中，必有至清”。此种清化之力，正是其能解毒辟恶、破瘀散结的至理所在。

蛴螬今人归于活血祛瘀药，但其功用并非单一，《别录》说它能“下乳汁”，提示其不仅能消，还能补。《千金方》有漏芦散，“治妇人乳无汁”，药用“漏芦半两，石钟乳、栝楼根各一两，蛴螬三合”，“上四味治下筛，先食糖水，服方寸匕，日三服”。钟乳石补而兼通，能益气通乳，漏芦、花粉清热利窍，三味并用，寒热平调，无偏胜之弊。蛴螬则通而兼补，促进乳汁的化生。《本草图经》曾谓蛴螬“今医家与蓐妇下乳药用之，乃是掘粪土中者，其效殊速”，可见其下乳之功不虚。妇人乳汁不下，或因化源不足，或因气壅不行，或因血涩不利，总以滋其化源、利窍通乳为大法。蛴螬行中兼补，正可用之。今知其蛋白质丰富，且含有脂肪和多种微量元素，是其能益体下乳的有力佐证。古人没有今天的实验分析方法，格物致知，对药性的认知却有超前性，殊堪惊叹！倘拘泥其为破血行瘀之品，下乳汁之功殆不可解。

蛴螬为血肉有情之品，虽已成药用，但生气未泯，其化机或在于此。固可促进瘀血的消融与吸收，败而未败之血未尝不能化醇。一味祛瘀药还能补益，这种化中有生的特性，可作化恶为良之用，值得进一步研究。

二、化浊为清

湿浊内蕴，亦能“化湿气为生气”，邹氏的妙悟与将垢秽之血化恶为良一脉相承。猪苓长于利水，利水伤阴必然致渴，然而张仲景所制之猪苓汤（猪苓、茯苓、泽泻、阿胶、滑石）、猪苓散（猪苓、茯苓、白术）所主之证，偏偏离不开“渴”，如谓“脉浮发热，渴欲饮水，小便不利者，猪苓汤主之”“夫诸病在脏，欲攻之，当随其所得而攻之，如渴者与猪苓汤”“呕吐而病在膈上，后思水者，解，急与之。思水者，猪苓散主之”。或以为猪苓汤是赖阿胶育阴生津以止渴，猪苓散是取白术健脾助运、转输津液以止渴，然而仲景既以猪苓作方名，是以之为方中的主药，殆无疑义，用它的缘由绝非利水一端。

考《庄子·徐无鬼》就提到“豕零”一药，释文曰豕零“一名猪苓根，似猪卵，可以治渴”。可见早在二千三百年前古人即知猪苓有止渴之功。猪苓寄生于枫树或其他树木下，邹氏认为它与茯苓一样，“得木气而生于地下，既不茁萌挺茎，又不溃腐消败，是其却湿可知。乃复久而不变，则非特能却湿，且能化湿气为生气矣”。化湿气为生气是一个泌浊分清的过程，利小便是泄浊，气化为津是分清，津气上腾则可止渴，猪苓的妙用在此。

进而言之，茯苓、猪苓不仅形态各异，且一甘、平，一甘苦、平（《本经》），邹氏比较二者化水之别，认为“茯苓属阳，治停蓄之水不从阳化者；猪苓属阴，治鼓荡之水不从阴化者”。至于“渴”，邹氏认为“渴者，水气被阳逼迫欲得阴和而不能也”。唯猪苓能“起阴气以和阳化水”，原来茯苓是通阳化水，猪苓是以阴和阳而行气化，余以为此说深得仲景用猪苓之妙谛。简而言之，水与热互结，兼见“渴”，斯为用猪苓之的据。猪苓为菌类药材，今知其含猪苓多糖，可以抗癌，子实体幼嫩时可食用，味道鲜美。正可借其生气增强机体的代谢功能，祛水湿，解热毒，化浊为清；起阴气上腾，生津止渴。所谓猪苓利水伤阴云云，恐有夸大之嫌，从而还其本来面目。

三、化干为润

《金匮》血痹虚劳篇有“干血”之候，濡润脏腑、四肢百骸之血竟至于干，既乏津液，亦少阳和，乃瘀血经年累月积久而成。此种虚劳乃因实致虚，然欲清除干血，体弱不耐攻伐，倘能潜移默化，化干物为润物，不啻有再生之功。

气主煦之，血主濡之，干血与气燥不泽亦相关联。邹氏认为“血无气不流，气无血不泽”“若气煦血濡有一件足自立，必不致血之干”。可见气血相互影响，干血乃气血交病。治疗干血，非徒润血、活血，亦当泽气、行气方能有济。仲景治疗虚劳“内有干血，肌肤甲错，两目黯黑”之大黄䗪虫丸（大黄、黄芩、甘草、桃仁、杏仁、芍药、干地黄、干漆、虻虫、水蛭、蛴螬、䗪虫），方中不乏“泽血、通血、搜血、消血”之品，但取桃仁、杏仁并用，仲景所立诸方仅此一例，发人深思，须知立法的奥窔即在于此。邹氏谓“果是一物造就之功能，仁是一物所钟之生气”。桃为肺果，杏为心果（孙思邈），桃的功能是“补心活血”，杏的功能是“润肺生津”（《随息居饮食谱》）。然其所钟的生气则在于“仁”，正所谓“人无仁则道绝，树无仁则不生，杏仁、桃仁其名不虚”（《先哲医话集》）。邹氏对“仁”别有会心，其言“温分肉，泽筋骨，断借仁中之生气，至理所在，毋可易也”。盖推动血液的运行赖此，散结化瘀赖此，促助新血的化生亦赖此。果实、种子未尝不寓生气，但化机以仁为胜，是其药用价值的独到之处。肺主气，心主血，心肺相依，气血相关。邹氏认为，“桃仁入血分而通气，杏仁入气分而通血”，一行血中之气，一于气中行血，不仅润血，且能泽气，遂能两和气血，与方中诸药并用，促成了气血坚癖的转化，收“化干物为润物，起死物为生物”的奇效。这是邹氏对大黄䗪虫丸全新的解读，言之成理，绝非妄谈。

中药的功用不可思议，同为一药“投之彼病则逐实，投之此病反补虚”（《本经序疏要·序》），加之配伍之异，应用千变万化。桃仁功善化瘀，但还能止血，与大黄并用可用于吐血不止，伴见胸中满痛，或吐血块者。仲景此方，桃仁伍水蛭、䗪虫，潜消宿瘀，伍地黄尤能促进新血的化生。仲景不言此方润燥消瘀，独言其“缓中补虚”，值得玩味。《千金方》另有桃仁煎，“治妇人产后百疾”，称其能“补益悦泽”，系以桃仁一味，捣令细熟，加好酒制成。化化生生，不化不生，因瘀阻而新血不能化生者可以取法。杏仁一味，因仲景大陷胸丸（大黄、葶苈子、芒硝、杏仁）用之，后人遂有“耗气”“大能破血”之讥（见《本经逢原》）。其实古人还作服食之用，例如《千金方》所载之夏姬杏仁煎，取“杏仁去皮尖熬黄，捣，服如梧子，日三。治枯瘦，令人润泽无所禁”。枯瘦不泽与干血恐不无关系，与大黄䗪虫丸可以相互印证。

四、化瘁为荣

毒的品类甚繁，热毒、寒毒、温毒、湿毒等等，举不胜举；解毒的方法亦多，清热解毒、升阳解毒、清瘟解毒、化湿解毒等等，不一而足。今知是细菌也罢，病毒也罢，中药之解毒，除了物性的相制，还借其蕴含之生气，化无形之毒邪，消有形之疮疡，以冀化瘁为荣。

败酱草因其“气如败豆酱，故以为名”（《本草经集注》）。《本经》谓其主“暴热，火疮赤气，疥瘙，疽痔”。败酱之气似无生气，但邹氏观此草“偏生于早春，至深冬始凋，是无论生长收藏，温凉寒热，俱不能阏其欣欣向荣之性，所谓极无生气之中，偏具无限生机者也”。前从浊中看出清来，此从无中看出有来，极富哲理。以“天下万物生于有，有生于无”（《老子》）。邹氏进一步演绎，“人身血液津唾被寒热逼烁，至成一切痈疽疥痔，日渐败坏，此物偏能引致生气，俾寓于其中，以渐化死为生，亦可为元之又元矣”。此种生气助体内活血排脓，解毒生新的化机，其理至微，邹氏极加赞美。

败酱草实效如何？甄权说它“破多年凝血，能化脓为水”。除积久之瘀，稀释毒素，亦具殊功。陆九芝《医林琐语》言“败酱草一味，能化脓为水，治疡方中加入皂角刺三分，穿山甲三片，能引诸药至于病结之所”，亦是经验有得之言。笔者治鼻窦炎屡发不已，鼻塞不通，浊涕如脓，连绵不断者，在宣窍化浊方中，常加入败酱草 15g，皂角刺 5g，屡屡应手，可供验证。邹氏又云，据民间食疗体验，“徽人以是物作齑，云食之不生疮疖”。李时珍曾谓“南人采嫩者，暴蒸作菜食，味微苦而有陈酱气，故又名苦菜”。还说其味“微苦带甘”，可测知兼能清胃养胃，其所含之生气，殆在斯欤！

忍冬凌冬不凋，生机勃勃，其花、茎、叶功用相似，《别录》称其主“寒热身肿，久服轻身长年益寿”，惜乎益体之功人多忽略，以致陶弘景有“凡易得之草，而人多不肯为之，更求难得者，是贵远贱近，庸人之情”之叹。忍冬是清热解毒、消痈排脓之要药。邹氏认为，血脉生痈肿，然后肿腐溃脓，乃“人身气血以是而变生为死”的过程，“即使草木精神以是而变瘁为荣者与之，此所谓钟生气于病中，化病气为生气者也”。世间万物变是绝对的，不变是相对的，既然由荣变瘁，未尝不能由瘁变荣，其中的关键是借助药物的生气以助化机。此解不仅揭示了忍冬解毒消肿的奥妙所在，亦使人浮想联翩。缪仲淳曾谓忍冬“甘能益血，甘能和中，微寒即生气也”。金银花用大量能益气，藤亦不遑稍让，说它能解毒是借其所含之生气以化毒，亦无不可。某些邪毒深伏的痼疾，正气大伤，但妄施补剂，恐有误补益疾之嫌，此时忍冬一类药物，化毒而存正，就有了特殊的医疗价值。陆九芝《世补斋医书》首乌延寿丹（制首乌、制豨莶草、桑椹子、黑芝麻、金樱子、旱莲草、菟丝子、杜仲、牛膝、女贞子、桑叶、忍冬藤、生地黄）有补益肝肾、延年益寿之功。方中将滋肾养肝之品与忍冬并用，既能益体，又能排泄毒素，增强自身的抗病能力，相得益彰，可谓善用忍冬者矣！

邹澍的“化病气为生气”说，约述如上。人“与天地相参”（《灵枢·岁露论》），与大自然密不可分。中药出乎自然，其对人体的亲和性才使化恶为良、化浊为清、化干为润、化瘁为荣变为可能。须知其所含的生气，与今天所说的生物活性物质又不可同日而语，因为一旦分离出活性成分，固然有广阔的药用前途，副作用亦随之产生，这反证了此类药物的不可替代性。古之智者以自然之眼观物，远取诸物，近取诸身，产生种种转化的奇思妙想，尽管其认识还比较笼统，甚至有附会的成分，但为我们认识自然、领悟药性开启了户牖，使我们可以领略其中的无限风光。治学求真并无古今之分，邹澍的化境乃医家的梦境，体现了那个时代医家的追求。去粗取精，引申触长，拓宽其择药的范畴，进一步探究其所以然，有待来者。

一五

邹澍《本经序疏要·瘀血》读后记

依据《本经》等典籍，瘀血有留血、血闭、老血、恶血、贼血之分，《本经序疏要·瘀血》为之作了解析。本文是该篇的学习心得，并进一步分析各类瘀血主治药物的特性，以资参考；还介绍了邹澍运用考据学治医的要义，供学者借鉴。

在中医学术发展史上，治学风气的转移常受到文化氛围的影响。明末清初，考据学兴起之后，清代医家邹澍（字润安，晚号闰庵），将这一治学方法用于治医，“特文字考据，积习未除”（《本经疏证·序》），足透此中消息。其所著《本经疏证》等本草学著作，摒弃悬揣空论，言必有据，事必征实，开风气之先，影响深远。兹就《本经序疏要·瘀血》略作评介，古人所谓“尝鼎一脔，旨可知也。”

一、理念与方法

邹氏所著《本经疏证》《本经续疏》，是以《本经》为主，《别录》为辅，参以《唐本草》等古代名著，取《伤寒论》《金匮》之经方，以及《千金方》《外台》之古方交互参证，发掘精义，引证广博，疏解的当，实际上是对本草经典的纵向研究。而《本经序疏要》是以陶弘景疏解《本草经序录》所罗列的病证及分列的主治药物为蓝本，参以徐之才《药对》，作归纳与辨析，可以说是对本草经典的横向研究，这一纵一横，说尽了经典的意蕴，值得称道。

《本经》年深久远，解读不易。欲治《本经》，考据是不可或缺的功夫。邹氏用“指实课虚”（《本经疏证·序》），或曰“指实叩虚”（《本经疏证·例言》），高度概括运用考据学的心法。斯言是从西晋陆机《文赋》“课虚无以责有，叩寂寞而求音”凝练而来，陆氏此言描绘了文学创作虚实相生的妙境，邹氏得其意而用之。然而医学不同于文学，我们不妨将这里的“实”作“实证”解，即通过考证纠偏去伪而获得的可靠凭据；“虚”，可视为通过强有力的凭据，推阐出的精确涵义。把握了这两点，就将“死”的文献变成活的知识，考据的目的基本达到了。至于引申触长，在学术的天地里任意驰骋，存乎其人。

瘀血是常见的病证，活血化瘀也是众所周知的治则，但在本草经典中，对瘀血分别以留血、血闭、老血、恶血、贼血加以表述，古代哲人有何用意？这成了我们研究的着眼点。且看邹氏所下的定义——“濡迟有待曰留，壅塞不通曰闭，积久而朽曰老，扼困垢秽曰恶，败类害良曰贼”。可谓精切允当，义不容更。

二、“留血”的意蕴

留，《说文解字》言“留，止也”，其基本义是停留、停止。假使仅仅用血液的停留来释留血，义犹未允。邹氏谓“濡迟有待曰留”。因为“留”，还有“迟”意；濡，亦有“迟缓”之意；“有待”，语出《易·归妹卦》，文曰“愆期之志，有待而行也”，延迟等待，非“留”而何？正因为血液运行迟缓，才造成瘀血的留滞，这不仅允合“留”的字义，也将留血的成因、情状涵盖其中，真是妙解！既然留滞，即当行之；行之力有未逮，不妨破之。《别录》称朴硝“破留血”，留者破之，大法已昭示后人。

用朴硝破留血，《类证活人书》海蛤散（海蛤、滑石、炙甘草各一两，芒硝半两，上捣罗为散，每服二钱，鸡子清调下）可资佐证。此方治妇人伤寒热邪内陷，血结胸膈，二便不通，晡夜发热，语妄发狂等。热与血结，胸膈恐有坚结之血，故当用清热软坚兼可散结之品。方中海蛤壳清肺化痰，兼可软坚；滑石清热利窍；芒硝辛、咸、苦，性寒，咸寒软坚，苦辛散结，荡涤肠胃，《活人书》以为“小肠通利，则胸膈血散”；鸡子清甘润生津，质滑利窍，既可逗留芒硝下趋之性，又有助于祛留着之邪；甘草调和诸药。朴硝为芒硝之粗制品，功用近似，唯推荡之力尤胜，可见朴硝破留血，赖其软坚散结、荡涤肠胃之功。

丹皮味辛、苦，性寒，《本经》称其“除癥坚瘀血留舍肠胃”，亦是破留血之品。寻常之见，癥坚病在血分，乃瘀血久积而成，然而此节经文何以既曰“癥坚”复言“瘀血”？对于此等细微之处，邹氏发掘精义，引用巢元方关于癥瘕病因的论述详加考辨，得出了“癥坚不必皆由瘀”“特瘀有不为癥坚者”之论断，堪称特识。譬如肿瘤属于癥坚的范畴，细胞的增殖不受机体控制，最终形成恶性肿瘤，这一病理恐怕用瘀血或痰瘀夹杂很难全面加以解释。事实上，很多抗癌的中药也不是活血化瘀药或活血化痰药。“癥坚不必皆由瘀”，邹氏是先觉者，从中医自身体系生发的创见是最宝贵的，遗憾的是这类思想萌芽未能引起关注，让它孕育成长，而是湮没不彰，令人痛惜！此外，邹氏的论断提示，丹皮所主癥坚必与瘀血相关，否则即不相宜。谓“胃者受盛之府，肠者传化之府。既受且盛，则非火莫化；既化而传，则非火莫行”。丹皮“辛则能开，苦则能降”“凡火结不行者，牡丹能开降之，此所以专主留舍肠胃中癥坚瘀血也”。经旨阐发无遗。

三、“血闭”的证治

闭，《说文解字》言“闭，阖门也”，引申为堵塞不通、停止等义。邹氏谓“壅塞不通曰闭”，简洁明了。既然“闭”，则当下；既然“塞”，则当通。用治血闭之大黄、白茅根、䗪虫、桃仁各有擅长。

《本经》大黄主“下瘀血，血闭寒热，破癥瘕积聚，留饮宿食，荡涤肠胃，推陈致新”。邹氏拈出“火盛着物”以发其微。但火有虚实之分，于是又列举生地、大黄作比较：二味的适应证同为火着于血，“特地黄气薄味厚，为阴中之阴；大黄气味并厚，为阴中之阳。故地黄所主，是血虚火盛；大黄所主，是火盛着血”。接着进一步穷理，“缘血虚而盛者，究系无根之火，故能着血，能着津液精唾，不能着留饮宿食”。大黄则不然，“若夫火盛而能着血，则无处不可着矣。故着隧道则为血闭寒热，着横络则为癥瘕积聚，着肠胃则为留饮宿食”。大黄下血闭，“在隧道则隧道通，在横络则横络通，在肠胃则停滞下”。把握了主旨，势如破竹，数节之后，迎刃而下，将此节经文一并通解。

白茅根味甘性寒，亦能“除瘀血、血闭寒热”(《本经》)。明缪希雍《神农本草经疏》以“血热则瘀，瘀则闭，闭则寒热作矣”作解。盖瘀热血闭营卫失序，寒热遂作，其理良是。白茅根生津凉血，复具生发通利之性，润养清通以开血闭，与大黄泄热通下迥异。缪氏还谓白茅根“同生地、麦冬、苏子、枇杷叶、白芍药、甘草、蒲黄、童便，治诸血；同牛膝、生地、童便，治血热经枯而闭”。可见其能行能止。邹氏在《本经续疏》中，揭“裕阴和阳”发其微旨，“热散而阴和，阴和而阳愈宣，盖在天之阳无阴则无以化，犹在地之阴无阳则亦无以化也”。气血相依，阴阳互化，化则气行瘀散，道破了白茅根药用之秘。

《本经》亦称䗪虫“下血闭”，桃仁“主瘀血血闭”。䗪虫味咸性寒，有祛瘀生新之功。治疗跌仆损伤，能续筋接骨。邹氏以其为“治络中断续之物”，能开络中血闭，其说有据。邪毒入络，瘀阻窍闭，每仗䗪虫搜剔即是此意。至于桃仁，味苦、甘，性平，邹氏以其尤能“入血分而通气”。瘀阻气结，此能散之；血干不泽，此能润之；加之仁乃生气所钟，还能促进新血之化生，其妙用如此。

四、射干疗“老血”解

老，本义是指年纪大的人，引申为时间长久、陈旧等义项，《释名》言“老，朽也”，无怪乎邹氏谓“积久而朽曰老。”积久的瘀血从何而来？为何久积不化？治法若何？颇堪探究。

《别录》称射干“疗老血在心脾间”，邹氏谓此语“最是耐人思索”，认为心脾间“即《内经》所谓募原者也”。并引《素问·疟论》疟邪伏于募原，“其道远，其气深，其行迟，不能与卫气偕行，不得皆出，故间日乃作也”作佐证。道远、深伏、行迟，必定留瘀，于是疟邪与瘀血结为癥瘕，此在《金匮》被称为“疟母”，予鳖甲煎丸治之，方中正有射干。射干味苦辛，能散结气，解毒热，结气散则瘀血散，毒热自化。须知此种老血乃病根所在，祛除老血正是拔去病根。邹氏还认为，射干长于平降，是以手足间之老血、络间之留瘀“决非射干直行者所能治”，其说的当。又，《本经》称其主“咳逆上气，喉痹咽痛”，射干泄水气、降逆气、散结气。咽间之痰涎能除，喉痹肿痛能消，心脾间老血能化，盖痰与瘀，其致一也。

五、“恶血”当散

恶，《说文解字》言“恶，过也”，泛指罪恶、凶猛、凶狠等不良行为，污秽等肮脏之物。邹氏谓“扼困垢秽曰恶”，《释名》言“善演也，演尽物理也；恶扼也，扼困物也”，殆邹氏此语之所从出。“扼”本义指握住、掐住，掐住垢秽，足见其恶。恶血亟待清除，逐之、散之可矣。

牛膝、干地黄、水蛭均为治恶血之品。牛膝药用颇广，逐瘀是其一端，《本经》谓其“逐血气，伤热火烂，堕胎”，《别录》言其疗“妇人月水不通，血结”，《药性论》说它“助十二经脉，逐恶血”，均是对其逐瘀作用的表述。李时珍曰：“牛膝乃足厥阴、少阴之药，所主之病，大抵得酒（笔者注：用酒拌蒸）则能补肝肾，生用则能去恶血，二者而已。”足见化瘀当用生牛膝。邹氏演绎《本经》，谓其所主之瘀血，乃“血气被热火伤烂”“由是干涸停留”所致，“牛膝之治此，妙在其味苦，本系火化，其体柔润，中有白汁”，既能平火气，又能润血燥，治瘀血之本也。牛膝长于下行，其药用之妙在于“纳火气于水中，化炎上为润下”，此二语若通俗言之，是说其具“潜纳”之功，后人用其治肝阳上亢、气火上逆之中风，乃至肾虚咳喘，无不具此用意。《药性论》在其“逐恶血”前，冠以“助十二经脉”，亦是助正逐邪之意。牛膝能疗妇人经水不通，是其泽枯散瘀之明征；又长于疗血淋，其散瘀之功不待言矣！

《本经》称干地黄（即今之生地黄）"填骨髓，长肌肉""逐血痹"，补而能宣。邹氏认为，甘润多脂液之地黄，其用"不在能通而在能养""能营养筋骸血络，干者枯者，能使之润泽矣"。可见地黄补益与宣通相互为用，因补益而致宣通，因宣通而补益之功宏。值得注意的是，《本经》谓地黄甘寒，《别录》补一"苦"字，苦能泄，能行营气，彰显其"逐血痹"的一面，并进而称其"破恶血"，补中兼通，润而能行，正胜则邪却，恶血无以留着，其义在斯。至于水蛭，《本经》称其"味咸、平"（《别录》："苦，微寒，有毒"），"治恶血、瘀血"。邹氏认为，水蛭滑利，其性下趋，"治血结于上欲下达而不能者"。并附和成无己之说，认为"咸胜血，血蓄于下，胜血者必以咸为主，故（抵当汤）以水蛭为君；苦走血，血结不行，破血者，必以苦为助，故以虻虫为臣，此二味联用之故也"。水蛭咸苦，其治恶血，取软坚、滑利，兼可散结之意。

六、"贼血"逐之

贼，《说文解字》言"贼，败也"。《荀子·修身》言"害良为贼"，邹氏曰"败类害良曰贼"殆本于此，贼血当搜、当逐，虻虫、芍药均在其列。

《本经》称虻虫"逐贼血"，《别录》称其"除贼血"，其旨无异。虻虫所主之瘀血病位何在？是新瘀抑久瘀？且看邹氏如何考证。病位易晓，从仲景运用虻虫之抵当汤、抵当丸、大黄䗪虫丸，具少腹硬满、少腹硬、腹满之见症，可识其所主瘀血之病位在"腹与少腹"。瘀之新久难知，因仲景并未明言。仔细推敲，下瘀血汤（大黄、桃仁、䗪虫）方后注言当"新血下如豚肝"。有线索可循，既然此方未用虻虫，所下者为新瘀，足可见"虻虫止治腹中脐下已凝之瘀，不能治新瘀矣"。这是从书的正面识其"背面"的求证方法，值得用心体悟与借鉴。新瘀当下，久瘀宜搜剔，虻虫为搜逐贼血之品。

《本经》称芍药苦、平，"主邪气腹痛，除血痹，破坚积"，并可"止痛，利小便，益气"。《别录》言其酸、微寒，"散恶血、逐贼血"。

对其功用历来有苦平开泄与酸寒收敛之争，但恐失其偏颇。邹氏反复求证，约之有三个层次：首先，从“芍药十月生芽，三月放花，破阴寒凝冱而出，乘阳气全盛而荣”这一生长特性出发，认为其能“破阴凝，布阳和”，亦即能破阴气之结。但“破”，并非攻破，因为芍药苦而且酸，苦泄酸收，实为“破而不泄”之品，这是第二个层次。再次，芍药入营血，“璀璨之色，馥郁之气，与血中之气相宜”。故只限于破血分之阴气结，“不能治雾露水谷之阴气结，故湿痹水气虽为阴结，非芍药所能开也”。这就诠释了《本经》芍药“除血痹”“止痛”诸义，切中肯綮。芍药有赤、白之分，赤芍药首载于陶弘景《本草经集注》，谓芍药“赤者小利，世方以止痛，乃不减当归”。笔者以为，“散恶血、逐贼血”，主要指赤芍药而言。

七、得失待评说

关于瘀血的五种情状及药治要义略述如上，兹不复赘。如何在纷繁复杂的症状中判断瘀血的存在，邹氏提示下列要点：“统而言之，已见热标而无热证，脉无热象者，瘀也（按：《金匮》‘病者如热状，烦满，口干燥而渴，其脉反无热，此为阴伏，是瘀血也’可证）；有所阻则应有所不通，有所阻而气化仍通者，瘀也（按：抵当汤证‘其人如狂’，小腹硬满，但‘小便自利’，即是例证）；并无所阻而自谓若有所阻者，瘀也（按：《金匮》：‘病人胸满唇痿……腹不满，其人言我满，为有瘀血’，可以证之）；有燥象而不渴，不应渴而反渴者，瘀也（按：《金匮》‘病人胸满……但欲嗽水不欲咽……为有瘀血’。及上引‘口干燥而渴，其脉反无热……是瘀血也’，均是例证）。”要之，这些脉证不符，或见症有违常度的临床表现，常提示瘀血的存在。究其缘由，“盖气以化而行，血以行而化。气已行而结者犹结，则非气病。况血应濡而不濡，实未枯而似枯，是非有瘀何由得此哉”！这就是邹氏从中引发的义理。引证古今中外的文献，是谓“博取”；“气以化而行，血以行而化”，以及应濡不濡、未枯似枯，实因瘀所致，是由博反约得出的精辟见解。不能“博”则所见不广，失之于“窄”；若博而不能“约”则散漫无归，失之于“泛”，不成系统。后之学者得邹氏治学之法扩充之，亦将有感于斯文。

研究经典是寻本探源之举，邹氏之作，为来者探究本草经典的本来面目开启了户牖，备受推崇。但由于用词偏于艰深，阅读不易，况且作者欲明药之底蕴，势必广征博引，“就彼此契合，求其所以同；后先龃龉，求其所以异”。良苦用心可以体谅，惜不免有繁琐之嫌，可谓其得在斯，其失亦在斯。浅学如我，不过略谈读书心得，聊示治学的甘苦而已，非敢以蠡测海，坐井观天。更重要的是，我们不应当就此止步，应针对疾病谱的变化，精研药性，开辟一个全新的药用世界，这是时代赋予我们的使命。

一六

一言中的

——邹澍论芒硝治渴与止利

四大经典是中医的文化大书，通才不多，解人难得，然没有通识，注疏常不得要领。芒硝一味，今人列为攻下剂的范畴，但在《金匮要略·痰饮咳嗽病脉证并治》己椒苈黄丸中加其用以治渴，《伤寒论》柴胡加芒硝汤中用其治利，如何解读？历代注家聚讼纷纷，惜少知言。清代医家邹澍熟谙中医经典，对《本经》造诣尤深，在《本经疏证》中寥寥数语勘破其中的奥旨，识见杰出于诸家之上。两相比较，大可玩味。爰摭拾诸说，略作评述，或可资后学攻错云耳。

一、关于芒硝治渴

原文：腹满，口舌干燥，此肠间有水气，己椒苈黄丸主之。

己椒苈黄丸：防己、椒目、葶苈、大黄各一两。右四味，末之，蜜丸如梧子大，先食饮服一丸，日三服，稍增，口中有津液。渴者，加芒硝半两。

尤在泾：水既聚于下，则无复润于上，是以肠间有水气，而口舌反干燥也。后虽有水饮之入，只足以益下趋之势，口燥不除而腹满益甚矣。防己疗水湿，利大小便；椒目治腹满，去十二种水气；葶苈、大黄，泄以去其闭也。渴者知胃热甚，故加芒硝。经云：热淫于内，治以咸寒也。(《金匮要略心典》)

张璐：水积肠间则肺气不宣，膹郁成热而腹满，津液不上行而口舌干燥，用木防己、椒目、葶苈利水散结，而葶苈尤能利肠。然肠胃所受水谷之气，邪实腹满，非轻剂所能治，必加大黄以泻之。若口中有津液，则水去津回，可勿药矣。若仍作渴者，此痰饮聚于血分，必加芒硝以祛逐之。(《千金方衍义》)

周扬俊：肺与大肠合为表里，肺本通调水道，下输膀胱，今不输膀胱，仅从其合，积于肠间，水积则金气不宣，膹郁成热为腹满，津液遂不上行，以成口燥舌干。用防己、椒目、葶苈，皆能利水，行积聚结气，而葶苈尤能利小肠。然肠胃受水谷之气，若邪实腹满者，非轻剂所能治，必加芒硝以泻之。(《金匮玉函经二注》)

程林：此水气在小肠也。防己、椒目导饮于前，清者得从小便而出；大黄、葶苈推饮于后，浊者得从大便而下也。此前后分消，则腹满减而水饮行，脾气转而津液生矣。若渴则甚于口舌干燥，加芒硝佐诸药以下腹满，而救脾土。(《金匮要略直解》)

邹澍：芒硝岂能治渴，己椒苈黄丸偏加之以治渴……盖津液与固癖结，遂不得上潮，为渴，去其固癖，正使津液流行……又岂有他奇也哉！

按：前人对《伤寒论》《金匮》的注释，仿佛儒家“经学”的传统，对条文加“注”，对注文加“疏”，通过考证求是，通过义理之辨来阐发微言大义。然善本难得，真知难求。思忖《金匮》此条，需要阐释的要点是肠间有水气，何以口舌干燥，己椒苈黄丸的方义为何？难点是此证用了己椒苈黄丸后，渴者为什么要加芒硝。尤在泾乃清代名家，其注文朗朗上口，然仔细推敲，除对己椒苈黄丸释义颇为中肯外，余竟乏善可陈。水饮停聚肠中，气不化水，津不上奉，所以口舌干燥，其理易明，尤氏偏说“水饮聚于下，则无复润于上”，意即水液分布失衡所致，看似别有一解，实未能探气化之本也。至于说渴因热生，用芒硝是解胃热，似是而非。盖解胃热之品甚多，何以仲景独遣此味，此等紧要之处阙如，注疏就失去了意义。其余张、周、程诸家对用芒硝止渴之义的阐述亦难令人信服。张氏试从“血分”作解，谓渴是“痰饮聚于血分”。不错，芒硝咸寒，“咸走血”(《素问·宣明五气篇》)，入血分无疑，且“血不利则为水”，仲景亦有明文，但毕竟与此证气不化水、蓄积生热之病机迥不相侔，故非确解。痰饮有从血分论治者，若谓从血分祛逐痰饮，义不可通。周氏较张氏晚出，其说颇多雷同，是人云亦云抑巧合耶？古籍类此甚多，徒见文字增多，卷帙浩繁，不见新意。至于说“邪实腹满”，当用芒硝泄下，亦是随文释义，用芒硝之的证与机理未能阐明。再看程注，说己椒苈黄丸旨在前后分消，简洁明了，识见高于尤氏。用芒硝下腹满而救脾土，理虽可通，但肠间饮积之腹满与热病腑实证急下存阴毕竟有别。此时病证的癥结何在？确切的用意依然无解。

解读经典，以其与年代相近的古籍相互印证，或可觅得真相。邹澍云自《汉书·艺文志》“医经、经方遂分，连络之者，《本草经》则其枢纽矣”(《本经序疏要·序》)。《本经》而后则有陶弘景，“陶氏实注《本经》，而得《本经》与医经、经方连络交会处矣”。若此等关键处不明，就不识仲景用药的旨趣。《本经》称朴硝（芒硝乃朴硝之精制品）“逐六腑积聚，结固留癖”。何谓“癖”病？若谓“癖”有形可征，乃积聚癥瘕之属，则失之粗疏。邹氏引巢元方诸多论述详加考辨。巢氏谓“三焦否隔，则肠胃不宣行，因饮水浆过多，便令停滞不散，更遇寒气，积聚而成癖。癖者，谓僻侧在于两胁之间，有时而痛是也”(《诸病源候论·癖病诸候》)。巢氏还论及生于两胁下，经久不瘥，乃结聚成形之“久癖”及“水癖”等证，于是邹氏作出鉴别，言“积聚癥瘕有在偏旁者，然不终在偏旁，癖则无在中者；积聚癥瘕有因水浆者，然不皆因水浆，癖则无不因水浆者。以此为别，庶可知其异矣”(《本经序疏要·积聚癥瘕》)。又谓观《本经》《别录》等本草经典，“药物主治于癖，则曰冷，曰饮，曰痰，曰留”，而“《外台》主治方目，有酒癖，有痰癖，有饮癖，有癖饮……”等，皆是“癖惟由饮”的明证。“癖惟由饮”，是邹氏对“癖”之病因的高度概括，久积而成是其病理过程，两胁是其病位所在。明乎此，“癖”病得其要矣。此证饮积肠中，腹满，可见为患已久，用己椒苈黄丸后作渴，可以测知因固癖的存在，津液不行，芒硝咸寒软坚，苦辛散结，又能“利大小便”(《别录》)，正是破癖导饮之良药，固癖去则津液流行，渴自止矣。有理有据，论证严密，令人服膺，对今之肝硬化腹水，癖散如臌的证治，亦有启迪。顺便一提的是，清人高学山在阐释《金匮》木防己加茯苓芒硝汤时，竟谓芒硝有“咸寒聚饮”之弊，故加淡渗之品（茯苓）以救其弊(《高注金匮要略》)。任意曲解，不足为训。

二、关于芒硝止利

原文：伤寒十三日不解，胸胁满而呕，日晡所发潮热，已而微利，此本柴胡证，下之以不得利，今反利者，知医以丸药下之，此非其治也。潮热者实也，先宜服小柴胡汤以解外，后以柴胡加芒硝汤（柴胡、黄芩、半夏、人参、甘草、生姜、大枣、芒硝）主之。

按：为节省篇幅，有关此条几家注文不再一一录出，只作撮要评介。此证乃少阳兼见阳明里实，当予大柴胡汤。阳明里实一般不应下利，今反见下利，乃医以丸药误下所致，潮热未罢，胸胁之邪未解，先予小柴胡汤解外，后于方中加芒硝治之。芒硝为攻下剂，下利何以要用之？这成了注家关注的焦点。成无己从“邪热乘虚入腑”立论，认为“医反以丸药下之，虚其肠胃”，以致下利，用芒硝旨在“清胃热”(《注解伤寒论》)。喻嘉言附和其说，谓“若误用丸药，则徒引热邪内陷而下利，表里俱不解也”，故在小柴胡汤中加芒硝，“以涤胃中之热也”(《伤寒尚论篇》)。此类注解试图阐发误下的病理转归，惜“清胃热”之说泛泛而论，了无着落。周扬俊、汪苓友辈则在医者所用的丸药上寻找答案。周氏认为，“丸药下性固迟，渣滓难化，以致留滞作利”，造成“里邪未去，徒伤津液，故虽微利而胸满潮热如故，胁满与呕犹存”。此时若用大柴胡汤，“恐津液既伤而内外之邪不服，宜以小柴胡先解其外，后加芒硝以去其血分之热足矣”(《伤寒论三注》)。丸药的渣滓引发下利或许有可能性，芒硝清血热与止利又有何关联，令人不得其解。汪氏推究丸药的性质，云“此是许学士所云巴豆小丸子药，强迫溏粪而下，夫巴豆辛烈，大伤胃气，若仍用大柴胡，则枳实、大黄之峻，胃中之气已不堪受其削矣，故易以小柴胡加芒硝汤，用人参、甘草以扶胃气，且微利之后，溏者既去，燥者自留，加芒硝者，能胜热攻坚，又其性速下而无碍胃气，乃一举两得也”(《伤寒论辨证广注》)。若果用巴豆，当是大下，不致“微利”，其说亦难凭信。究为何种丸药，仲景未言，后人形同猜谜，注家在此处着力，亦难解芒硝止利之惑。

邹澍认为，“芒硝安能止利，小柴胡汤偏加之以止利是也……积聚结于中，水液流于旁为下利，去其结聚，正所以止利”。这令人豁然开朗！“积聚结于中，水液流于旁为下利”，颇类热结旁流，临床屡见不鲜，去其积聚，正是针对下利之主因。非徒说理，临床可验，信不诬矣。观《本经》朴硝主治，正有“逐六腑积聚，结固留癖”之明文，可以互证。为发掘其中的精义，邹氏通过比较、考辨、演绎，并加以综合，将经籍一会其通。

依据《本经》，邹氏首先将火硝（硝石之别名）与水硝（朴硝的别名）的功用作了比较，认为二者有入脏入腑之别。脏藏精而不泻，腑传化物而不藏，故所积有无形与有形之分，但脏病能移于腑，腑病则可移于躯体，是以病证常相关联。《本经》称火硝“主五脏积热，胃胀闭，涤去蓄结饮食，推陈致新”。以“胃之胀闭去，五脏积热自已矣”。《本经》称水硝“主百病，除寒热邪气，逐六腑积聚，结固留癖”。以“结固留癖下，躯体百病亦已矣”。此证积聚结于中，日晡所发潮热，殆亦肠中结热移于躯体者乎？可以意会。

知其异，复知其同，并进而于同中求异，药物的特性就更加清晰了。火硝性温，水硝性寒，为什么同归于治热？清代医家刘潜江有火硝治“热之郁”、水硝治“热之结”之说。邹氏进一步引申发挥，认为二硝“一则遇焰辄发，一则逢水即化，故一能发阳之郁于阴中，一则化阴之结于阳内”。简言之，火硝向阳，治热是升散郁火；水硝向阴，其治热是治肠中实结，此大别也。邹氏字斟句酌，又谓《本经》著两硝去病之功，在火硝曰“涤”，在水硝曰“逐”，何也？涤，如《本经》称大黄

"荡涤肠胃"，称火硝"涤去蓄结饮食"。"荡涤"与"涤"亦有差别，示大黄"是在肠胃之病，无不荡涤净尽。特彼曰荡，则有动之义；今只曰涤，则仅浣濯之而已，以明凡病不受泛治者，不得用也"。换言之，涤是"泛指"。逐，如《本经》称干姜"逐风湿痹"，地黄"逐血痹"，皆是"特指"，而不他及。由此可见水硝"仅能于六腑中去积聚之结固留癖者，以明凡病散而未结者不得用也"。涤与逐有"泛指"与"特指"之别，须识其义，其推衍之精当如此。明乎此意，前述用芒硝去固癖以止渴，此证用芒硝去积聚以止利，庸何疑耶？邹氏关于水硝"凡病散而未结者不得用也"，精辟之见，真可谓"一言中的"。

解经当如斯，治学的严谨毫不可忽。没有规矩不成方圆，囿于规矩又不能变通，治医之难就难在这里。

历来《伤寒论》《金匮》之注家，以言必有据、信而有征者为上；望文生义、随文敷衍者等而下之。学者当择善而从。

精辟之见源于艰辛的探索，邹氏发经典之幽微，示后学之门径，启迪良多。

历代注家，每每引证本草经典以释药性，若不解其中的精义，是徒识其"面"，未得神髓而已。一旦了悟药用的精义，便能揭开仲景制方用药的奥旨。邹氏对芒硝治渴与止利的解读令人信服。当然，就药性论方，与因方义论药，二者应结合起来，不可偏废。

一七

从《本经序疏要·鼻息肉》看"蚀法"的应用

蚀法是逐步消磨、减损鼻息肉，并使其枯萎脱落的方法，古人虽未明言，但在《本经序疏要·鼻息肉》已露端倪，笔者加以引申发挥，阐明此法的含义以广其用，供读者进一步讨论与研究。

鼻息肉是鼻内的非癌性赘生物，逐渐增大，堵塞气道，使呼吸不利，嗅觉不灵，今人多认为与过敏体质及鼻腔慢性炎症有关。早在上古时期，就有鼻息肉的称谓（见《灵枢·邪气脏腑病形》），还发现了治疗的效药。嗣后，陶弘景依据《本经》，在《本草经集注·序录》中，列有“鼻息肉”一项，下载主治药物以供应用。本草经典文辞深奥，不易解读，清人邹澍以陶著为蓝本，增益甄权《药性论》等古籍的内容，对鼻息肉命名之义、情状、病因、药用的要义一一疏证，文短意深。千年香火，一脉传承，古义不坠，功莫大焉。余推究证治的精义，拈出“蚀法”统摄之。所谓“蚀法”，即是一点点地消磨、减损息肉，使其收缩、枯萎以致脱落的方法。虽然鼻息肉成因不一，方药有别，但其旨一也。兹以邹说为基础，辅以有关医家的论述及效方，结合个人的体会略述如下。

一、古义考证

何谓息肉？王冰曰“息，瘜也，死肉也”（《黄帝内经素问·病能论篇》）。据此，邹氏认为，“盖恶肉赘疣之类也”。这一提示引发思考，说明本草经典所载去恶肉之品均在去息肉之列。但何不径称“死肉”而称息肉，必须参究。循名释义，是解析病证的下手功夫。

邹氏对“息”的字义作了周密的考证，认为“息”，可为“生”（《史记·孔子世家》言“自大贤之息”，《索隐》言“息者，生也”，可证），又可为“灭”（《礼记·中庸》言“其人亡，则其政息”，注言“息，犹灭也”，可证）。从无形到有形，息肉的产生宛如古代神话中用以湮塞洪水的“息壤”（《山海经·海内经》言“洪水滔天，鲧窃帝之息壤以堙洪水”，郭璞注“息壤者，言土自长息无限，故可以塞洪水也”，可证）。“息壤”是一种隐喻，以示息肉“潜滋暗长”，颇为贴切。进而言之，息肉“不碍起居，无妨饮食”，又具“宁静休止”之义（《左传·昭公八年》言“臣必致死礼以息楚”，注言“息，宁静也”。《礼记·乐记》言“着不息者，天也”，注言“息，犹休止也”。可证）。综括而言，息肉随因以生，待时而灭，潜滋暗长，处于相对“宁静休止”的状态，与恶性病变有间。明了这些，有助于了解古人命名之义，再从古义参合今义，病证演变的脉络就大致清晰了。一字多义，不是书呆子式的咬文嚼字，而是将字义契合病证，将鼻息肉的情状一一呈现。联想到吾人读书，满足于字面上的肤浅理解，不作深层次的发掘，不禁汗颜。

二、病因探究

关于鼻息肉的成因，邹氏引用了《诸病源候论·鼻息肉候》加以论证。巢氏谓“肺气通于鼻，肺脏为风冷所乘，则鼻气不和，津液壅塞而为鼻齆。冷搏于血气，停结鼻内，故变生息肉”。可见鼻齆与鼻息肉同源，其中的分际，“鼻齆言风，故病及津液”，鼻息肉“不言风而言血，故病及肌肉”。故有治气治血之分。鼻齆，通常指鼻堵塞不通气，但这一概念欠清晰，邹氏谓“齆乃有壅之义焉……虽通而气常不畅，有涕而长壅不流，甚则声如从室中出，而鼻且日肿大色赤，此其根柢有风有湿有火有寒，可以历年不瘳，可以毕生不愈”。描述非常细致。须知“冷”仅是鼻息肉成因之一端，临证切勿为其所拘。例如邪热上熏，伤及血分者即不鲜见。观此篇所列治疗鼻息肉的专药，如藜芦、矾石、地胆等，无一非性寒之品，可以意会。《韩氏医通》有这样的记载，“贵人鼻中肉赘，臭不可近，痛不可摇，束手待毙。予但以白矾末加硇砂少许吹其上，顷之，化水而消；与胜湿汤加泻白散，二帖愈。此厚味拥湿热，蒸于肺门，如雨霁之地，突生芝菌也”。此语揭示了厚味积热、上蒸肺门之病因病机，堪补《诸病源候论》之未备，用“雨霁之地，突生芝菌”以喻鼻息肉之生成，十分形象。

鼻息肉犹如横梗气道之恶肉死肌，病在血分，邹氏认为当“搜而剔之”，观本草经典用治此证之藜芦、雄黄、矾石、地胆、白狗胆，较之与鼻齆同用之物，如通草、细辛、桂心等，两相比较，“良劣殊不相侔”，此大可玩味者，盖恶肉死肌，用纯良之品治之常力有未逮之故。后人不识先哲用心，“则通肺化痰，利湿清火，开结去瘀，泛遴混使，以为隔膜之治，无怪获效之难也”。邹氏为之感叹不已。习俗通套之法，将宣肺、化痰、泄火、祛瘀诸药，不加选择地随意组方，相沿成风，“隔膜之治”恐于今亦在所难免，这一告诫颇具现实意义。治此证自有专药，妙在“针孔相符”，切中病机。然临证又当深思熟虑，非专恃此类药物为能事。“盖必尽其兼病应用之物，而引以此篇一二味与病证偏重处逼真的对者，其庶乎如桴鼓云”。谚云钢要用在刀刃上，用药亦当如斯，方能如汤沃雪，如响斯应。

三、殊途同归

本草经典主治鼻息肉的逼真的对之药，适应证各有何侧重点？万法归一、殊途同归，奥义何在？邹氏用最精炼的语言概括它们的侧重点为：“劫痰”用藜芦，“劫火”用雄黄，“却湿”用矾石，“散结”用地胆，“去瘀”用白狗胆。因证组方，参互错综，以减灭病灶，拔去病根，这是证治的要义所在。

藜芦味辛，性寒，《本经》称其“去死肌”，《别录》言其主“鼻中息肉”。死肌非痈肿可比，痈肿化脓，死肌不化脓，鼻息肉亦恶肉死肌之属。限于见闻，余尚未见鼻息肉有化脓之记载。倘若化脓，治亦易矣。邹氏谓“死肌系风水痰热渐渍而成”，藜芦长于吐风痰，疗“顽毒凝结之痰实”（《本草经考注》），用于毒热痰聚引发之赘生物正为相宜。雄黄味苦，性寒，亦疗“恶疮”“死肌”（《本经》）、“鼻中息肉”（《别录》）。观张仲景治阳毒“面赤斑斑如锦文”之升麻鳖甲汤用之，而阴毒“面目青”者则去之，其能“劫火”解毒，毋庸置疑。《本草纲目》引《圣济方》疗鼻中息肉，取“藜芦三分，雄黄一分。为末，蜜和点之，每日三上自消，勿点两畔”。二味并用，痰毒化火之候宜之。

矾石能疗“恶疮”（《本经》），“去鼻中息肉”（《别录》），其性酸涩而收，具燥湿之功，亦能去痰涎。李时珍称其“食（此处“食”与“蚀”同义）恶肉，生好肉，治痈疽疔肿恶疮”。治疗鼻息肉，直接取其敛中寓散、涩中寓消之功，以减损病灶，消蚀息肉，湿毒为患尤宜。《千金方》治鼻中息肉，径取“烧矾石末，以面脂和，绵裹着鼻中，数日瘜肉随药消落”。《千金方》“治齆鼻鼻中息肉”，以“矾石、藜芦各六铢，瓜蒂二七枚，附子十一铢，上四味各捣筛，合和，以小竹管吹药如小豆许于鼻孔中，以绵絮塞鼻中，日再，以愈为度”。矾石化息肉，藜芦去痰毒所致之死肌，瓜蒂祛湿热，附子温通散结。是知此方之适应证，为湿热、痰毒郁遏殊甚者。前引《韩氏医通》用白矾末加硇砂治湿热熏蒸之鼻息肉，亦证矾石“却湿”之功，而硇砂长于破积攻坚，外用治恶肉、除疣赘，治鼻中息肉，二味并用，恰符证情，故收卓效。

地胆为虫类药，味辛，性寒，《本经》称其“主……鼠瘘恶疮死肌，破癥瘕”。《别录》言其“蚀疮中恶肉、鼻中息肉”。用一个“蚀”字以状其去“恶肉”“息肉”之功用，发人深思。地胆长于攻坚结、化郁毒，邹氏言其“散结”，通过散结消坚以蚀息肉。《太平圣惠方》治鼻中息肉，用“地胆，生，研汁，灌之；干者，酒煮取汁”，均外治之良法，而用鲜品的经验亦堪珍视。另一方用“细辛、白芷等分为末，以生地胆汁和为膏，每用少许点之，取消为度”。是假辛、芷芳香透络，以助药力之渗透，并增强散结消肿作用，很有巧思。白狗胆疗鼻中息肉，见于《药性论》，主要取其破血行瘀，此物现在不作药用，不加赘述，但可见古人疗息肉有行瘀一法。又，动物胆功用相近者多，相信不难找到替代品。

四、展望

从邹澍对本草经典的精辟分析，以及上列治疗鼻息肉的专方专药来看，除矾石、地胆明言蚀恶肉外，其他方药也是通过局限病灶，逐步蚕食以消蚀息肉，可见其要旨亦离不开“蚀法”，采用不同的药物，只是更好地针对病因以冀根治。不用手术，化有形于无形，这体现了高度的智慧；它不同于攻法、消法，而攻法、消法已寓其中。我们今天回望这些遗产，并非发思古之幽情，而是要化古为新，为今天的临床服务，并进一步加以提高。

在历代典籍中，“蚀法”未列专门论述，但古人治疗痔疮、胬肉、赘疣等，何尝不用此法。例如刺猬皮即是蚀痔之效药，《三因方》五灰散（鳖甲、猬皮、猪左足悬蹄甲、蜂房、蛇蜕）消坚化积，内服治五痔即是明证。笔者用一味炙刺猬皮研末内服蚀痔，屡试不爽。《千金方》早就用其治鼻息肉，取“炙猬皮末，绵裹塞之三日”。至于蚀胬肉，用乌梅肉烧存性，外敷，确实有效。而蚀疣灭痣之良方亦不胜枚举。蚀法虽以外治为主，内服所用不广，笔者深信外治、内服用药虽殊，原理则同，而从鼻息肉联想到体内其他部位的息肉，乃至有形癥积的证治不无启发，引申触长，有待来者。

一八

读书偶拾

本文是读书笔记，撷取了《医学读书记》《医林琐语》《尚论篇·序》的某些论述及验方加以演绎与引申发挥，阐明用肃肺行水法以逐饮、解毒化滞法以止泻的临床应用，以及大青龙汤降水、小青龙汤化水、越婢汤行水的机理。

清人张潮云：“读经宜冬，其神专也；读史宜夏，其时久也；读诸子宜秋，其致别也；读诸集宜春，其机畅也。”堪称得读书之三昧矣！笔者无古人之风雅，但亦喜读书，每逢佳作名篇爱不释手，反复涵泳，力求明了书中之意、言外之旨。偶有会心，信笔志之，爰录数则，以飨同好。

一、肃肺行水

尤在泾《医学读书记·肺消》言“肺居上焦而司气化。肺热则不肃，不肃则水不下；肺寒，气不化，不化则水不布”。此虽针对肺消的病理而言，然从寒热两端，对待立说，阐明肺的气化功能对人体水液代谢的影响，发人深思。

饮为阴邪，凡水饮停聚胸膈，属于肺寒者，宜温宜化，此为常理。若饮邪癖积殊甚，亦不费攻逐之法。然则肺热何以导致水停不下？盖肺主气，热则伤气，遂使肃降失职，治节不行之故。此类病证，则非清非润不可，这才是尤氏此论之精义所在。用苦寒清热、甘寒润燥之品以行水，理似难明，义则可通，临床亦可验证。

试观渗出性胸膜炎，在少阳机枢不利、饮停胸膈兼见口渴时，用小柴胡汤加天花粉，疗效可稽。其获效的机理，固可从“上焦得通，津液得下”作解，其实与黄芩、花粉肃肺有关。肺气得肃，水饮自行。因此说黄芩、花粉能逐饮亦未尝不可。

尝考《本经》，有黄芩“逐水”之明文，《别录》又称其“利小肠”，凡肺热咳嗽，用黄芩后咳止而痰水俱除，小肠热结，小便不爽，用黄芩伍入通淋利尿之品而小便通利，均可体悟黄芩逐水之义。黄芩寒以清之，苦以泄之，开郁散结，其水自行。《药性论》称其“破拥气”，想亦有见于此。

天花粉味甘微苦，性微寒，为生津止渴之良药。至于逐饮，诸家本草罕见记载，唯仲景书中可见端倪。日人丹波元坚独出心裁，在《伤寒论述义》中，认为柴胡桂枝干姜汤中用天花粉意在“逐水饮”，并认为牡蛎泽泻散中用天花粉，是“取其淡渗，不取其生津”。余终觉与其说花粉淡渗利水，不如说其肃肺行水为妙。

天花粉既生津又行水的功能，可从《金匮》栝蒌瞿麦丸（天花粉、茯苓、山药、附子、瞿麦）获得进一步的领悟。此方所主治“小便不利者，有水气，其人若渴”之候，系上热下寒，气不化水，水气内停之证。唯其口渴，故用天花粉清热生津，以肃肺气；小便不利，故用附子温肾化气，瞿麦通利小便；山药甘平，茯苓甘淡，甘能守中，“淡味渗泄为阳”（《素问》），“俱先上行而后下降”（邹润安语），二味并用补中寓渗、寓泄，上达肺气，下通肾气，枢转上下。此方药仅五味，然肺脾肾一以贯之，体现了人体水液代谢的大循环，不仅温药能化水，清润药亦能行水。可见仲景用药之神妙。

二、水泄良方

陆九芝《医林琐语》记载了一张治疗水泄之验方：“洞泄即是水泄，

用白蒺藜、野大蒜、萝卜英、荠菜花四种各三钱，煎服立效。以治水泄不止者最妙，此先母记得，是家传方也。”洞泄不止，其状如水，不用燥湿、分利、升阳诸法，独取寻常易得之品，信手拈来即收佳效，用意值得推敲。

首先，这张处方引入了解毒止泄这一概念，这在历代方书泄泻门颇不多见。《素问·阴阳应象大论》谓“湿胜则濡泄”，以湿为主因，固无可厚非，但究之临床，水泄以饮食不慎者为多，恣食肥甘、生冷、炙煿，恣饮酒浆，或食用不洁之食物引者发最为常见。大蒜功擅辟秽解毒，不仅能解饮食之毒，亦能解水湿之毒，正是所宜，且其味辛性温，能下气暖中，强脾助运，促进消化吸收。萝卜英功近莱菔，冬月采后风干备用，若置于房瓦上，经霜打、日晒，至春收尤良。其质轻虚，不仅清咽消痰，愈喉痛失音，且消食化滞，化食积于无形，为疗泄泻、痢疾之良药，故水泄胃肠积滞选用之。荠菜花得春令生发之气，能养肝明目，养胃化滞，疗痢疾、泄泻。此物尤擅化乳滞，小儿乳食不消，以吐哯（吐乳），或大便泄泻，色绿成片状为特征，取荠菜花、橘红二味酌量作煎剂，频频饮之，甚效。其味甘性平，可当甘草之用以和胃，而化滞之功则为甘草所不具。水泄不止，必有腹胀、肠鸣等见症，此方不用理气药，独取善于疏肝之白蒺藜，方之灵动在此。肝主疏泄，白蒺藜具疏风解痉、宣通郁滞之功。笔者历验，其能调节肠蠕动，消除肠胀气，减轻肠鸣，是以不用理气药，而理气已在其中矣。

要之，此方为强脾和胃、解毒化滞、治疗水泄之良方。循其意而扩充之，又在医者化裁变通。

三、驭龙

钱牧斋在明末清初享誉文坛，曾为喻嘉言《尚论篇》作叙，盛赞喻氏能明仲景驭龙之奥秘——“吾观其论大青龙一章，以其雷雨满盈、飞腾荡涤之神用，缩而为小青龙，则龙首藏于蚕蠋，驯而为越婢，一则龙身化为丝弦，白虎以成其对待，真武以镇其奔佚，通天之手眼，驭龙之心法，旁见侧出，孤映绝照，千载上下，岂非有神者告之！”将喻氏宏篇大论浓缩为简洁的文字，以方名论方义，将大青龙汤、小青龙汤、越婢汤三方降水、化水、行水的功能阐发得淋漓尽致，读来令人兴味盎然，堪称佳绝。

《素问·阴阳应象大论》言“阳之汗，以天地之雨名之”，天以阴阳交而后有雨，人亦阴阳和而后有汗。天气郁蒸，阴阳否隔，密不透风，酷热难当；在人则高热、烦躁、无汗；求雨不得雨，欲汗而无汗。然郁极则通，青龙奋起，正是其时。龙为阳物，其生于水，故能引阴气上行，化而为云，在天地交而未畅之际，阴云密布，电闪雷鸣，继则云从阳化，大雨滂沱，酷热顿消，复入清凉之境。大青龙汤由麻黄、桂枝二汤合方，去芍药加石膏而成。芍药苦泄酸收，有碍青龙之升腾。用石膏者，一则风以鼓之，润以济之，为麻、桂作汗之资，亦犹青龙兴云致雨之意；一则不使龙过亢也。故知大青龙汤乃降水之剂。

小青龙汤适用于伤寒表不解，心下有水气之证。由大变小，故谓之“缩”。钱氏谓将“龙首藏于蚕蠋”，这真是“大之则弥于宇宙，细之则摄于毫厘”了。小青龙汤不仅有芍药，复加五味子以敛肺，则青龙无以奋飞，麻、桂专于化水，更加干姜温化水气，细辛辛润行水，半夏降逆除满，则水焉得不化？故知小青龙汤意不在解表，乃化水之剂。

越婢汤乃大青龙汤之变方，适用于“风水恶风，一身悉肿，脉浮不渴，续自汗出，无大热”者。乃水失统御，泛溢肌肤，营卫壅遏，卫表不固之候。方中之麻黄，既无桂枝之助，又为石膏所制，发表无力，转而入里利尿；石膏肃肺行水，味淡亦有利尿之功；生姜疾行卫气，助石膏行水，且与大枣相伍，调和营卫，营卫和则泛溢肌肤的水气无以留着；甘草守护中州，不使水气漫溢。综观全方，行之、导之，俾决渎有权，浮肿顿消。岂止“龙身化为丝弦”，简直神化无迹了。故知越婢汤乃行水之剂也。

合而观之，大小青龙或伸或缩，乃言神龙之变化；大青龙、越婢，或显或隐，乃言神龙之出没。明乎此，驭龙可扼其要。龙或升或潜，或大或小，驯龙、从龙、潜龙，必神思如龙，驭龙方可得心应手。此种境界，心向往之。

医学并非文学，然为医者又不能不通文理。钱氏在叙中云：“嗟夫！不通天地人，不可以言儒；不通天地人，不可以言医。昔人有言，以至精至微之道，传之以至下至浅之人，儒以学术杀天下，医以经方杀天下。”良药苦口，引为自警。

钱氏此叙，收录于《牧斋杂著》，现代出版的《喻嘉言医学全书》未见，惜哉！

一九

试论“实中之虚”

虚实乃对待之辞。《素问·通评虚实论》说“邪气盛则实，精气夺则虚”，从邪正的盛衰阐明虚实的要义。《素问·评热病论》又说“邪之所凑，其气必虚”。可见疾病发生的前提是正气不足，至虚之地便是容邪之所。因虚而生病，因病而致实，纯实纯虚固然可见，虚中夹实、实中夹虚尤屡见不鲜，且虚实相互转化，实证亦能转虚。可以这样说，邪正虚实一直是中医学的重大命题。

正与邪如影随形，虚与实相互倚伏，疾病在动态的变化过程中。病邪的传变基于邪正的进退，病变的趋势取决于邪正的消长。临证之要，在于识得进退消长之机而已。一般说来，辨别虚证、实证并不难，难就难在如何从虚中求实，实中求虚。虚中之实，古人称之为“独处藏奸”，不祛其邪，徒补无益。实中之虚，看似有余，内藏不足，已伏隐患，倘不能见微知著，必生变端。那么怎样才能从实中求虚呢？

一、从证候上求

“证”是中医学特有的概念，是在疾病发展过程中，对其脉症进行综合分析，去粗取精，去伪存真，而概括出来的诊断结论。中医学强调辨证论治，随证立法，因法制方用药，张仲景《伤寒论》堪称辨证论治的典范。如何明辨虚实，审察实中之虚，仲景亦示人以法。

在热性病的初期，如果出现发热恶寒、无汗烦躁的表实证，仲景用大青龙汤（麻黄、桂枝、杏仁、石膏、甘草、生姜、大枣）治之。此方发表清里力胜，对证用之，其效甚捷。但如果辨证不确，特别是没有发现证伏里虚，用之适足偾事。《伤寒论》第39条“伤寒脉浮缓，身不疼，但重，乍有轻时，无少阴证者，大青龙汤发之”，讲的就是这种情况。此条所列的大青龙汤证并不典型，能否用此汤，取决于有无少阴证。何谓少阴证？少阴以神疲欲寐、脉微细为主症，此乃心肾机能衰惫之征。虽然少阴证也可能发热，也可能烦躁，但以里虚寒为主，只宜温补。倘误用大青龙汤，必有大汗亡阳之变。

仲景揭示了在表证的情况下，要警惕里虚，给后人启迪良多。对于虚人外感，《易简方》立参苏饮（苏叶、葛根、前胡、人参、茯苓、半夏、陈皮、枳壳、桔梗、甘草），益气解表、宣肺化痰。方以人参扶助正气，助苏叶、葛根、前胡等托邪外出，堪称允当。对于阳虚伤寒，六脉无力者，张景岳立大温中饮（熟地、当归、人参、白术、柴胡、麻黄、肉桂、干姜、炙甘草），以峻补为主，辅以托散，切合实用。须知补虚是益其体，也就是治人；解表是祛邪，意在排泄毒素。这就将治人与治病结合起来了，这是中医学的独到之处。

就今天的临证而言，譬如流感高热的患者，绝不能等同对待，不可一味抗菌、抗病毒、苦寒清热。对于老人、虚人，要警惕里虚，或先安其未受邪之地，或扶正以达邪，才能收到预期的效果。

二、从脉象上求

证之虚实，莫逃乎脉。何以明之？《景岳全书·虚实篇》说：“如脉之真有力真有神者，方是真实证；脉之似有力似有神者，便是假实证。”此说固然有理，但不易操作。笔者认为，审察实中之虚，以脉不应病为基本法则，特别是《伤寒论·辨脉法》“阳病见阴脉”更给人以准则。仲景将“脉沉涩弱弦微”及结、代脉界定为阴脉。

举例言之，《伤寒论》第177条“伤寒，脉结代，心动悸，炙甘草汤主之”，此条冠以“伤寒”二字，有表证无疑，但脉来结代，提示心气虚衰，心律失常。这样的情况，纵有表证，亦不能解表，而应以治里虚为急，否则后果不堪设想。此方由炙甘草、人参、生地黄、桂枝、阿胶、麦冬、麻仁、生姜、大枣组成，为复脉宁心之良方，迄今沿用不衰。

在热病的治疗过程中注意保护心力，以增强抗病能力，允合中医治病求本之旨。近贤章次公先生治疗湿温病（肠伤寒），在高热、谵语一派邪热鸱张之际，细审其脉，如果发现脉象与证情相反，也就是阳病见阴脉，认为是正气衰竭的危候，依然以扶益正气、温阳强心为主，人参、附子亦在所不忌，意在振奋机能以祛除病邪，看似抱薪救火，实则切中病机。这是通过脉象来审察实中之虚的另一例证，其证治心法和仲景一脉相承。

现代很多病证，例如风湿热，早期发热，关节红肿疼痛，身见环形红斑，验之于脉，若脉来数疾，心动过速，与体温不应，要警惕风湿犯心。广义言之，这也是脉不应病，须及早顾及里虚。如能将强心通脉与祛风逐湿结合起来，也就是在补虚的同时兼祛其邪，往往收到更好的效果。

三、从时间上求

发病与病变增重的时间，对推断虚证亦有重大意义。一日的阴阳消长，四时的寒暑更替，特别是历法的重大节气之交，平人不甚察觉，对虚人影响至深。通过大量的临床实践，清代医家叶天士作出了“交节病变，总是虚症”这样的结论。

例如中风，一般都有“风”与“痰”的实象存在，叶氏通过脉证并结合发病的时间，从实象中看出虚象来，并进而推究是阴虚还是阳虚。《临证指南医案·中风》有沈、俞二案。沈案的主症是右肢偏废，舌强言蹇。前医治疗予“泄气降痰，发散攻风”，着眼的是实象。叶氏从其脉细而数，认为脏阴已亏，营液已耗，进一步分析发病时间是春季，缘“上年夏秋病伤，更因冬暖失藏，入春地气升，肝木风动”，故证以阴虚为本，予育阴息风法治之。至于俞案，忽然肢麻不举，汗出，心痛，呵欠，大便不通，脉小弱，病发在当夏四月（阴历），正值阳气大泄，乃阳虚络痹无疑，叶氏认为“攻风祛痰之治，非其所宜”，而以固卫阳为主，宣通脉络佐之。结合发病的时间，识别阴虚、阳虚，很有实用价值。

中医学强调人与自然界的统一性，春生夏长，秋收冬藏，夏至一阴生，冬至一阳生，人亦应之。虽曰阴生、阳生，而阴阳乃一气之消息，简而言之，正气而已。凡正气来复不及，病证势必增重，以正不胜邪之故。若正气不能来复，生化之机息，势将不救。须知正邪交争是病证的常态，亦是人的生机所在，正胜则邪却，病证向安。若正不与邪争，则邪、正将同归于尽。临证所见，肝硬化腹水患者，临危时腹水消退；重症黄疸，临危时黄疸退净，正气不能来复，遂至不救，即是此故。《难经·七十五难》曰“不能治其虚，何问其余”，可谓慎重叮咛，为临证孟浪者痛下针砭，值得深思。

二〇

吕千飞医案按

吕千飞（1924—1987），我国著名诗人、翻译家，祖籍四川，毕业于北京师范大学英语系，1950年入朝参加抗美援朝战争，1978年借调进京参加野草诗社，1980年调至北京第二外国语学院任教（见百度词条）。1985年，我奉调进入中国中医研究院（现中国中医科学院），因吕公找我看病而与之相识。数度交谈颇为投契，知其通医，亦感惊奇，原来他在下放到吕梁山区期间自学中医，且能处方用药，为当地群众服务。在其仙逝后，家属赠送了几本先生阅读且珍藏的医籍予我。在翻阅时，我看到书中紧要之处均用红笔圈识以醒目，留下先生苦读的痕迹，还意外发现了一张先生手书的方笺，方笺的背面有“离石革委政工组文教办公室稿纸”字样，离石当时属于吕梁市，可见方笺乃“文革”期间先生应诊时所为，足为历史的见证。念及古之读书人有“不为良相、便为良医”的传统，感触颇深。特将方案抄录于下，略加评按，以存事实。

牛文彦，便溏晨泻，日五六行，历十余年。便前左胁下痛，泻出如酱，胕（腑）行不畅，口干溲黄，有时口臭，舌红瘦，微有黄苔，右关弱，左关弦细。断为肝木克土，泻久阴伤偏热，亟须扶土抑木，并兼滋阴清热。

白术四钱，防风钱半，白芍三钱，陈皮二钱（炒香），升麻一钱，石斛三钱，竹茹二钱，香附三钱，女贞子三钱，茯苓三钱，黄芩二钱，神曲三钱。水煎服，连服两剂。

按：此案便溏晨泻，状类五更泻。五更泻以脾肾阳虚居多，亦有肝旺脾虚者，以清晨风木易动之故。此证便前胁痛，责之于肝；久泻不已，责之于脾。验之于脉，右关弱，属脾虚；左关弦细，弦应肝，细为阴虚血少，说明肝强且营阴不足之故。先生以肝木克土为主要病机，信而有征。进一步分析，泻下如酱，腑行不畅，示肠间湿热积滞蕴结，运化失司；而舌红瘦，示久泻阴伤体弱，说明此证正虚邪恋。方从痛泻要方加味，允合病机。痛泻要方由炒白术、炒白芍、炒陈皮、防风组成，始载于《医方考》及《景岳全书》，《景岳全书》于方下谓，此方作煎剂、丸剂、散剂均可，“久泻者加升麻六钱”。此案亦用升麻，殆本于此。久泻清气下陷，用升麻升清降浊，对排泄肠间积滞亦有助益。综观全方，取白术健运脾气，白芍柔肝缓痛，防风疏泄风气，不仅舒肠消胀，且能助白术升发脾阳，伍白芍调肝，有疏养结合之妙；陈皮炒香，可以开胃消食，调畅气机。肠间湿热未清，用黄芩清肠泄热；积滞未消，用神曲消食和中；口臭系胃热，取竹茹清热安胃；久泻阴伤液乏，取石斛以清养；女贞子则为滋肾养肝而设。余如香附疏肝止痛，茯苓和脾渗湿，配伍得当，均能使痛泻要方更好地发挥作用。可见处方精心推敲，并非率意而为。

在我国医学历史的长河中，“儒医”是一独特的文化现象。儒医的称谓据信始于宋代，洪迈《夷坚甲志》“有蕲人谢与权，世为儒医”即是例证。医者通儒，儒者知医，或曰读书人出身的中医，均可泛称为儒医。儒医以儒家的经典《易经》为思想宝库，将儒家的哲学思想融入医学体系之中，并用儒家的伦理道德规范自己的行为，这大概是儒医的共同特征。在宋代，几乎无儒不通医，著名的《苏沈良方》即以科学家沈括的《良方》、大文豪苏东坡的《苏学士方》合编而成的，流传至今。大诗人陆游有《陆氏续集验方》之作，虽已散佚，然在其所著《老学庵笔记》中，有族人患背后痈疽，赤焮异常，用大剂新鲜忍冬藤作煎剂治愈等记载，可见其对中医很有研究。如果循此上溯的话，自商汤伊尹而后，历代宰相通医理者不少（见《冷庐医话》），这大概也属儒医的范畴吧！由于儒家学术思想的变迁，不仅深深地影响了历代医家的治学方法，也使中医的学术精神明显地打上时代的烙印，迨及近代大儒章太炎用“朴学”治医，研精故训，博考事实，开创新风，影响深远，都很值得我们关注与研究。儒医有的以医为业，有的则系兼职，属于业余医，但济世活人的宗旨则一。吕先生在困境中钻研医术，并以医术助人，仿佛儒医，其懿行令人敬佩，特撰此文以作纪念。

二一

试论扁桃体摘除对机体的影响

——兼议“咽胆相应”

扁桃体炎是常见病，以少年、青年发病率为高，且具有反复发作的特点，还有引发心、肾及风湿病的可能，不少人主张对该病的患者及早通过手术将扁桃体摘除，是可以理解的。特别是年轻的父母，看到孩子经常犯病，心有不忍，于是到医院一切了事。其实事情并非想象得这么简单，凡事有利有弊，其中的弊端就值得推敲了。

病邪侵犯人体是一个客观的存在，扁桃体炎是根治了，又会以其他的形态表现出来。咽喉是呼吸之门，饮食之道。气机的出入，表里的传变与之相关。根据笔者多年的临床观察，扁桃体摘除后，等于撤除了外邪由表入里的防线，病邪长驱直入，初则不觉，迨至肺部感染，机体方有反应，这无异于开门揖盗。这就丧失了及早治疗的良机，延误了病程。有的患者咳吐的痰涎呈绿色，且其量甚多，其质甚稠，连绵不断，其状颇类“劳风”。假如以色泽区别痰涎在体内逗留的时间，则绿色最长，黄色次之，白色又次之。痰涎无非津液之所化，痰涎量多必致津伤气耗。此类症状提示正气虚衰，感染持续存在。不仅如此，患者的吐纳功能受到影响，表现为排痰不爽，儿童尤为明显。痰滞膈上，阻塞气道，以致胸中窒闷，气急声嘶，状类哮喘，或引发哮喘，如此等等。这些呼吸系统的病证尚易于察觉，值得关注的是，一些患者伴见情志病变的表现，或易于抑郁，或易于动怒，或疑心重重、易于猜忌，有的没有任何诱因，突然情绪失控。这类情况以成年人为多，其病因难以究诘，反复思考，恍悟亦与扁桃体摘除有关，这无论是医者或患者，恐是始料未及。这一判断能否成立，不妨从咽与胆的关系进行探讨。

扁桃体炎属于“喉痹”的范畴，《素问·阴阳别论》言“一阴一阳结，谓之喉痹”。一阴指心，一阳乃指胆与三焦而言。若君相二火循经上炎，结于咽喉，则作肿痹（足少阳胆经之支脉从目锐眦下循至颊车，走颈，经咽喉至缺盆，胆与咽喉以经脉相连属）。咽喉乃肺胃之门户，与之关系至巨，《内经》则揭示了其间病理更深层次的原因。不仅如此，《素问·奇病论》谓“夫肝者，中之将也，取决于胆，咽为之使”，再次阐明咽与胆的内在联系。唐代医家王冰为这段经文作了如下的注释：“肝者，将军之官，谋虑出焉；胆者，中正之官，决断出焉。肝与胆合，气性相通，故诸谋虑取决于胆。咽胆相应，故咽为使焉。”王氏“咽胆相应”说堪称妙解，实属精辟之至！胆属少阳，胆的病变，或邪入少阳，都可从咽际探其消息。无怪乎张仲景在《伤寒论》中，将口苦、咽干、目眩列为少阳病的提纲。咽与口、目并列实在发人深思。清代医家柯韵伯以此三者“不可谓之表，又不可谓之里，是表之入里、里之出表处，所谓半表半里也”，并认为口、咽、目“恰合枢机之象”，识见甚高。余尝谓咽喉病变介于表里之间，不意竟与经旨暗合。“咽胆相应”的临床意义何在？又给后人怎样的启示？

首先，它揭示了某些咽喉肿痛、溃烂的病证（如阳毒及扁桃体炎）可以从胆论治。古人所称的“阳毒”，是一种外感疫毒证，以身发赤斑、咽喉红肿腐烂为特征，病势凶险，烂喉痧（猩红热）属于这一范畴。身发赤斑多见于温热病，为邪毒深入营血之征，病变之中心在胃，以化斑汤之属为常用。而阳毒不尽相同，近贤章太炎先生云“夫阳毒之作也，咽喉必烂，腐肿起于咽与廉泉，以比邻蔓延及喉，斑片隐轸于肌肉，而后外达肤表”。从这一发病特点，章氏进一步推究病因，阐明治法——“夫咽喉者胆之使也，《活人》治热病发斑，用猪胆鸡子汤……移治阳毒为最合”。以重在治胆之故。《类证活人书》此方，由猪胆汁、鸡子（鸡卵）、苦酒组成，用猪胆汁苦以泄之，直折胆火，清热解毒；鸡子白甘以缓之，消肿缓痛，利窍通声；苦酒（醋）酸以收之，消肿敛疮。诸药合用，安脏腑以治其本，解热毒以治其标，不失为标本兼顾之良方。治疗此类病证，前人不乏清气凉营、解毒利咽之剂，而此方能从病证与脏腑的关系入手，溯源而治，以寻常之物疗非常之疾，尤为熨帖。太炎先生独得个中旨趣，其非凡之见令人叹服。再看扁桃体炎的证治，清泄胆火时有妙用。观急性扁桃体炎，凡外邪兼夹肝胆之火，往往症情偏重，斯时风火相煽，痰壅毒聚，上涌咽喉，非参用清泄胆火之品，不足以折其风火上炎之势。龙胆草能疗咽喉肿痛，其理在此。又如清代医家王孟英自制的青龙白虎汤（橄榄、生莱菔）为治疗扁桃体炎的良方，其中橄榄一味，乃是凉胆止渴、化痰利咽之良药。王孟英释其方义曰：“橄榄色青，清足厥阴内寄之火风，而靖其上腾之焰；莱菔色白，化手太阴外来之燥热，而肃其下行之气，合而为剂，消经络留滞之痰，解膏粱鱼面之毒，用以代茶，则龙驯虎伏，脏腑清和，岂但喉病之可免耶！”所谓“足厥阴内寄之火风”，即胆火，非深明咽胆之间的关系不足以语此。王氏此解强调了内外环境的统一性，立意甚高。此方不但治喉病，而且防喉病，良非偶然。

此外，“咽胆相应”引发笔者对扁桃体关乎肝胆疏泄、津液代谢乃至情志活动的思考。《素问·六节藏象论》言“凡十一脏，取决于胆也”。一方面以其禀少阳春生之气，司升清降浊之权，阴阳之交通，水谷之运化，与之相关；另一方面，胆寄肝内，一主谋虑，一主决断，与人的情志活动也息息相关。咽为胆之使，听命于胆，反之也影响胆的功能。咽具枢机之象，必有枢机之用，当能枢转上下，通调内外，据此可以测知肝胆的疏泄功能，扁桃体参与其中。一旦将其摘除，这一调节机制势必受到影响，气机易于郁滞，气郁不舒不仅令人情怀不适，且使津液代谢失常，酿生痰涎，此类病证痰量甚多，即是此故。人体的脏器是“形”与“神”的统一，不仅五脏藏神，一切器官无不关乎"神"，扁桃体关乎胆之决断，将其摘除则神伤，影响胆之决断，出现某些情志的病变就不足为奇了，只不过因人的禀赋不一，出现的症状不同而已。可见人体的任何器官都有不可替代的功能，只是其功能及相互关系还远远没有被人们所认识。

在英语词汇中，"Bile"有两种意思，一是胆汁，一是暴怒，有形的胆汁与变化难测的情志采用同一单词表达，发人深思。推其源起，殆始于古希腊医学（约公元前460年）四种体液（Yellow Bile，Black Bile，Phlegm Water，Blood Air）学说，其中的Black Bile即指胆汁，当其失衡时可出现沮丧、失眠、易怒等病症，这一认识竟与"胆主决断"之说相吻合，于此可体悟东西方文化的相通之处。

扁桃体炎不是疑难杂症，施治得法，获效甚捷。儿童患者随着年龄的增加，抵抗力增强，往往愈发愈稀，大可不必轻言摘除。至于极少数反复感染、扁桃体僵硬持久不消者，药力恐有不及，不妨用传统的小烙铁烙灼法，既简便易行，又保留了器官原有的功能，远较手术摘除为优。

凡至道之言，大多质朴简约。"咽胆相应"只有四个字，令人反复涵泳，启迪良多。《黄帝内经·素问》王冰的注文直抉精奥，妙义纷陈。其学术价值的崇高，何庸赘言。《内经》是先秦遗文，王注距今也已一千余年，岁月沧桑，不掩其光辉，这难道不是世界医学史上的奇迹吗？！

二二

论化痰以气血为纲

治痰之法，曰清，曰导，曰涤，曰化，曰坠，曰涌，而以化痰为基础，化痰之法最为常用。何谓化？使痰消融、分解之。痰由津液不归正化所致，故当分清泌浊，使清者归清，复为津液；浊者归浊，从二便排泄。南宋医家杨仁斋喻化痰"犹化盗贼为良民"，颇为形象。唯败痰臭秽、毫无生气，岂能变为津液？当驱之、逐之，方不致养痈成患。

宋代医家庞安常谓人身无倒上之痰，天下无逆流之水，故善治痰者，不治痰而治气，气顺则一身津液亦随气而顺矣。其言良是，然意犹未尽。盖气能生血，血能藏气，气血相依，为病常相互影响。不妨再申另一义：善治痰者，不仅治气还知治血，血和，则一身津液随血而和矣。须知化痰以治气、治血为两大纲，不可偏废。且在气在血见证有轻重之别，若由气血而损及形质，痰证尤重。

朱丹溪治杂病以气、血、痰、郁为纲，治痰独具匠心，其弟子王纶承其衣钵，更有所发挥，曾谓“痰者，病名也。人之一身，气血清顺，则津液流通，何痰之有？惟夫气血浊逆，则津液不清，熏蒸成聚而变为痰焉”(《明医杂著》)。细玩其意，痰之所生，不仅气浊，抑且血浊；不仅气逆，抑且血逆。气逆血逆火升之中风，痰涎壅盛，神昏不语。清气凉血折逆下行，方能开痰闭、息风阳，职是之故。

细思气浊而逆乱可生痰，而血浊、血热、血虚、血瘀、血逆等等无不可生痰。山楂化痰，可化食痰，尤善化血中脂浊偏高所生之稠痰；玄参化痰，是化血热所生之坚痰；当归化痰，是化血虚所生之黏痰；桃仁化痰，是化血瘀所生之浓痰；代赭石化痰是化血逆所生之顽痰。如此等等，不一而足。且初病在经，久病入络，经主气，络主血，凡透经入络之痰，必从血分取法，而盘踞脏腑及三焦隐处的老痰，岂有病气而不病血之理，又非滋血、清血、行血而不能化之、剔之。

试以病证论之，咳嗽见证浅深不一，止咳化痰有在气在血之分。倘感冒风寒初起，周身违和，鼻塞流涕，咳嗽有痰，是伤在肺卫气分，可予杏苏散（苏叶、杏仁、桔梗、前胡、陈皮、半夏、茯苓、甘草、枳壳、生姜、大枣）治之。若伴见咽痒、咽痛，可酌加牛蒡子、薄荷；若咳痰量多，气逆不适，可加白前、紫菀。总不出辛开温散、宣肺化痰之范畴。若药后二三日表邪渐解，咳嗽未已，痰由稀白转为黄稠，可去苏叶、生姜，酌加黄芩、瓜蒌皮清气化痰，仍是从气分取法。见证轻浅，一般收效较捷。但若伤风经久不愈，反复发作，或劳伤之体，复染风寒，为患缠绵，形瘦神疲，恶风身热，咳吐青黄色之痰，连绵不断。斯时解表不应，清里无功，古人称之为劳风，乃病证由表入里，由气入血，深伏肺系；血中伏热熏蒸，津液酿为痰涎；痰液久积不出，故色呈青黄色。若理气化痰，治不中的，且一味化痰，徒伤津液，正气日耗，邪焰愈张，古人常用柴前梅连散（柴胡、前胡、乌梅、胡黄连、猪胆、猪髓、韭白、童便）以治之。观此方用乌梅、童便、猪胆汁养阴除蒸，胡黄连清血中伏火，猪髓以益阴液，在此基础上配合柴胡、前胡一升一降，达邪外出，韭白辛热，作反佐用，足可分解正邪相搏之势。方中用猪胆汁值得探究，不仅因其味苦入心，能清血中之热，增血中之液，且养阴润燥，稀释痰涎，消融燥痰、顽痰，乃此方化痰最要之品。前人有以症见青黄之痰，便责之风邪入肝，穿凿附会，不足为训。此外，猪胆汁还可用于痰热惊痫，猪胆半夏丸（《小儿卫生总微论方》）主治诸般痫搐，药用半夏一两（汤洗七遍），豮猪胆三个，取豮猪胆汁浸半夏于瓷器中，晒干，切片焙燥，为细末，生姜自然汁煮面和丸，如梧桐子大，每服五七丸至十丸，煎麦门冬熟水送下，食后、临卧各一次。猪胆制半夏，既能化痰热，又能息风阳，颇具巧思。

《难经》谓“气主呴之，血主濡之。气留而不行者，为气先病也；血壅而不濡者，为血后病也”，血虚或血壅，均可使肺脏失濡，以致气涩不行，痰涎滋生。例如咳嗽经久不愈，日轻夜甚，古人常责之“血少”，缘“夜间属阴分，阴气相感，故咳声不绝，至晓方缓”。至于治法，“宜二陈汤多加当归即止”（《杂病源流犀烛》）。张元素谓当归“治诸病夜甚”，此说与之吻合。当归养血润燥，可以改善肺循环，血行如常则气郁自解，痰浊自化。且当归有滑痰作用，利于排痰，与长于理气化痰之二陈汤并用，为标本兼顾之剂。不仅当归，长于“益血”（《别录》）之柏子仁亦能化痰止咳，凡咳嗽津伤血少，痰涎难出，或伴见心悸者，用之甚验。若瘀阻肺系，血壅遏不行，生痰作嗽者，非活血化瘀不能消痰止嗽。朱丹溪出一方，以“桃仁去皮尖，大黄酒炒，姜汁丸服”。桃仁治顽咳，亦平喘逆，能化瘀消痰，此则血碍气行，生痰作嗽，用之正为合拍；大黄酒炒则上行，清化肺络瘀热；佐以姜汁辛开络痹，助桃、黄泄化痰瘀。上列二方，为一虚一实的对待，择而用之，变而通之，存乎其人。至于咳嗽延久入络，往往伴见胸胁作痛，亟宜通络散瘀。叶天士《临证指南医案》姚某案载“胁痛久嗽，旋覆花汤加桃仁、柏子仁”，其方立意精妙，启迪后人。旋覆花汤由旋覆花、新绛、葱组成。此证病在营络，当取辛润，盖非辛不足以宣痹，非润不足以和营，故用桃仁、柏子仁、葱是矣。旋覆花善祛胸胁水饮痰浊，并软坚散结，正可用之。新绛由茜草染成，后人多以茜草代之。茜草不仅活血止血，还能祛痰、止咳、平喘，凡咳逆胸痛，用宣肺化痰之品而痰不去、咳不止、喘不平，审系肺络瘀阻，选用茜草常可获验，于此可悟用行血药化痰之法门。再如赤芍亦可化痰，其理正复相同。

咳喘经久不愈，往往由气入血，由肺入心，须从血分取法。朱丹溪谓“肺胀而嗽，或左或右，不得眠，此痰挟瘀血碍气而病，宜养血以流动乎气，降火疏肝以清痰，四物汤加桃仁、诃子、青皮、竹沥、姜汁之类”。此论揭示了血不利则气不行，痰瘀交阻，以致喘逆的病机。其所说的肺胀，颇类现代所称之肺气肿，动则气喘，呼吸困难，缠绵难愈。动则气喘，古人责之肾不纳气；呼吸困难，其间必有阻隔。阻隔者何？肺中深伏之痰浊瘀滞也。虚中夹实，徒补无益。丹溪此方为血虚液乏者垂法，用四物汤养血和血，桃仁宣肺散瘀，诃子敛肺肃降，竹沥、姜汁可搜剔肺络之顽痰，得桃仁相助，痰瘀尽蠲；青皮疏利肺肝，拨动气机，以助气化。制方简练，药无虚发。朱氏还有“痰挟瘀血，遂成窠囊”之说，窠囊之痰，常为哮喘之宿根。喻嘉言形容窠囊之痰“如蜂子之穴于房中，如莲子之嵌于蓬内，生长则易，剥落则难”。顽痰胶结，难以铲伐。清人林珮琴折中诸家，提出可用“竹沥、姜汁、韭汁饮”（《类证治裁》）。韭汁味辛，长于散瘀，与竹沥、姜汁并用，在祛瘀中化痰，在化痰中祛瘀，徐徐消融，确是剔除窠囊之痰的妙法。唯体弱者当与扶正肃肺之品并用，方才稳妥。若阳虚喘逆，痰从阴化，此类方法即不适用，可借用阳和汤（熟地、麻黄、鹿角胶、白芥子、肉桂、炮姜炭、甘草），酌加当归、桃仁、五灵脂、炙乌贼骨等；倘胶黏之痰甚多，咳吐不爽，亦可加入榆白皮，取“滑可去着”之意。此方温阳解凝，强心益肾，消补兼行，通中寓化。白芥子长于搜剔，化痰即是行瘀；桃仁、五灵脂长于化瘀，化瘀即是消痰，是以能益体祛邪，消胀平喘。此类病证若妄事攻伐，徒伤正气；痰浊旋消旋生，唯益水中之火，使津液复归正化，方为正道。

古人有“见痰休治痰”之说，示人当治病求本。《明医杂著》谓“痰之本，水也，原于肾；痰之动，湿也，主于脾”，将痰之生责之脾肾二脏。凡湿痰、寒痰大多从脾论治。肾主藏精，司开阖，肾上连肺，气化一以贯之，若气化不及或疏泄太过，水湿潴留，亦是致痰之因。明人赵养葵《医贯》将肾虚生痰分为“水泛为痰”“水沸为痰”两类，影响颇大，但切勿胶柱此说。清人华岫云在《临证指南医案·痰》按语中有一段表述更为精切，其云“肾虚水泛为痰者，此亦因土衰不能制水，则肾中阴浊上逆耳，非肾中真有痰水上泛也”，此论允合临床实际，可见即便治下亦当兼顾中焦。以六味丸治痰饮论之，方中熟地、萸肉益肾填精；山药、茯苓则能扶脾制水；丹皮清相火，能化血中瘀热；泽泻甘、咸，性寒，能导痰饮下趋。若偏见阳虚，当酌加肉桂等温阳之品；伴见上焦不通，须配合宣肺开上之品方才合拍。开阖兼施，并不泥于一味滋肾填精。张景岳金水六君煎，“治肺肾虚寒，水泛为痰……多痰喘急”，方中除用当归、熟地滋养精血，还用二陈汤化痰和中，可见补下必兼治中，方能制“肾中阴浊上逆”。大法如斯，可资借鉴。华氏还有一段与“水沸为痰”相关之论，“阴虚劳症，龙相之火上炎烁肺，以致痰嗽”，并指出“此痰乃津液所化，必不浓厚，若欲消之，不唯无益，而徒伤津液”。阴虚火炎，烁肺伤津，炼而为痰，此痰“必不浓厚”，是其征也，又当肺肾同调。若用六味丸，宜加入沙参、天冬、麦冬、蛤粉之属方可。

用扶正益气之品化痰，特别是用养血补血之品化痰，是证治的深一层思考，了悟药性，辨证应用方能得心应手。当归化痰，熟地、阿胶亦能化痰。当归是化因血虚失养、气涩不行所生之痰，熟地是化精血亏损所生之痰。王孟英认为，咳喘应用熟地的指征为“脉细痰咸，阴虚水泛”。营血亏损，故脉管不充盈，脉来形细。咸入肾，痰味咸可测知其痰源于肾经。兼此二症可以放胆使用熟地，然也不可拘泥于王说，虚喘气短，纵然痰味不咸，熟地未尝不可用之。此外，熟地还适用于精血亏虚，气失敛藏，以致虚火虚气上浮，炼液为痰，伍入海浮石、蛤粉之属，补中兼清尤妙。阿胶是由黑驴皮制成，既养肺又润下，还能祛血中之瘀浊，肺得养则清肃自行，血中瘀浊去则痰涎不生，其妙用如此。下虚上实痰涎上涌，喘逆不平，用阿胶配合蝉蜕、杏仁开上，泽泻导下，余则随症加味，常收佳效。蛤粉炒阿胶常被用于久病虚损，咳痰带血之候，不仅止血，抑且化痰，即使没有出血之见症，阴虚痰喘亦可用之。

液酿为痰其祟在火，追本穷源，化痰之要亦不离水火。倘水火既济，阳不灼阴，阴能涵阳，何痰之有？唯水火相乱，阴阳否隔则痰涎滋生。水不济火则阳亢，当养阴配阳，或降阳和阴。凡痰热、痰火，火降则痰降，火戢则痰消。而阴虚生燥，其痰为燥痰，养阴则痰自化。火不化水则湿浊滋生，久郁生痰，不温阳则不能解凝化痰。

水味咸，咸入血分，寒能制火，选用咸寒之品，是借水之性以润下，促痰饮下趋。且稀释痰液，使胶痰易于咳出；咸寒软坚，使痰凝之结核，瘰疬易消；滋水制热，火不灼津则痰自化。

火味苦，性温能化水，火能生万物，亦能消万物。将中药烧灰存性以攻坚散结，即是火能“消”之明验。选用苦温之味是借火之性以发散、消融，化痰浊于无形。

海蛤壳咸寒，功善清化痰热，因其润下，还能纳气平喘。咳喘初起，痰热蕴肺，三拗汤加蛤壳有效。咳喘久延，或心肾素虚之体罹患此疾，动则气喘，痰多，用熟地伍入海蛤壳、怀牛膝、沉香、远志、五味子甚验。蛤壳能入气分而化水止渴，还能清血分之热，软坚化瘀。《类证活人书》治伤寒血结胸之海蛤散（海蛤、滑石、甘草各一两，芒硝半两，为末，每服二钱，鸡子清调服）用蛤壳，方中芒硝亦系咸寒之品，足可化胸中之血结。此方虽曰治血结胸，顽痰、老痰积于胸膈日久，瘀热互结者亦宜，以顽痰与瘀血同治之故。

海浮石亦是咸寒之品，为治疗痰热咳喘，顽痰黏稠、咳之不出之要药，其体轻上浮，善疗胸膈痰热、燥热作渴之候，还可用于石淋小便涩痛，其能化石，与兼可润下软坚有关。

海蜇咸平，为寻常食品。古人因其煮之可化为水，默识其有化痰之功，海蜇经盐矾所制，本为常规处理，不期正可为化痰增效。盐味咸性寒，《本经》称其主“结热喘逆”，能清热润下，楼英《医学纲目》二贤散系以橘红、甘草加盐煮烂后制成，不仅清气，抑且清血，为消积化痰之良方。矾可澄水，能去浊分清，虽性涩，但在收涩中寓开通之力，为泄化痰涎、顽痰之要药，善于化痰之半夏多为姜、矾所制，既解半夏之毒，还助其涤痰，其义可思。海蜇入药虽经漂净，但盐矾之性并未全失。王孟英认为“软坚开结之勋则固在也”，以其与荸荠相伍之雪羹汤，为王氏常用，治疗多种热病痰疾，屡建奇功。

牡蛎咸寒，长于滋阴潜阳，并可化痰软坚，与龙骨同用，化痰之功尤著。近代医家张锡纯所制之龙蚝理痰汤（清半夏、生龙骨、生牡蛎、生赭石、朴硝、黑芝麻、柏子仁、生杭芍、陈皮、茯苓）即用之，治疗“思虑生痰，因痰生热，神志不宁”者。清代医家陈修园故神其说，曰“痰，水也，随火而升，龙属阳而潜于海，能引逆上之火，泛滥之水而归其宅，若与牡蛎同用，为治痰之神品”。陈氏以龙作喻，只是意象，无法征实。因为龙骨并非龙之骨，乃古代大型哺乳动物象类、犀类、鹿类、牛类等骨骼的化石，长于镇静安神，与牡蛎同用，宁心固肾，制水摄火，痰自不生。且二味均能化痰，龙骨性涩，舔之粘舌，《本经》称其主“咳逆……癥瘕坚结”，是涩而能通之品。因其涩，故能敛肺；因其能通，故能祛痰。牡蛎“除老血”(《别录》)，李时珍推崇其“化痰软坚”，是以老痰、顽痰、瘰疬结核、癥瘕咸可相机用之。龙、牡祛痰，多宜生用，但煅有煅的妙处。龙骨煅后增强收涩之力，敛而能散；牡蛎治热痰生用，治湿痰煅用。但其义尚不止于此。

笔者称某些咸寒之品煅用，是水火交融化痰法。将清气、凉血、软坚、燥湿融为一体，产生奇特的化痰效果。例如热痰要降，湿痰要燥，老痰要软，顽痰要消。一味中药无法兼顾，然而将海蛤壳煅成蛤粉，就涵盖了水之能降能软，火之能燥能消，热痰、湿痰、老痰、顽痰咸可用之，为一般化痰药所不及。古人的睿智，令人叹服。

咸寒之品火煅，堪称水火参半，咸平或咸而微温之品煅用，火胜于水，各具妙用。

瓦楞子咸平，能软坚化积，通常煅用。《日华子本草》谓“凡用，取陈久者炭火煅赤，米醋淬三度，出火毒，研粉”，以火煅配合米醋，深入血分，敛之散之，消老痰死血，化癥瘕积聚，并可健胃制酸。

礞石咸平，能镇惊涤痰，善疗积痰惊痫。王隐君之礞石滚痰丸（礞石、大黄、黄芩、沉香）长于治疗实热老痰引发的癫狂、昏迷、咳喘等证，其中礞石的制法发人深思，系以焰硝等量，放入砂锅内盖之，铁线缚定，盐泥固济，晒干，火煅红，候冷取出备用。焰硝即硝石，味辛苦而咸，功善破坚散结。礞石得硝石之助，再煅之以火，通散清化之力倍增，遂将伏匿之老痰、黏稠之胶痰一并荡平。但当适事为度，切勿太过。

乌贼骨一味，李时珍称其为肝经血分药，“其味咸而走血也”。既长于止血固冲，又能化腹中癥瘕。此物性涩微温，能敛肺复能融痰，故可用于哮喘之疾。《仁存方》治小儿痰齁多年，用其研末，米饮服一钱。据《类证治裁》记载，乌贼骨火煅研末，黑砂糖拌匀调服，无论大人、小儿哮症悉可用之，且疗效巩固。哮症经久，顽痰滞膈，必伤血分，煅乌贼骨从血分取法，消瘀融痰，肃肺消胀，宜其获验。

病证有浅深之别，化痰有治气治血之分。气血相依，治气治血可分而不可强分，但当有主有从，方不致误。

治痰之要，在于分清泌浊，化有形为无形，化病气为生气，而能杜绝痰涎再生，尤不可忽。

徐灵胎谓制方用药在于“变易血气，以除疾病”（《医学源流论》）。医家之所为被其一语道破，所当奉行。气滞血滞，气虚血虚，气浊血浊均可生痰，借助水火以澄清，以消融，以助生化，均是变易血气之道，个中三昧，值得参悟。

二三

从“气化”谈胸水的证治

中医治病注重“气化”，胸水的证治亦不例外，但气化无形很难实证，易遭玄虚之讥，衡之西医学，无论谈生理、病理，均有形质可验，两者迥别，自西学东渐，便有“气化”与“形质”之辩，良有以也。其中亦有卓识者，如近代医家周岩（1832—1905）谓“古圣垂示气化，实由洞明形质；而西医解剖形质，何从窥见气化”，若拘泥于解剖之学，则有“见其所可见而不见其所不见”（《本草思辨录·绪说》）之失。盖气化乃阴阳相互作用的结果，与脏腑的功能息息相关，绝非玄言空论。气化为水，气行则水行；水化为气，有形消融于无形。循环周流，化机不容稍息。倘明气化之理，胸水之证治思过半矣！

一、章公之“问”

胸水相似乎张仲景所称之“悬饮”，或“悬饮内痛”，按仲景法，宜用十枣汤，还可用葶苈大枣泻肺汤或《三因方》之控涎丹，每收顿挫之效。然而用上列诸方后，“其水从何而下？亦生理学不可解者也”。此近代国学大师章太炎先生之“问”也。章公对中医学同样造诣精深，并道“若谓十枣汤、控涎丹所下者，非肋膜之水，但使水分减少，则肋膜之水被分泌于外者，自然吸收入内，说虽成理，然西说固谓肋膜炎之病因于菌毒，是虽吸收其水，而病菌毒素仍在体内，病何以遽愈哉”。因此先生有“或者今之生理学尚未造极”之质疑（《章太炎全集·医论集·论医笔记》）。笔者以为，倘能从“所不见者”着眼，精究气化之理，同时探明某些逐水之品亦具解毒之功，章公之“问”或者有解。

二、逐饮三方证治要义

悬饮者，状如悬物蓄积于胸胁之谓，其症“咳唾引痛”（《金匮》）。气本化水，今气水相结而不化有以致之。必散其结而气化于行，水积甚者，深伏不解，遂成囊癖，非速攻可去，亦非分利之品所能胜任。十枣汤（芫花、甘遂、大戟、大枣）即为此类证候而设，水性寒，甘遂、大戟皆苦寒之品，用其决饮邪，同气相求也；水饮久蓄则生热，遂、戟性寒以胜之。芫花味辛能散，意在“破癖”（杨士瀛语），即破水饮窠囊；方中重用大枣，以驾驭甘遂、大戟急下之性，俾诸药循行经隧，而不急走肠胃，则饮邪从二便分消。气化水行，饮邪之出路在此。有谓大枣能“逐水”（《皇汉医学》），其说不可从。陶弘景谓大枣“其皮利，肉补虚，所以合汤皆擘之也”，枣皮具通利之性亦未可知。

十枣汤不仅逐水饮，亦是下水毒之剂。譬如方中之大戟，钱乙、张洁古所制之“百祥丸”“枣变百祥丸”，均以大戟一味（或同枣）制成，治“痘疮（天花）变黑，大便闭结”之症。痘疮黑紫干陷，先贤以之为邪毒入肾、津血内竭、无以化脓之危候，用百祥丸泄其陷伏之邪毒，毒火祛则津回，其能救肾，乃釜底抽薪之意。另一名方玉枢丹（又名紫金锭，组成为山慈菇、五倍子、千金子仁、红芽大戟、麝香、朱砂、雄黄）亦用大戟，确切精当。此方长于辟秽解毒，内服可治瘟疫、喉痹、痢疾、食物中毒等诸般急重症，外治可疗疮疡肿毒、毒蛇虫伤等。大戟有小毒，转能攻坚散结，解水毒、疮毒，胸水用之，逐饮兼以解毒，又何疑哉！

仲景用葶苈大枣泻肺汤治“支饮不得息”者。葶苈苦辛而寒，为泄肺闭之良药。风寒外束，肺闭喘逆，用麻黄开之；胸中气结饮停，咳逆倚息，用葶苈泄之，缓之以大枣，使其性不急于下趋，简洁周到。泄肺闭则复肺治节之职，气化自行，俾饮邪自小便而出。与十枣汤相较，正不必待水饮结成窠囊而后用之，于此可识病证浅深之异。此方后人化裁用之，亦有创获。如《外台》所载许仁则大枣三味丸（大枣、葶苈子、杏仁，蜜丸），疗胸中饮积“大小便秘涩，头面身体浮肿”者。葶苈伍杏仁，增强泄肺开闭、化气行水之功，俾胸中之积饮、泛滥肌肤之水气，不仅从下而泄，还能从玄府外解，足可分消其势。

《三因方》控涎丹（甘遂、大戟、白芥子）乃由十枣汤化裁而成，适用于饮邪、痰涎留伏于胸膈引发的诸多病证。特别是顽痰伏匿，无处不在，遂、戟虽善于攻逐，但性皆苦寒，无通阳之力，故假白芥子辛温以疏利气机，通阳散结，引领遂、戟搜剔伏匿于皮里膜外的痰涎，俾气行则水行，气化而痰消。特是白芥子有通络止痛之功，胸水之候，若兼见咳吐痰涎，黏稠难出，胸胁疼痛甚剧者，用此方最为的当。痰饮内停，又易于致瘀，痰瘀互结，胶固难化，《丹溪心法》所载之控涎丹别具一格，系以遂、戟、白芥子三味，用桃仁泥糊丸服之，“治一身及两胁走痛，痰挟死血者”，桃仁入血分，祛痰行瘀，化腐生新，且油润滑利，正可祛留着之邪，用意甚佳。

三、“枢转少阳”表里兼治

悬饮病位在胸胁，胸胁为少阳所辖，与之相关。少阳之气游行于三焦，决渎水道，是以枢转少阳能外解表邪、内化水气。若胸水初起，寒战高热，或寒热起伏，徒事下夺，诚恐逆其病势，用小柴胡汤出入，正其时也。

笔者在《漫话“柴胡先生”》一文中，曾经介绍先师朱则如先生运用小柴胡汤治疗渗出性胸膜炎的经验，先生治此证，凡见恶寒发热、咳嗽气急、胸胁胀痛者，径予小柴胡汤出入，口渴加天花粉，复入桔梗、枳壳以利胸膈气滞，川楝、郁金、当归须、丝瓜络（红花水炒）、玫瑰花等通络定痛。一般服二三剂身热即退，再服一周左右，胸水逐渐被吸收，转予旋覆花汤（茜草根代新绛）加入疏肝理气、通络止痛之品以善后，疗效历历可稽。当然，如胸中饮积甚多，此法尚不足以化水于无形者，攻逐之法亦不可偏废。

细绎此方，柴胡解表和里、升清泄浊、理气散结，用于此证固宜，黄芩、花粉寒能胜热，用于解热是矣，用于化饮其义何居？于今有何启示？味苦之黄芩还能“泄”，《本经》称其“逐水”“下血闭”，皆因水与热、或血与热相结，郁闭不通，此能泄而通之。今热在肺系，治节不行，饮积胸膈，用黄芩清肃肺气，复其治节之职，气化自行，饮积自消，故曰“逐水”。反之，寒凝气滞，阳气不通之积饮，黄芩非所宜也。水与热结于胸膈，常见口渴，一系热灼津而液乏，一系气不能化水，津液无以上奉，是以此证用天花粉的机会甚多。天花粉为甘寒养阴、微苦泄热之品，其性生发，能启阴液上潮，生津止渴，又能泻热降火，并化燥痰。是以能升能降，促进津液的流通，并有行水之功。用其逐饮，诸家本草罕见记载，唯仲景书中可见端倪。日本人丹波元坚在《伤寒论述义》中，认为柴胡桂枝干姜汤中用天花粉意在“逐饮”，并认为牡蛎泽泻散中用天花粉是“取其淡渗，不取其生津”。然余终觉与其说花粉淡渗利水，不如说其肃肺行水为妙。盖肺热则伤津，津伤则肺燥，于是气化不行，饮邪停蓄，唯养阴润肺气化始行。须知辛散温通固能化水，甘寒清润亦能行水。不知此意，终不明气化之理。

四、清润行水法之沿革

如前所述，气化乃阴阳相互作用的结果，无阳则阴凝，无阴则阳亦不化，此中的妙理值得参悟。治水饮用甘寒剂由来已久，惜人罕识耳。《千金方》治“水肿鼓胀，小便不利”，用“莨菪子、羊肺”二味为丸，以麦门冬饮（麦门冬、米各25粒）煎汤送下，殆肇其端。过了近千年，明代医家吴昆颇识其中精义，在《医方考·水肿门》中选载麦门冬饮（麦门冬、粳米各50粒），称“水出高源者，此方主之”，并释其方义曰“肺热失其降下之令，不能通调水道，下输膀胱，渍于高源，淫于皮肤，则作水肿。诸医罕明乎此，实土导水，皆不能愈。故用麦门冬清肺，以开其降下之源，粳米益脾，而培乎金之母气，此治病必求其本也”，将此法与实土导水法对待观之，可谓独具只眼。迨后，清人周霆在《三指禅》中以脉之沉细而迟或沉细而数辨阴水、阳水，对阴水肿证治大抵沿袭前人的治法，而认为阳水肿则系“火盛克金、热郁侮土、燥过枯水”所致，以“大便坚硬、小便黄赤”为辨证之眼目。简而言之，是因邪热伤阴，阴伤致燥，影响了肺、脾、肾的气化功能，以致湿聚水停，或蓄积一处，或泛溢肌肤，并列二则经验方以应之。一方由石膏、麦冬、粳米、炙草、生姜、大枣组成，另一方由黄连、苡仁、黄柏、车前、肉桂、知母、炙草组成。前者着眼于上、中二焦，方从越婢汤、麦门冬饮二方蜕化而来，须知石膏不仅清热泄火，亦能行水，与生姜同用，得越婢汤之半，以化内蓄之水气为主，石膏得麦冬，凉泄、清滋并举，增强了清肺化水之力，方药构思巧妙。后者着眼于中、下二焦，从清热渗湿汤（方见《赤水玄珠》）、滋肾丸取法。二方均以清凉为主，但一佐生姜，一少少用肉桂，假温通以助气化，允合法度。方药虽针对阳水水肿而设，对胸水的证治亦有启发。

五、清润行水应用举隅

清润行水法临床应用颇广，兹举两例聊示一斑：

案一：2017年12月，英国一男性患者，50岁，为油漆工人，有咳喘宿疾，平时吸烟，此次咳逆复作，胸闷异常，气短气急，咳痰不爽。在医院检查，发现胸腔有积液，两肺有小结节三十余个，大小在0.3 ~ 0.9cm

之间，医生给予抗生素，患者不愿服用，遂前来就诊。舌尖红，苔薄黄，脉弦滑。邪热伤肺，痰瘀互结，气化不行，拟清肺肃肺，化气行水。药用：天花粉 12g，生黄芩 6g，前胡 6g，桑白皮 12g，光杏仁 10g，炙紫菀 10g，炒白芥子 10g，陈皮 5g，生甘草 3g。每日 1 剂，一周后病情缓解，前方略事加减，连服六周，咳逆、胸闷诸恙均已。三个月后去医院复查，胸水已除，肺部结节大多消失，剩下少数约 0.3cm 大小，仍用上方加减善后。因患者常来我处就诊，知其近四年来胸水未复发，一直正常工作。按：患者为烟客，火热戕肺，阴伤痰聚，复染外邪或吸入不正之气，痰夹瘀热，治节失职，胸水以作。来诊时无表证，直接清里。以花粉伍黄芩为主干，甘寒清润，伴以苦泄，以肃肺气；辅以前胡、桑皮、杏仁、紫菀，宣肃并用，以利开阖；佐以白芥子辛通散结，以助气化，果然中的。

案二：2015 年 11 月，余在回国探亲期间，曾治一肺癌患者，男，60 多岁，予中药汤剂配合西黄丸，症情渐趋稳定，可以正常工作，并出国旅游。患者抽烟嗜酒，伴见痛风不时发作。2021 年 7 月 12 日，通过电邮告知，近期咳逆、胸闷、气急，咳痰不爽，经医院检查发现胸腔积液颇多，口干唇燥，皮肤发干，生有数个疖肿，色红作痛。舌质红而干裂，中罩薄薄的黄苔。癌毒化火，伤阴劫液，肺燥不润，气化不行。姑予养阴化毒、清润行水。药用：麦冬 15g，天花粉 12g，光杏仁 10g，葎草 30g，炙僵蚕 10g，冬瓜子 30g，猪苓 12g，蛤粉炒阿胶 15g，生甘草 3g。每日 1 剂，连服一周后诸症减轻，上方麦冬改为 30g，再服两周。患者于 8 月 9 日在医院复查，胸水大半消退，自觉咳逆、胸闷诸症明显减轻，舌虽红而色泽转淡，外发的疮疖亦渐消退。乃用上方加天冬 10g、陈胆南星 8g、土贝母 10g、青果 10g，嘱其再服二至四周，巩固疗效。按：肺癌所见的胸水图治不易，特别是血性胸水，攻逐当戒，淡渗又恐伤阴，必须另辟蹊径。此证癌毒弥漫，阴伤血涩，外发为疮疖，内则脏气不濡，津液不归正化，酿为痰饮。勿为饮邪所拘，勿为逐饮所限，法当滋养阴液，以化毒热，以行气化。麦冬放手用之，辅以花粉，恐其力有未逮，加入阿胶，急救肺燥；葎草、僵蚕泄热通络，兼以散结；冬瓜子为祛热痰之要药，且子为生气所钟，有祛痰中兼扶正气之妙；猪苓为菌类药材，子实体幼嫩时可供食用，味道鲜美，今归于淡渗利湿药，其实能启阴气上奉，早在两千多年前，古人即知其有止渴作用，故与一般淡渗之品有间，且其含猪苓多糖，能抗癌，故择用之。总而言之，立方的宗旨在于益真阴以化邪水。

六、结语

综上所述，胸水病因多端，然谨察病机，气水相结者散之，热结气闭者泄之，经隧不畅者通之，或消之于无形，或循三焦气化而出，至于以补为消，不治水而水自去，活法从心。总之，从气化着眼，有助于解答章公之“问”，人之生理微妙，探索未有穷期。

水性下趋，今逆而蓄积胸中，气逆、火逆居多。气顺则痰行水消，火戢则化源自洁。通阳化饮之法，饮积中焦者应用为广；肃肺行水之法则以胸水应用为多。肃肺非特开泄肃降，清肺润肺亦当因证而施。清润行水之法源于古人，惜识者甚鲜，笔者引而申之，不仅清润乃至甘润填补，助脏体以行气化，或可补今人之未备。为形衰气弱之恶候的治疗提供了一种选择。周岩说过，“今日之中医，非守旧乃弃旧耳”“善守旧者，其旧皆不可变之天道，惟笃守而精研之，新义斯出”(《本草思辨录·绪说》)。斯说掷地有声，盖传统与现代不能截然割裂，古籍中蕴含诸多现代的精神，倘能化古为新，斯为得之。

二四

剑胆琴心

——《蠢子医》用药经验评述

综观中医学的发展，因时而变，展现不同的学术风貌。在清末医坛，《蠢子医》独树一帜，引人关注。作者龙之章，字绘堂，河南人。先习儒，通堪舆术，后攻医，独辟蹊径，用药大刀阔斧，尤以擅用“霸药”著称。晚年集平日心得与经验，演为诗歌以课孙，俾便诵习与流传。“蠢子”者，自谦之辞，戏谑之言。余读而乐之，服膺其用药泼辣果敢，用心细致周到，不乏可取之处。故撮其用药经验，简要评述如下：

一、主药论

龙氏认为医者以通晓药性为首务，谓“学医第一看药性，有了药性心有定”。然后精求脉理，明辨病证之寒热虚实，立方用药自能中的，并谓“得了脉理细细思，其中自必有主药，有了主药往下排，此是汤头真大略”。这就是龙氏的主药论。

从脉证中找到主病，从主病中找到主药，然后制方。这较之一味恪守君、臣、佐、使，有执简驭繁之妙。主药相似于君药，《内经》论君、臣、佐、使谓“主病之谓君，佐君之谓臣，应臣之谓使”，后人宗之，视为制方大法。然而法不可拘，衡之于历代方剂，单方、验方固无论矣，即便经方，亦未必尽合。盖方由己出，触机而作，医家的灵感不受羁绊，岂能一一为君、臣、佐、使所限，唯不失“阴阳配合”（《本经》序录）之义，其庶几矣！欲求阴阳配合，必然要求用药有主有从，可见确定“主药”至关重要。

近代医家恽铁樵有“方胆”说，可与龙氏的“主药”论互参。恽氏谓“自古相传之效方，必有一最要之药……可名之为‘方胆’，其余副药，皆视病之寒热虚实以为增损，非一成不变者，惟副药若与病不合，则主药往往不效，后人不察，辄畏主药之悍而去之，于副药又不免刻舟求剑，此其所以为庸医欤”（《恽铁樵遗著选》）。主药与相伍之品，或相须，或相使，或相制，乃至气血兼顾、发中寓收、敛中寓散、动静结合等等。扬其所长，补偏救弊，以冀充分发挥药效。龙氏有以一味为方中的主药，如“火结”以大黄为主药，伍入枳壳、枳实；“寒结”以巴豆为主药，伍入三棱、莪术。以此类推，“实结”以山甲伍全蝎、蜈蚣；“调气”以木香伍槟榔、玄胡；“透坚”以牙皂伍细辛、辛夷；“破血”以桃仁伍红花、赤芍。有以二味并用为方中之主药，如“寒嗽”以麻黄、杏仁伍白芥子、半夏，“虚嗽”以款冬花、紫菀伍百合、五味子，“湿痒”以苦参、赤茯苓伍蛇床子、白芷，“崩漏”以槐花、地榆伍荆芥、秦艽等等。大法不离，颇切实用。以湿痒为例，主因在湿，湿郁则生热，热郁则生风，风动则痒。燥湿清热是治其本，但不祛风则痒不止。苦参功善清热燥湿，亟当选用。茯苓有赤白之分，赤者能入血分，利小肠以渗湿泄热，赤苓、苦参同用，开湿热之出路，化湿热于无形。然止痒之力不及，取蛇床子、白芷以应之。蛇床子专主湿痒，白芷内能化阳明之湿浊，外能祛周身之风痒，惜乎二味性温，苦参性寒以监之，祛风、止痒无助热之弊。此配伍之妙，于今日湿疹的治疗亦有启发。再看治疗崩漏，径取槐花、地榆凉血止血，恐其留瘀，伍入荆芥，一则取其升阳举陷，二则止中兼行，以散血中之瘀。秦艽养血祛风，古人常用于治疗痔疾出血。崩漏用之，殆取风去热除、血海自宁之意。又，龙氏有“治病风药断不可少”之说，因为“人生受病风在先”，在方剂中确当地选加风药，始可“通灵”，其心法可以意会，唯崩漏证属阳虚者此类方药不可用之。

二、引子药论

药引，相似于君臣佐使之使药，具有引药达某处，或曰引药直达病所之功。清代医家张叡对药引别有见解，谓“汤之有引，如舟之有楫，古人用汤，必须置引”。这就扩大了药引的应用范围。在其所著《医学阶梯》中列有七十余种药引，洋洋洒洒，蔚为大观。譬如姜，张氏认为，“发表用鲜姜，温中用煨姜，解胀用姜皮，消痰用姜汁”。分门别类，备见精细。其中姜皮，《澹寮方》治水病肿满之五皮饮即用之，可见用其“解胀”确有所据。又如小麦为心谷，张氏则以“补心用新小麦，止汗用陈浮小麦”，作了明确的区分。再如苎麻根为养阴润燥、凉血安胎之品，张氏则谓“保胎用陈苎麻根，安胎用鲜苎麻汁”。盖其性寒，孕妇作预防流产之用，陈者其性纯良，更为适合；至于胎动不安，或已见胎漏，亟当凉血止血以安胎元，则以鲜者为胜。凡此，均见精审。

龙氏对药引的认知，已不为方剂的引经、引领、舟楫所限，谓“治病引子最为先，引子便是先锋官”。用药如用兵，将引子视为直捣巢穴、克敌制胜的先锋。如“我尝治伤寒，大葱一把煮水煎；我尝治吐衄，茅根一握煮水煎”。葱能宣肺解表，发散风寒，通利二便，排泄毒素。但量小则乏力，径取“一把”，功专力宏。笔者使用的葱粥，取全葱 80g，和大米煮成，间隔四小时，分两次服。不仅对流感初起高热有效，还能宣畅肺气，引出肺系蕴积的痰涎。白茅根能凉血止血，善治血热妄行之吐血、衄血，用至“一握”，其效可期。近代医家张锡纯所制的二鲜饮（鲜茅根、鲜藕）“治虚劳证，痰中带血”，其中鲜茅根用至四两，其意亦同。龙氏又云：“我尝治腹痛，黑豆一碗（炒焦）煮水煎；我尝治尿血，蓟根一束煮水煎。”黑大豆不仅益肾，还能祛风、活血、利水，借火力将其炒焦，可以温散寒邪，和营镇痛。考《千金方》大豆紫汤，系以黑大豆猛火炒极热，与清酒制成，治产后中风、背强口噤诸症，赖其通行经络、祛风散瘀，今用其治疗寒凝气滞之腹痛，无须豆淋酒，仅用炒焦黑豆即可。大蓟小蓟全草入药，亦有专用根者，为凉血止血、解毒通淋之品，用其中一味或并用均可。龙氏用治“尿血”，恐系血淋之候。大蓟根还为治疗妇人赤白带下之良药，鲜品尤妙，余尝试用过，甚验。其他“先锋官”，例如忍冬功善解毒消痈，治“疮痈”每用“一掐”；鲜薄荷散风热、祛风毒，治“眼红”每用“一襟”；五倍子长于固摄下焦，治“滑泻”每用一两；用童便清降以疗“虚火”；用姜汁辛开以涤“顽痰”；等等。选材得当，独当一面，可以胜任。

三、霸药论

“霸药”相对于“王道”药而言，王道以和、缓为尚，霸道药峻厉剽悍，为攻伐有毒之品，非胆识俱优者不办。龙氏认为古今气运不同，病证各别，用药亦异。譬如呃逆、喉闭、塞胸（结胸）、癥结、瘰疬、石淋等，非霸药不能奏功。所谓“如今之人多瘰疬，不用此药不能下；如今之人多石淋，不用此药不能下”。巴豆、马钱子、斑蝥乃至土信，一一选用。其“潜台词”很清楚：予岂好用霸药哉，予不得已也！

龙氏为巴豆、马前子、斑蝥作“赞”，推崇备至，但须炮制得法，化毒为良，方能“用之如食蔗”。其用巴豆，强调“非起尽油，断不可用”，可见为纯净的巴豆霜。以巴豆与大黄相较，大黄适用于“火结”，寒结不宜，而巴豆则无论火结、寒结皆宜。火结则伍入寒凉药，寒结则独任之，均可“除暴安良”。龙氏自信地说：“多少垒块不自达，必得此味始破坚……我用此药号无敌，天下因此称为仙。”可见其有真切的体验。证之古今良方，如张仲景治“寒实结胸”之桔梗白散（桔梗、巴豆、贝母）、治“中恶客忤、心腹胀满”之三物备急丸（大黄、干姜、巴豆），《外台》治“中恶心痛腹胀，大便不通”之走马汤（杏仁、巴豆），宋许叔微治疗痼冷积痢之干姜丸（干姜、巴豆、大黄、人参），吾师朱良春先生治疗乙脑极期、高热神昏、喉间痰如拽锯、惊厥频作之夺痰定惊散（炙全蝎、巴豆霜、犀黄、硼砂、飞朱砂、飞雄黄、陈胆南星、川贝母、天竺黄、麝香）等，诸多急重症或沉疴痼疾均赖巴豆开闭迅扫之力，或劫痰破积，或拔除病根，而收拨乱反正之效。“昔金坛王肯堂，年逾八旬，患脾泄，经年不愈，医投温补而转剧。延我邑李士材诊之，用巴豆霜下痰涎数升而愈”（《对山医话》），留下了医林佳话。

马前子是马钱子的别名，龙氏深谙此药虽有大毒，但确具大用，“又尝沙土炒马前，以治偏枯身潦倒”。对大风顽疾、偏枯等，“无不以此为先锋”，仗其开通经络，振颓起废。其炮制法亦有特色，“黑豆水煮三炷香时，以透为度，连豆水盛放十余日，将药捞出，去皮心，用马牙沙炒焦黑，研末备用，丸散皆可”。并嘱“豆水埋之，以尽灭其毒”。种种制法，尽可能降低毒性。马牙沙颗粒较粗，透水性好，用其炒马钱子，易于爆透。万一服后中毒，龙氏谓“饮香油自解”。此可见当时的救治方法。

斑蝥为破瘀消癥、攻毒散结之品，尤长于消瘰疬、消石通淋。龙氏谓“小肠不透用斑蝥，糯米炒黄毒自消。腰疼腿疼无出路，淋闭肿满受监牢。非得此药不贯串，焉能上下气迢迢”。其论将此药疏通经络、化下焦瘀血，化石开闭的应用经验一一呈现，值得珍视。斑蝥有毒，按古法与糯米同炒，以米黄为度。龙氏每用二枚，研入药中服之。此种用法笔者未尝试过，但忆及曩年在乡村行医，一些胃痛经久不愈的患者，久痛成积，痛发时状如刀绞，殊少良方，乃取“抽刀散”之意，用高良姜150g（斑蝥25只同炒至蝥黑，去蝥），肉桂60g，生大黄、甘草各30g，共研细末，胶囊装盛，每日三次，每次4～8粒，食前服，收到很好的疗效。此方斑蝥只取其气，旨在增强良姜温通止痛之功；不用其味，以策安全。肉桂、大黄，一温一寒，通降胃气，散结化瘀，益增良姜止痛之功，甘草和中解毒。唯胃阴不足、舌红口干者不宜用之。

龙氏还用土信（信石、砒石）截疟，因其有大毒，且制法繁琐，不易采用，姑不多论。然而以其外用截疟，余曾试用过，功效确切。即以其研为细末，掺入丁香、肉桂细末中，和匀，疟发前两小时，每用小量放置于大椎穴上，外用胶布固定，俟后清洗干净。唯外贴处皮肤起泡，然后结痂，会留下些许瘢痕。

要之，用霸药当智圆行方，审证的当，控制用量，做到“中病即止”，切勿太过。霸药后当以王道药缓图，有张有弛，方不致失之偏激。

四、胸有主见论

龙氏强调临证要有主见，所谓“胸中自有真主张”，而不是人云亦云，随风附和。“只要脉理透、药味详，何往不得神奇方”，是以制方不拘一格，用药别有会心，自出机杼。

例如张仲景所制的麻黄汤、桂枝汤，因“今日气运与古稍有变迁”，临证当知变通。只要参透了方证的真谛，用药就不必为麻、桂所拘。所谓风伤卫、寒伤营云云，似是而非。“其实风寒二字分不开”，风中未尝无寒，寒之伤人也未尝无风，唯伤人之气血则一。龙氏谓“麻黄不过大发汗，芎（川芎）归（当归）二活（羌活、独活）亦能兼；桂枝不过带敛汗，荆（荆芥）防（防风）枣仁亦能参”。羌活发在表之风寒，独活祛着骨之风寒，川芎达营中之风寒外出，当归温养营血，四味相合，开发腠理，充裕汗源，颇得麻黄汤发表之意。凡风寒夹湿，恶寒发热、头痛身痛、骨节疼痛者，用之尤宜。桂枝汤证往往有汗，有汗则体温得以外散，所以身热并不高；有汗则阴液外泄，所以营阴不足。此方调和营卫以祛风邪，取微汗以止汗，其旨甚微。龙氏以荆、防与酸枣仁并用，开中兼阖，与桂枝汤方旨相去不远，特是枣仁味酸、甘，性平，质润，《本经》主“心腹寒热，邪结气聚”，既能敛阴止汗，又能通利血脉，伍入荆、防，对伤风反复发作，邪气未净，阴液已伤，心烦不安者可以用之。

病证千变万化，临证用药不仅需要变通古方，还当自出机杼，随证制方。有的“既欲用参芪，又要用硝黄；既欲用连柏，又要用桂姜”，或攻补兼施，或寒热并用，“此中自具阴阳补泻理”，非好奇逞异也。

龙氏精求药物的配伍，譬如其认为“细辛宜大用”，是治疗头痛如劈之寒证的要药，但若寒火夹杂，则当伍酒军，伍酒芩，伍酒连，因证制宜。其说甚是。

关于药物的功用，龙氏也有新的体悟，如其认为自然铜能“通经”，乌梅能“出汗”，发前人所未发。自然铜长于活血散瘀、续筋接骨，“通经”当是其功用的进一步引申。乌梅是酸收之品，能敛汗，但敛极则散，转可“出汗”，可见“敛”与“散”是辩证的统一。正如龙氏所云，“因悟天地动静理，一翕一辟通橐籥，有合必有开，欲前必先却……可知乌梅能出汗，以其善收合”。此论不失哲理的思辨。循此思路，龙氏还认为“五倍能化毒，以其善束约”。五倍子亦是酸收之品，善治久咳、滑泄诸疾，并能散热毒疮肿，为箍疮消肿之要药。李时珍曾从其“性寒”阐明能解毒之故，龙氏体会到因敛致散，所以能“化毒”，亦是一解。

综观历代本草诸家，对药性的认识代有发明，亦无不精心探究药效的所以然，以各种学理加以阐释，例如气味阴阳、生克制化、五脏苦欲补泻等等。至于通过哲理的思辨，参悟药性者亦不乏其人。这些治学方法迄今仍在沿用，并指导临床，然而毕竟以宏观的认识见长，缺乏精密的分析方法与实证精神，这是时代的局限。随着药理药化等现代研究的进展，有的药用奥秘被揭示出来，有的依然悬而未解，颇感困惑。如何将宏观与微观有机结合，发掘其中的宝藏，值得我们深长思之。

五、小结

余草此文将竟，顿生今昔沧桑之感。在当代，人们的生活环境、生活方式发生了巨变，在安全用药的前提下，加上现代医药的冲击，中医很多独特的疗法，神奇的效方，在不太长的时间内逐渐丢失，已是不争的事实。《蠢子医》被近代医家裘吉生收入其纂辑的《珍本医书集成》中，让人一窥一百四十年前一位医家的心法。裘氏在本书《提要》中云，此书“颇多不传之秘”，“观其学验，诚有铃医之特长，而无铃医之庸俗”。又云，“今之市医类都巧趋平淡，斯项负责之效方，似已少见。学者苟有剑胆琴心，不难得其薪传，否则胶柱鼓瑟，未免偾事”。此言扼要地归纳了本书的学术特色，颇为中肯。而“剑胆琴心”乃良医必备的品格，倘无此品格即无此负责之效方。仰望前辈的风范，激励吾侪前行，让中医发扬光大，或许是重温此书的现实意义。

二五

荷叶防治瘟疫浅识

本文就前人运用“紫背浮萍散”治疗天花倒靥、荷叶伍六一散治疗瘟疫等经验进行探讨，认为荷叶是清化疫气的良药。因其能升发胃气、升清泄浊，还能作瘟疫预防之用。

荷叶生于池塘沼泽之中，出污泥而不染，气清品洁。“叶上初阳干宿雨，水面清圆，一一风荷举”。北宋词人周邦彦的佳句，为近代学者王国维所激赏，誉为“真能得荷之神理者”。荷叶的药用价值甚广，其味苦且涩，性平（一作凉），其色青，其气清芬，不仅清气，能清凉解暑，还能凉营消瘀，可用于吐血、衄血等症，现代还用其降脂减肥。荷叶入胆经，能升发清阳，化水气，化湿毒，泄浊气。胆属少阳，是以能引少阳生气以助化物。金代医家张洁古的枳术丸，为消痞、消食、强胃之良方，系以荷叶烧饭为丸，生发胃气其功独胜。荷叶还是清解疫毒的良药，兹从前人的证治经验中撷取一二，略作探析如下。

根据现有的文献资料，不晚于宋代即有用荷叶治疗天花倒魇者。天花即痘疹，一名痘疮。《医学入门》云："上古无痘疹，周末秦初乃有之。"天花系感受天花病毒所致的烈性传染病，"亦天行疫疠证也"（张景岳语）。闻人规《痘疹论》之紫背荷叶散，治"痘疮已出，复为风寒外袭，则窍闭血凝，其点不长，或变黑色，此为倒靥，必身痛，四肢微厥，但温肌散邪，则热气复行，而斑自出也"。此方用"霜后荷叶（贴水紫背者，炙干）、白僵蚕（直者，炒去丝），等分为末，每服半钱，用胡荽汤或温酒调下"。其获效的机理为"荷叶能升发阳气，散瘀血，留好血，僵蚕能解结滞之气"（见《本草纲目》）。此证痘疹已出，因外受风寒，表气郁闭，阻遏毒热外泄之机，致已出而复没，而成"倒靥"，实即邪毒内陷，病势危急，亟当外托。然而既因风寒外束，何以不用辛温之品？盖疫毒伏匿，血中原有毒火，郁而不达，其势更甚，辛温恐助毒焰，故非所宜，而四肢微厥，乃阳郁不伸，血行不利之故，待气行毒化，血运复常，自然厥回转温。既然血中有毒火，何以不参用苦寒之品？盖恐遏邪毒外泄之机。由此可见，此证辛温、苦寒均在禁用之列。那么选择荷叶为主药其意安在？因其不仅入气分，还能入血散瘀，且其性升发，引血分邪热从气分外达，于此证"窍闭血凝"正为相宜，况人以胃气为本，托毒外出必借重胃气，荷叶清芬之气为胃所喜，升阳益胃正是扶元托毒之所需。方中选用的荷叶是紫背者，以其入血分尤有专长（与紫苏色紫入血分同义）。另一用药的关键是荷叶与僵蚕相伍，一是取僵蚕清化之力以化疫毒，再则取僵蚕以散结，解"结滞之气"。病在血，不忘治气，以气结则血凝，气行则血行。至于此散用胡荽汤或温酒调下，是借微温以行之，促助邪热外达。若妄用辛温助热劫津，恐祸不旋踵。此方为历代医家所沿用，观清代医家叶天士治程姓婴儿，"身小气弱，布痘繁稠"，药用连翘、牛蒡、炒山楂、红花、天虫（即僵蚕）、川芎、归身、桔梗、炒干荷叶，意在泄化毒火，托邪外出，防其内陷，显然是从此方变通。天花今已绝迹，然而古人证治的精义并未过时。

另一个运用荷叶治疫的例证，是清代名医何鸿舫（1821—1899），于某年大疫期间，在药方中开六一散（滑石、甘草）数钱，用荷叶一角包煎，救人不少（见《近代医林轶事》）。传此法为仙人所授，蒙上了神秘的色彩。何氏生于绵延八百余年的世医之家，为何氏第二十四代医，医术精湛，用此法心思灵敏。六一散为刘河间所制。滑石甘淡，长于利窍，李时珍谓其“上能利毛腠之窍，下能利精尿之窍……为荡热燥湿之剂……热散则三焦宁而表里和，湿去则阑门通而阴阳利”。甘草和中解毒，是以刘河间用此方“通治表里上下诸病”。更加荷叶包之入煎，轻灵婉妙，俾气分、营分的毒热外泄内化，寓意良深。昔张洁古用荷叶烧饭，意在生发元气，裨益脾胃；此则用荷叶包六一散，旨在泄化毒热，清化疫气，均可谓善用荷叶者矣！

近代名医何廉臣所制“新定达原饮”（真川朴八分，花槟榔钱半，草果仁五分，枳壳钱半，焦山栀三钱，淡豆豉三钱，青子芩二钱，桔梗钱半，鲜荷叶包六一散三钱，知母三钱，先用活水芦根二两、北细辛三分煎汤代水）（《重订广温热论》），亦兼采荷叶包六一散之法，颇具深意。此方是从明代医家吴又可治疗瘟疫初起，邪伏膜原，憎寒壮热之达原饮（槟榔、厚朴、草果仁、知母、芍药、黄芩）演变而来，治疗膜原湿遏热伏之候。二方适应证的区别，若辨之于舌象，达原饮为“舌上白苔如积粉”，一派秽浊郁遏之象，是以要用辛香开达、辟秽化浊兼清伏热之品；而何氏之方，则治“舌苔白腻而厚，或中虽黄黑而边仍白滑”者，显示湿遏为本，郁而生热，邪毒无以外泄，不仅开达膜原，且畅利三焦，俾湿浊热毒上下分消。方中活水芦根伍细辛是辛淡法，用芦根清肺，俾治节有权，细辛用小量，借其利气宣窍，流通津液，所谓辛能润是也。更参用鲜荷叶包六一散，则此方不仅清气，兼可清营；不仅清肺气，还能顾胃气，于法尤为周密。观此方利湿未妄用分利之品，而重在宣展气化，以阴液为抵御温邪之根本。分利用之不当，未有不伤阴者，能不审慎！

新型冠状病毒感染属于瘟疫的范畴，病毒不断变异，防不胜防，德尔塔病毒即是例证，探究前人用荷叶清解疫毒的经验，于防于治不无启迪。

在漫长的岁月里，古人积累的防疫效方良法不胜枚举，约其精粹，一曰芳香辟秽，二曰清和胃气。明末清初的医家喻嘉言谓“未病前预饮芳香正气药则邪不能入，此为上也”《临证指南医案》，“饮芳香，采兰草”以辟秽，与之一脉相承。芳香乃天地之正气，正是逐恶祛邪之所需。清代医家王孟英主张辟疫当“薄滋味”，谓“瘟疫流行之岁，无论贫富，无可避之，总由不知坚壁清野之故耳”，其认为“胃中清虚，邪不能留”（《回春录》）。其说甚是。盖疫毒主要自口鼻而入，若胃中湿浊停聚，疫毒有所凭依，易于留着。且胃中清虚则气化流行，有毒亦易于化解。扶正可以祛邪，其理固是，但扶正不是蛮补之谓，在于激发自身正气以抗邪，蛮补徒然窒塞气机，滋湿生热。芳香辟秽是借助药力，清和胃气是净化自身，二者相辅相成，相得益彰。至于治疗，喻嘉言谓“邪既入，急以逐秽为第一义”，并主张无论邪在上焦、中焦、下焦，都应因势利导，逐秽解毒。荷叶凉而不温，能清气，清气有助于清瘟解毒，又能升清泄浊，“开胃消食”（《本草通玄》），可作清和胃气之资。但其香馥不够，若施之于防疫，可与藿香、佩兰之属并用。而用于治疗，上列各良方均可随证借用，触类旁通。倘能注意把握荷叶的特性，可以扩大其应用范围，譬如邪毒不能外泄、内化，由气入血，由肺及心，由发热、干咳、胸闷而呼吸困难，口唇发紫、爪甲发青，神糊，每为恶化之候。唇紫甲青，知血氧含量降低，限于历史条件，古人不知此意，视为瘀血之征、厥逆之兆、邪毒内陷之象。见其端倪，荷叶未尝不可用之，取其清营化瘀，促助营中热毒自气分宣发。若瘀结痰阻，可伍入僵蚕、牛蒡子化痰散结，排泄毒素，和之以甘草。随证制方，或可免邪毒内陷之虞，浅见未必允当，聊供参酌。

二六

读《辨疫琐言》随笔

本文围绕《辨疫琐言》，上溯晋唐，着重对明清以来，吴又可、戴天章、杨栗山、李炳等医家对瘟疫病因的认知逐一解读，并对其证治经验，特别是运用解表法、下法，进行比较、分析、综合、演绎，从中领略中医学术的流变与进步的轨迹。援古证今，疫气与新冠病毒可以互通。李炳所采用的清化法，宣清化浊，以气制气，取药物的轻清、芳香之气以化疫气，独树一帜，举重若轻，实寓清除病毒之意。

中医对瘟疫的证治上溯晋唐，下逮明清，渐趋成熟。李炳（1729—1806），字振声，号西垣，江苏仪征人，著《辨疫琐言》一书，辨其发病之因，纠前人证治之失，立清化法，宣清化浊，以靖疫气，一扫寒温不分、驳杂不纯之医风，使学术归于醇正。斯书篇窄而义深，绝少空洞肤泛之言。余读后感触良深，就所思所想，试将瘟疫的病因及证治要义穷源竟流，信笔志之。

一、病因探究

瘟疫的病因，诸家各执一说，但毕竟有规律可循。姑将其分为三个阶段，即王叔和的“时行之气”说，吴又可的“天地之厉气”说，以及李炳的“地气蕴郁”说。此三说革故鼎新，反映了医家认知的深化，不断阐明瘟疫流行的真相。

在明代以前，瘟疫的病因大抵为王叔和《伤寒例》“时行之气”说所笼罩。王氏将其与“四时正气为病”相区别，凡伤于春温夏暑秋凉冬寒者乃“四时正气为病”，而“时行者，春时应暖而反大寒，夏时应热而反大凉，秋时应凉而反大热，冬时应寒而反大温，此非其时而有其气，是以一岁之中，长幼之病多相似者，此则时行之气也”。此论将“时行之气”归结为气候反常。虽然王氏也曾提及“时行疫气”，但是总在四时的寒热温凉上做文章，致疫之因不甚了了。古人“温”“瘟”二字不作区分，观《千金方·辟温》门，所载“辟疫及令人不染温病及伤寒”之“屠苏酒”，“辟温气”之“太乙流金散”，“辟温疫气及伤寒热病”之“赤散”等等，其中“温气”“温疫气”即与“瘟疫”同义。虽然诸方着重辟秽解毒，但令人遗憾的是瘟疫与伤寒之界限尚不明确。《千金方》还有“天行温疫”之说，称其“即天地变化之一气也”。彼时对致疫之因仍未了然。迨至宋代，陈无择《三因方·叙疫论》亦称瘟疫为“天行”，“一方之内，长幼患状率皆相类者，谓之天行是也”。其说率本王氏，了无新意。概括言之，古人所称的“时行”“天行”，乃指在一定的区域内呈季节性流行的传染病。

明代吴又可力辟王叔和“时行之气”说之非，其言“夫寒热温凉乃四时之常，因风雨阴晴，稍为损益，假令秋热必多晴，春寒因多雨，较之亦天地之常事，未必多疫也”。此论直将疫指为“天地之厉气”，唯“在岁有多寡，在方隅有厚薄，在四时有盛衰”而已。此种“天地之厉气”，或曰“天地之戾气”，乃“杂气”之一，非寻常可比，其传播途径非如风寒从皮毛而入，而是“邪自口鼻而入”，伏于膜原。瘟疫与“时行”相较，传染性更强；也不限于“一方之内”，流行面更广；甚至也不限于季节，而是流行时间更长了。这就突破了旧说的藩篱，认识明晰。至于治疗，吴氏创制了达原饮、三消饮等方剂，意在疏利分消，是其独到之处。吴氏还倡言“以物制气”，谓“夫物者气之化也，气者物之变也……能知以物制气，一病只有一药，药到病已，不烦君臣佐使、品味加减之劳矣”。生化之机在乎气，物固可以制气，而某些特定的药物之气未尝不能制疫气，这确实给后人很多有益的启示。

学如积薪，后来居上。清代杨栗山（1705—1795）、李炳对瘟疫的认知更上层楼，杨氏在《寒温条辨》中对吴又可的《杂气论》加以发挥，谓“杂气者，非温非暑，非凉非寒，乃天地间另有一种疵疠旱潦之毒气”。“疵疠”，语出《庄子·逍遥游》，疾病灾祸之意。杨氏突出一个“毒”字，为解疫毒之法提供理论支持。疫气既然非六淫可比，那么辛以散风、温以散寒、燥以胜湿、寒以清热等法即难中的。杨氏还服膺张璐“伤寒自气分而传入血分，温病由血分而发出气分”之说（见《寒温条辨·自序》）。所谓“由血分而发出气分”，实即由里达表，因此，瘟疫所见的表证，“皆里证郁结，浮越于外也”。据此推导出“虽有表证实无表邪，断无正发汗之理”的结论。振聋发聩，石破天惊！于此可见瘟疫一见表证即予解表特别是妄用辛温解表之非。杨氏确立的升降散（蝉蜕、僵蚕、姜黄、大黄、酒、蜂蜜），升清泄浊，清化疫毒，示后人治疫之法门。

天地间“疵疠旱潦之毒气”，不过是“天地之厉气”说之深化，其实并未脱其范围。清代医家李炳的“地气”说更为引人注目，其谓“疫为地所蕴郁之气，其中人也，亦发热恶寒，头疼身痛，其邪从口鼻而入，肺胃之所司也。六气为天气，天气轻清，但中皮毛，不入口鼻。瘟疫为地气，地气重浊，但入口鼻不中皮毛”。考瘟疫关乎“地气”，清初医家张璐已作阐发，谓“其常疫之气，皆是湿土之邪郁发，治宜表里分解”（《张氏医通·伤寒》），并提出“时气郁蒸”（《千金方衍义》）的概念。是以林珮琴谓“时疫症，张景岳既失之温补，吴又可又但主急下，《张氏医通》揭明地气郁蒸一义最宜参究”（《类证治裁·凡例》）。“地气蕴郁”与“地气郁蒸”仅一字之差，证之瘟疫高寒地带、严冬季节依然流行，“蕴郁”终较“郁蒸”可取。李氏还将邪从口、从鼻而入作了分辨：邪从口入，先发于胃，胃受其浊，失其清通下行之职；邪从鼻入，肺尤易受之，致浊邪壅闭，气化不行。而在治疗上，强调以轻清、芳香之气，开肺醒胃，以化浊邪而复清阳，并制清气饮以作示范，可谓理法方药一以贯之。

读书切勿死于句下，疫邪从口鼻而入，六气从皮毛而入，均应活看，不宜执着。笔者认为，疫邪也罢，温热之邪也罢，乃至风寒之邪，均可从口鼻而入，关键是发病与否，其症状各异、病变轻重有别而已。不然，叶天士《温热论》开篇即言“温邪上受，首先犯肺”，既曰上受，不从口鼻，是何途径？故不言自明，只是疫邪相较于风寒之邪，一则多从口鼻而入，一则多从皮毛而入，岂有他哉！

致疫之因的三段说略述如上，观其流变，不乏启迪，然而认识没有穷期，不断探索，才会有新的发现。

二、解表法的递进

瘟疫邪从口鼻而入，伏匿于里，并无表邪，似无须解表，但表里相通，病邪的传变无所不至，故也不能废解表法。关于明清两代温病学家的解表观与创见，姑以吴又可的“邪热浮越于经”说，戴天章的“邪热着落在肌表”说，以及李炳的“营卫错乱”说为纲，试作解析如下：

疫证感久而发，颇类今日所称的潜伏期，与伤寒感而即发不同。吴又可认为，瘟疫初起憎寒壮热，嗣后但热不寒，皆里热外发之故。“其热淫之气，浮越于某经，即能显某经之证，如浮越于太阳，则有头项痛，腰痛如折；如浮越于阳明，则有目痛、眉棱骨痛、鼻干；如浮越于少阳，则有胁痛、耳聋、寒热、呕而口苦”。吴氏所制之达原饮（槟榔、厚朴、草果仁、知母、芍药、黄芩、甘草）依次加羌活或葛根或柴胡以解表。达原饮为瘟疫初起，邪伏膜原而设。其适应证若验之于舌象，为“舌上白苔如积粉”，一派秽浊郁遏之象，是以要用辛香开达、辟秽化浊兼清伏热之品，所加诸药，疏通表气，使怫郁在里的邪热易化，且用量甚小（一钱，约今之 3g），决不强责其汗，不过散热而已。“邪热浮越于经”之说，有助于解释瘟疫表证的由来，但从太阳、阳明、少阳经加以辨证，仍未脱出伤寒“传经”的框框，对瘟疫表证的认识尚隔一层。俟后杨栗山称瘟疫表证，“皆里证郁结，浮越于外也”，只谈在外，不谈在某经，因为“此邪原不在经，汗之徒损经气……转见狂躁”，并云“伤寒以发表为先，温病以清里为主，此一着最为紧要关隘”。唯“里热一清，表气自透，不待发散多有自能汗解者”。论说痛快淋漓，是能识瘟疫表证之真谛者。

清代医家戴天章（1644—1722）是力主瘟疫可用汗法者。戴氏从“疫邪传变出表”立论，谓“邪热必有着落，方着落在肌表时，非汗则邪无出路，故汗法为治时疫之一大法也”（《广瘟疫论》）。不是“浮越”而是“着落”，含义显然有别。浮越者，仍以怫热郁里为重心；着落者，疫邪传变出表，法当因势利导达邪外出，汗中自有解毒之意。是知瘟疫既不可强责其汗，亦有不得不汗者。但时疫发汗与风寒外感不同，戴氏谓“风寒汗不厌早，时疫汗不厌迟”，必待疫邪传变出表时方可解表；“风寒发表，治表不犯里；时疫发汗，治表必通里”。盖时疫虽已由里出表，但里证未彻，故治表不忘通里，解表清里者尤多。更可贵的是，戴氏示人瘟疫发汗的大法，“总之疫邪发汗，不专在乎升表，而在乎通其郁闭，和其阴阳”。盖不通其郁闭则不能开发腠理，不和其阴阳则不能化气作汗。“通其郁闭，和其阴阳”，堪作汗法的八字真言视之，具有普遍的指导意义，深可宝之！戴氏进而略示其例：“郁闭在表，辛凉辛寒以通之；郁闭在里，苦寒攻利以通之；阳亢者，饮水以济其阴；阴竭者，滋润以回其燥；气滞者开导；血凝者消瘀；必察其表里无一毫阻滞，乃汗法之万全。”质言之，汗法有常有变，辛凉、辛寒是汗法之常；通里发汗、红炉泼水、滋阴发汗乃汗法之变。至于疏通气滞、化瘀通窍诸法，无不可因证灵活运用，学者举一反三可也。总之，郁闭通则邪自解，阴阳和而汗自出。常须识此，勿令误也。

李炳对疫邪恶寒发热、头疼身痛等表证的看法，全从邪自口鼻而入、上中二焦被壅遏着眼。盖肺主卫，心主营，“今膈上被壅，则营卫错乱，安得不恶寒发热”，且胃气壅遏则头痛，周身经气皆遏故身痛，此即李氏的“营卫错乱”论。其实无论邪热浮越、邪热着落，若不伤及营卫，何来寒热身痛，是知言营卫者，探其本也。须知热病的发热，无不关乎营卫，或卫实，或卫虚，或伤营，或营卫不和等等，前人论述备矣。唯独“营卫错乱”当是李氏的创见，足见疫邪伤人之甚。李氏还将表证作了下列的鉴别诊断，其谓“六气之寒热，由邪自外干，故寒热特甚，疫则邪自内壅，故恶寒不甚，或半日一日便止，后只发热不恶寒，其热初在肌肉，由内渐及于表，里闭则表通，虽灼热而有汗”，又谓“六气之头疼身痛，由邪气搏击于经，疫则邪壅于内，而致经气阻遏，虽疼不甚疼也，不甚疼者，无邪以搏击也”。外邪之搏击与里气之壅遏，是识证的紧切之处，学者切勿草草读过。古人无今天的检测手段，没有识别疫证的客观指标，但目光犀利，观察细微，令人叹服！李氏还认为，“肺主气，肺气壅闭则一身之气皆闭”。譬如肺气被遏，可致“阳无出路”，亦即阳郁不伸，可见脉弦数、口苦、喜呕等症状。“由少阳被遏，非邪传少阳也”，这确实是有见地之言，实际上是对吴又可“邪热浮越于经”说的质疑。即便“邪伏膜原”亦不无可议。因为“疫从口入，胃经是其所舍”，不过“肺胃之气被壅，熏蒸膈膜而已”，治宜“芳香透膜”，“如青荷叶、醒头草等类，俱可择用。推之上等芽茶，如阳羡龙井、银针松萝，其气清芬，皆可透膜逐邪”。轻可去实，极尽芳化、清化之能事。当然，因为瘟疫在不同的历史时期，不同的区域，病邪有它的特异性，我们不可轻易否定某位医家的经验与创见，但是，批判精神永远是学术发展的强大动力。

从有表证当解表，到推究表证的由来，探究发病的机理，摒弃解表为先的成见，观乎疫邪郁闭之所在，以及营卫逆乱的程度，因证制方，往往不发汗而汗自出，不解表而表自解，从中可窥学术的演变及进步的轨迹。诸家之说，择善而从，学者会而通之，其庶几矣！

三、下法的突破与变通

在瘟疫证治过程中，下法的应用出现突破，这是明清两代温病学家作出的贡献。其中以吴又可“承气本为逐邪而设，非专为结粪而设也”，以及戴天章、杨栗山的时疫“下不厌早”说最具代表性。而李炳对大黄的种种用法，取其气不取其味，以开气闭，以化疫气，匠心独运，义蕴宏深。

疫邪何时当下？吴又可主张“但见舌黄，心腹痞满，便于达原饮加大黄下之”，以“开门祛贼”，正不必待阳明燥实方可下，可见下不宜迟。因为此时人之元气未漓，正可及早“拔去病根”，在吴氏看来，“邪为本，热为标，结粪又其标也”，故运用下法非专为下结粪，而是下邪热、祛邪毒，这在认识上是一个飞跃。吴氏对何时当下，何时尚未可下，何时当急下，以及应下、失下，元神将脱，治宜补泻兼施等等，均作了详尽的论述，可资研索。戴天章发挥了吴氏之说，将伤寒与瘟疫运用下法作了比较：一则下不厌迟，下其燥结；一则下不厌早，下其疫热。此外，伤寒有先表后里的陈规，兼夹表邪不宜下，恐邪内陷；上焦有邪不宜下，恐逆其病势。然而戴氏认为，“时疫不论表邪罢与不罢，但兼里证即下”“时疫上焦有邪亦可下”，并郑重告诫，“若必待结至中、下二焦始下，则有下之不通而死者”。以错失其机之故。戴氏还积累了这样的经验，“伤寒一下即已，仲景承气诸方多不过三剂，时疫用下药至少三剂，多则有一二十剂者”。盖邪伏已深，一时邪热尚未清彻，不得不再下。此非有真切的体验不能道也。杨栗山亦主张温病“下不厌早”，说“酌度病情上下，轻重缓急下之，以彻其邪毒，无不获效”。但从其治疗瘟疫的主方升降散来看，方中使用大黄，但与蝉蜕、僵蚕、姜黄相伍，上下分消，升降相因，虽寓有下法，实是清化疫毒之剂，因而应用面更为广泛。

下法的突破源于医家经验的积累，另一个要素是大黄治疫获得成功的启示。《本经》《别录》均无大黄治疫的记载，用屠苏酒（大黄、白术、桂心、桔梗、蜀椒、乌头、菝葜，一方有防风）辟疫不晚于晋代，方中即用大黄。嗣后，古人用其治疗时行热病的方剂甚多，言其治疫有奇效尚不多见。据《元史·耶律楚材列传》记载，“(材)从下灵武，诸将争取子女金帛，楚材独取遗书及大黄药材，既而士卒病疫，得大黄辄愈”。战乱之后往往多疫，此诚大黄治疫之珍贵史料。李炳“谓大黄治疫，本于耶律楚材，又可窃之”(《名医李君墓志铭》)。虽不无微词，但从一个侧面证明吴又可常用大黄治疫是受其影响。

大黄味苦性寒，其气清香，锦文大黄不仅色泽佳美，尤清香扑鼻。功善泄下通便，解毒辟秽，不仅下肠间燥屎，祛胃肠有形积滞，还能下无形毒火。大黄为血分药，但清香解气郁、辟秽恶，还能利窍。临证或取其气，或取其味，或气、味兼取，各得其宜。

大黄只取其气，不取其味，清泄无形之邪热，而又不伤中气。此法源于仲景，而李炳推之极致。观《伤寒论》治“心下痞……其脉关上浮者”，予大黄黄连泻心汤，即取大黄、黄连二味，以麻沸汤（沸水）渍之，须臾绞去渣温服。示人用气之法。惜乎后人有未能参透其旨要者，例如清代医家张璐谓“用沸汤渍绞者，取寒药之性不经火而力峻也”(《伤寒缵论》)。实千虑一失。杨栗山知此解不妥，曰“阳药用气，阴药用味，大黄味厚，属阴中之阴，水渍生用，为心下痞，恐味厚伤中气也，煎熟无力之说，《缵论》错悟，一唱百和之失，谁其辨之”。知纠张璐之失，但未能洞明大黄用气之奥旨，此说可谓得失参半。气为阳，味为阴，“生物者气也，成之者味也”（寇宗奭语），孰谓味厚者不能用气耶！

李炳以疫证的“肺气壅闭”为证候演变的关键，因为“肺气壅闭则一身之气皆闭”。肺合大肠，肺气闭则大肠之气闭，“大肠气闭，胃气何从下行”？而大黄所以为治疫之良药，“曰通是也”。尝见有方中加用大黄后，胃气顺降，“往往大便通后，汗出而愈”，以胃气先降后升，“升斯化汗，汗生于谷精也”。“但用大黄须要审人之虚实，此症属于气闭，取气以通气，每有奇验”。李氏之大黄取气，有蒸露、温汤泡、沸汤泡、略煎诸法，各尽其妙。蒸露是用“大黄七八两，先以水润透，用小甑蒸之，取露，每用露半茶杯，或半小碗，对入饮（“饮”指“清气饮”，方见后）内，大便通而胃气顺，其疫涣然而解”。李氏认为，此法“与虚弱之人，最为稳当”，直接在大黄的用法上下功夫，不必拘泥于益气通下、育阴通下之法矣。汤泡之法，“用大黄二三钱，沸汤略泡，去渣，俟药（清气饮）煎成对服”。汤泡之法也有轻重之别，谓“温汤泡气多而味少，沸汤泡则气味兼有也”。李氏叮嘱“在临时酌人之虚实用之”，庶几吻合病机。药物的气与味虽离实合，温汤、沸汤浸泡大黄，气多味少，气味兼有之说确切无疑。李氏还将大黄的煎法分为同煎、略煎两种：略煎，“取其气也”；至于血分病，则宜与诸药同煎，殆取其入阴分以化瘀热。上列大黄的种种用法，精细入微。于今观之，即便蒸露一时不易得，汤泡之法，特别是体弱不胜攻下者，取温汤浸泡大黄，以开气闭而化疫气，简便易行，值得效法。

大黄之应用，毕竟以降胃清肠为主，若邪结上焦为盛者，通过开上以通便排毒，可视为下法变通之策。疫邪痰热结胸，《广瘟疫论》重用贝母下之，谓“贝母本非下药，用至两许即解”。此诚经验之谈。《重订广温热论》称此法为“肺肠合治”，并谓“川贝母八钱至一两，解结降气，投无不效”。上焦痰热去则气化行，大便自通，为法之巧者。该书还载有“枇杷叶饮子加瓜蒌皮以畅肺宽胸”，尤觉轻灵可喜。枇杷叶饮子（枇杷叶、白茅根）载于《外台》，文曰“《古今录验》疗温病有热，饮水暴冷啘”。啘即哕，乃呃逆之候。嗣后《松峰说疫》亦用此方治疗瘟疫饮水多而致呃逆者。枇杷叶不仅有宣肺下气、化痰和中之功，还能辟不正之气，为治疫良药；白茅根长于清肺退热。寻常之品，功用未可轻忽。《重订广温热论》再广其用，取枇杷叶二两（去皮，净，剪去大筋），鲜茅根一两，瓜蒌皮三钱，以宣肺和中，宽胸化痰，兼润肠通便，用意甚佳。此外，对瘟疫“里实宜下，人虚证实，非硝黄所宜”者，蒋宝素《医略十三篇》有蒌贝二陈汤一方，平实可取。药用：全瓜蒌四钱，大贝母二钱，赤茯苓三钱，生甘草五分，制半夏钱半，陈橘皮、麸炒枳实各一钱，活水芦根二两。或加淡竹茹钱半，或加大荸荠六个，或加陈海蜇头二两，或加滚痰丸三钱。以清肺和中，涤痰润下。总之，下法不乏变通之策，以上略示其例而已。

要之，从下燥屎到下邪热，从下不厌迟到下不厌早，从方剂组成的变化到参究大黄用气之道，乃至各种变通之策，明清诸家立说精彩纷呈。须知应用下法，清热通便尚在其次，关键是祛疫毒、化疫气，而下有形之燥屎与无形之邪热毕竟有所区别。明乎以气制气之道，疫证下法的应用，扼其要矣。

四、清化法的确立

清代医家李炳基于“疫为地气”“疫为阴浊”的体悟，又因邪从口鼻而入，直犯肺胃，郁阻于内，直指“疫为气遏于内”，这就击中了病证的要害。肺主一身之气，于是制清气饮一方斡旋气机，取药物之轻清、芳香之气以化疫气，无苦寒伤阳之弊，亦无燥烈伤阴之嫌，确有举重若轻之妙。笔者将这一治法称之为清化法。

李氏从实践中体会到，“行疫之年，未必人人皆疫”，唯正虚则邪入。且疫邪之伤人，因人禀赋之差异，有寒化、热化之分。“乾隆二十二年，岁在丁丑，江苏大疫，沿门阖户，热症固多，寒症亦有。大抵寒热两途，总由其人禀赋。素禀阳虚，纵染疫邪，亦多从寒化；素禀阳旺，再经邪郁，其热愈胜”，可见疫邪为患不可一例视之，此一客观的认识于今亦有借鉴意义。近人陆晋笙对外邪伤人的传变规律亦有类似的见解，谓“盖外邪伤人，即因人体气何虚，乘虚而入；复因人体气何偏，乘偏而变。此天气、地气皆能变动人身之气，而人身之气，有偏亦即能变化所感之气，此亦我中医气化之说也”（《景景室医稿杂存》）。一则外邪变动人身之气，一则人体气之偏变动所感之气，其论精辟，衡之于疫证亦然，李、陆二氏之说可以互发。

李氏采用清化法治疫证，源于其对《内经》“上焦如雾”的精切体验，以及吴又可《温疫论》以来，治疗疫证正反两个方面的经验总结，譬如李氏谓“余幼年见舌白如腐之湿，疑从寒化，用温燥药治之不效，不得其解，后思经言‘上焦如雾’，始悟雾气不开，即为雨而从水化也”。可见辨舌若不解析病理，终不过是皮相之谈。疫邪入侵，上焦壅遏，雾气弥漫，不仅胃气不和，大便不通，还可致小便不利。李氏谓“疫症小便不利颇有之，由气闭于上，失其清肃下行之道，开其肺气小便立通，若利水则大谬”。不究病源，不明气化，过用分利，妄言祛湿，读此该猛醒矣！联想到杨栗山有蝉蜕可治“小便不通之病”之说，觉得别有一番悟境。杨氏以为蝉蜕“乃清虚之品，处极高之上，与肺相似”，若肺气壅闭，则膀胱气化不行，用其开上即可启下也。李氏还认识到治疗疫证保护阳气的重要性，云“吴又可《温疫论》发明疫从口鼻而入，诚千古不易之理，但其立论著方，不无可议。如达原饮槟榔、厚朴、草果，皆破气峻烈之品……今甫受邪，未必化热如此之速，方中便用黄芩、知母，无热可清，必致伤其阳气”。其进而指出，“阳气一伤，不但变症蜂起，且恐内陷，根于是矣”。保护阳气，实寓保护心肾功能在内，此种认识十分可贵。李氏认为，使用达原饮“必审其人形气充盛，声音雄壮，症见烦渴，脉息实大有力”“若一概用之，鲜有不误者”，又谓“乾隆二十二年，暨五十一年，皆大疫，余日治多人，其用黄芩、大黄者，不过百人中之四五人耳”。其慎用苦寒，慎用攻下，备见精审。

李氏所制清气饮，“轻清以开肺舒气，芳香以醒胃辟邪……祛浊邪而复清阳”。为治疗瘟疫的主方。该方组成如下：“杏霜（二三钱）、桔梗（一二钱）、蝉蜕（去头足，二三钱）、银花（二三钱）、广藿香（二三钱）、苏叶（一钱，或一钱五分）、神曲（二三钱）、谷芽（三四钱）、广皮（五七分）、半夏（一钱）、赤茯苓（二三钱）。水二小碗，煎一碗温服，如未觉，更进一服，觉气通舒畅，是其验也，重者日三服。”随证加减如下：“疫症初起二三日内，宜用此方。四五日郁深则热，如有烦渴、面红等热象，本方去苏叶，易冬桑叶二三钱、丹皮一钱或一钱五分；口燥渴去广皮、半夏，加瓜蒌根一二钱，或芦根五七钱；烦热、口苦咽干，加黄芩一钱或一钱五分；小便不利，加白通草四五分，或飞滑石二三钱；腹胀大便闭，喜冷恶热，加大黄三五钱或七八钱。以上用诸凉药，须慎而又慎，一剂不应，便当揣摩不应之故，恐似是而非也。如寸口脉微弱，为里阳不充，于本方加玉竹五七钱，盖玉竹甘缓而不滞也。”方中杏仁、桔梗宣畅肺气，以启上焦。蝉蜕轻清升浮，能升阳解毒，疏风泄热，李氏认为，“上焦如雾，一经郁遏，则雾气弥漫，用蝉蜕者，取清风生雾气潜消之义”。银花、藿香、苏叶其性寒温不一，并用性近中和；其味芳香则一，取其辟胸中不正之气。谷芽、神曲和中化浊，且“谷芽乃稻浸罯而成，神曲乃面蒸罯而成，凡蒸罯之物，能舒郁遏，同气相求也”。余如广皮辛香通阳，半夏滑利下气，赤苓利水，则为通利三焦而设。“三焦通畅，何气不清，故曰清气饮”。要之，“疫为阴浊”，故药不取重浊之味，而取轻清芳香之气，意在以阳攻阴，以清化浊，即便煎药，亦以“二小碗水，煎一碗，略煎便成，取清芬未散耳”。总在用气制气上作考量。“疫为气遏于内”，气郁则生热，郁甚则热甚，郁极则气闭，方中宣肺是解肺郁，疏风是解气郁，和中化浊是解中焦之郁。郁解则热易透，即便烦热、口苦咽干，黄芩用量亦甚轻，即是之故。肺郁解则气化及于州都，纵然小便不利，仅用小量白通草，作导引而已。或加滑石，是取其清三焦之热，兼有渗泄之功。凡加大黄，当循李氏蒸露、汤泡、略煎诸法，因证用之。李氏谓，有服清气饮三五剂不愈，证见“胸满胁胀，不恶寒，反恶热”，或验之于舌，“舌根渐黄至中央者”乃邪壅于胃也，清气饮加大黄，往往“大便通后，汗出而愈”，以“胃气得以下行，阳气自得上升，自然汗解”。升清固意在“复清阳”，降浊亦意在“复清阳”，李氏之心法于兹可见。至于“脉微弱，为里阳不充”，实系心力不健，玉竹甘平柔润，还能通脉，可代参、芪之用，无助热之弊。

稍晚于李炳的王孟英（1808—约 1868）对温热病的治疗亦以擅用轻清化气法著称。其谓“上焦温证，治必轻清，此一定不易之理法”。称此乃“（叶）天士独得之心传”，并谓“所谓清气者，但宜展气化以轻清，如栀、芩、蒌、苇等味是也”（《温热经纬》）。陆晋笙对此称道不置，言“孟英一生本领，专于肺经转运气机，医案具在，学者最宜留意”。其说甚是。不过，由于疫证与温热病病源不同，同为宣展上焦气化，李炳的清化法，清上兼顾化浊和中，乃至畅利三焦。二者着眼点不同，选药各别，两相比较，其间的差异，宜细心参悟。

在近代，肺鼠疫流行期间，清化法的应用有了新的进展。当代已故名医冉雪峰独具只眼，认为此证属阴燥，“阴燥体阴用阳，纯是一派热象，即兼外感，不可用辛温发表，且热虽甚，亦不可用苦寒涤荡。盖肺位最高，苦寒径走中下，未能中病。更深一层，则苦寒滞脾伤胃，土不生金，是自绝肺之化源”。苦寒不宜，燥烈当戒，渗利竭阴，若生地、玄参虽能润燥，亦嫌其“重浊滋腻，未能灵空斡旋”。“必也清芳润透，不温不烈，不苦不燥，不黏不滞，其庶几乎”。于是冉氏制“太素清燥救肺汤”一方以应之。药用“冬桑叶三钱，杭菊花二钱，薄荷叶一钱，瓜蒌皮三钱，叭哒杏三钱，鲜石斛三钱，鲜芦根六钱，生甘草一钱，真柿霜三钱，津梨汁二茶匙”，“上十味，除柿霜梨汁，以水三杯微煮，以香出为度，去滓，入柿霜梨汁，温服。身热，或入暮发热，本方薄荷再加一钱，或加麻绒八分六分，取微似汗，得汗去麻绒”（《冉氏温病鼠疫合篇》）。此方收效甚捷，疗效历历可稽。如此重症，用如此轻灵妙方，非学验俱丰者不办。王孟英曾谓“用药有极轻清、极平淡者，取效更捷”（《温热经纬》），堪作此方的注脚。总之，此方冶轻宣、轻透、清化、清润为一炉，为治瘟疫再谱新篇。

五、小结

明清以来的温病学家，对瘟疫的认知各有发挥，观点不尽相同，相同者固当参究，相异之处尤可给人启发，这是笔者进行比较研究的初衷。李炳并非名声显赫的医家，然不乏卓见，特别是清化法的应用，炉火纯青，值得借鉴，故以其为主线加以论述。集中到一点，清化法源于古人对气的认识，气生万物，但气有清浊之分，疫邪为阴浊之气，故当宣清化浊，以清气制浊气。大道至简，但闪烁着智慧的光芒。古人对疫邪的认识，无论称之为“天地之厉气”“疵疠旱潦之毒气”或蕴郁之“地气”，总是一种疫气，非六淫可比。现代科学昌明，能确知病毒的形态，认知今非昔比，然而“援古以证今”（《文心雕龙》），疫气与病毒未尝不可互通，清化疫气实寓清除病毒之意。倘时至今日，对疫证还在寒、湿、热等病因上兜圈子，识见反不如前，就不能融会古今了。病毒的变异虽不可捉摸，但导致人体脏腑功能失调则有证可辨，掌握了证治规律就能激发自身的抗病能力，将病毒消弭于无形。

浅陋之见，未知当否，聊供研索。

二七

辨真似之学的典范

——我为什么推崇《章次公医案》

辨真似之学，古之有学养的医家无不精心贯注。明人李士材《医宗必读》即有《疑似之证须辨论》之专篇加以阐述。李氏认为，寻常寒热虚实之证，用温凉补攻之方，一般医家即可胜任，唯独疑似之候，“若处云雾，不辨东西，几微之间，瞬眼生杀矣”，譬如“至实有羸状，误补益疾；至虚有盛候，反泻含冤。阴证似乎阳，清之必毙；阳证似乎阴，温之转伤”。生死存亡在医家一念之间，焉能不辨！李氏认为这些证候通常以假象惑人，证不足凭，“当参之脉理”，进而“察禀之厚薄，症之久新，医之误否，夫然后济以汤丸，可以十全”。可谓用心良苦。

但时过境迁，现代临床遇到的难题远逾往昔，病证纷繁复杂。医源性、药源性疾病层出不穷，古人对真似之学的因应之道亟待增益与更新。值得庆幸的是，《章次公医案》（以下简称《章案》）为我们提供了一个应对的蓝本，具有划时代的意义。先生曾谓“学问极则在舍似存真”（见《章师为李树仁同学题字》），又谓“病有形似，体有虚实，善决嫌疑，是乃神术”（《湿温证治》），将辨真似、决嫌疑视为学术造诣的重要指标，足可见其心法。在这部医案中，辨析真似可谓触目皆是，俨然一大特色。兹略举数端，简析如下。

一、鉴别古今

病证必有确切的定义，古义须明了，今义须界定。章先生博考典籍，去伪存真，今以古鉴，古为今用，自出新意。

《章案·感冒》王姓一案谓“其舌尖红，流行性感冒之的证。古籍以时令定病名，有称为冬温者。得汗不解，法当凉散”，药用薄荷、豆豉、桔梗、浮萍、前胡、杏仁、桑叶、桑皮、菊花、甘草、全瓜蒌、枇杷叶。按：此案首先阐明今之流行性感冒包含了古称之四时温病，进一步将风寒感冒与流感作了区分，前者得汗即解，后者常“得汗不解”，并指出“舌尖红”（或舌尖有朱砂点）是流感的确据。何以故？内有伏热也。流感的证治大法是“凉散”，弦外之音，风寒感冒当温散。此证用药在辛凉轻解中寓泄热之意，颇得清代叶、薛诸家之神韵，确切精当。

再如此门徐女一案，恶寒发热，头痛骨楚，温温欲吐，舌苔白腻，已延三日。究为胃肠型感冒，抑肠伤寒？一时难以确定。先生因证论治，予“辛温解表以退热，芳香化浊以镇呕”，药用荆芥穗、紫苏叶、桂枝、藁本、羌活、白芷、姜半夏、陈皮、六神曲、生姜。药后“热已退清，两日未再升”，于是断曰“非肠伤寒也”。随证调理以善后。按：章先生认为，湿温（肠伤寒）“至清代叶桂、薛雪，于理论始有明确的认识，于治疗始有差胜的条贯，惜乎诊断一途，依然蒙昧”，譬如夏秋间之肠炎、胃肠型感冒，身热胸闷，苔垢，渴不欲饮，精神困倦，大便溏薄，小便短黄，皆目以湿热挟阻，混以湿温称之（《湿温证治》）。疑似之际要做到确诊，当然可以凭诸实验室检测结果，但章先生以其丰富的临证经验，在案中指出“胃肠型感冒与肠伤寒在难于肯定之际，用发汗剂可以得其梗概”。既然此证用解表化浊之剂后身热已退，且两日未再升，便可证明非肠伤寒。因为肠伤寒病证缠绵，不可能数日即热退身凉，其中“两日未再升”，身热未复炽，更是鉴别诊断的关键所在。

上列二案，前者以“舌尖红”为辨证的眼目，后者则通过药效反证病变的关键所在，均示人以法。

二、详审异同

中医强调辨证论治，辨证要鉴别证候的异同，为医者要对构成证候的要素有真切的了解，然后进行分析、比较与综合，在异中求同，同中求异，方能找到证候的要点，务求一是。

《章案·湿温》余男一案，湿温已逾两候，案曰“此病不忌神昏谵语，最忌大便溏泻、色赤，世俗称作‘漏底伤寒’是也，其关键在此”，药用银花炭、荠菜花炭、连翘、带心川贝、远志、陈胆南星、鲜石菖蒲、苦参片、滑石、白槿花。药后应手，泄泻得止，乃用原方出入调理。至四诊时，热退清如常人，“但汗多而冷，腹中绞痛，脉不鼓指”。先生遂谓“此非正常之退热，乃虚脱之预兆，还须防其肠出血。拟温其里以救脱”，药用炮附块、全当归、浮小麦、煅龙骨，另用牡蛎粉外用扑身，高丽参煎汤代茶。药后脉不增速，腹痛渐定，至此转危为安。案中谓“未酿成两败俱伤之局，然而间不容发矣”。按：此证在伤寒极期，大便溏泻、色赤，肠出血已见端倪，较之神昏谵语更为凶险，药用银花炭、荠菜花炭、苦参、滑石等，坚肠灭菌，吸附毒素，辅助泄热宁神之品，果然获验。四诊时身热退清，本是佳象，但出现“汗多而冷，腹中绞痛，脉不鼓指”等症状，斯时热退身凉是常？抑变？亟待鉴别。细思患者经历伤寒极期，正气大伤，脉不鼓指，示心力不健，汗多而冷，示阳虚不能卫外，津液外泄；腹中绞痛，阳虚寒凝之征。虚脱恐在目前。急用附子以温阳，配合龙骨之潜镇以固脱；伍入当归温营以镇痛；用浮小麦以敛汗。方药简练有力。防治肠出血，前用坚肠解毒、收敛肠黏膜之剂，是针对局部病灶，此在危急存亡之秋，益气摄血以固其本，是着眼整体的调节。证变，方亦变。然而“间不容发”，机不容失，可从中体悟辨证论治之精髓。

《章案·肺痨》郑男一案谓“日晡所潮热，有虚实之分。时证属阳明实热，痼疾属阴虚火旺。今口唾白沫，五心烦热，肺液已伤，实肺痿之端倪也”，药用北沙参、玄参、天冬、麦冬、知母、贝母、炙桑皮、怀山药、炙鳖甲、蛤粉炒阿胶。按：相同的症状可出现在不同的病证，譬如此证之“日晡所潮热”，就有虚实之分。实证，如《伤寒论》将“日晡所发潮热”列为阳明病运用下法的一个指征；虚证，如肺痨病深，五心烦热，骨蒸，其热如潮，朝轻暮重。至于口唾白沫，似痰非痰，诚如华岫云所云，由“龙相之火，上炎烁肺”所致，“此痰乃津液所化，必不浓厚”（《临证指南医案·痰》）。攻之消之无益，常须清滋凉润。滋阴则火自降，火降则痰自消，如此方所示是也。唯《金匮》称肺痿是“肺中冷”“吐涎沫而不咳”，治用甘草干姜汤以温之，与此案有阴虚、阳虚之别，亦当细辨。

三、明辨浅深

早在《汉书·艺文志》就有“经方者，本草石之寒温，量疾病之浅深”之说，明辨了病证还要察证候之浅深，轻病用重药，则药过病所，重病用轻药，则力有未逮，仔细度量才能若合符节。

一般认为感冒不过是轻浅之恙，但对老人、虚人或有宿疾者则不尽然。《章案·感冒》田老太一案，“发热旬日不退，而恶寒未罢；渴喜热饮，而两足不温；持其脉时有歇止”，先生认为此证“上热而下寒，是戴阳之渐；热在外而寒在内，是格阳于外”。夏令亦有阴寒之证，法当温补。先哲早有明训，“古人以井水喻之，致知格物，医者亦不可不知，有谓夏令禁用附、桂者，实不可从。夫医者药随证转，何可拘泥？拟四逆汤合玉屏风散”，药用炮附块、炮姜炭、清炙草、生黄芪、生白术、蜜炙防风、全当归、北细辛、梗通草。按：以井水作喻，说明大自然阴阳往复、互藏之理，张景岳之论即是例证。张氏曾谓“井泉之水，当三冬之寒冽，而井泉则温；盛夏之炎蒸，而泉源则冷，此非外寒内热、外热内寒之明验乎”（《景岳全书·夏月伏阴续论》）。章先生学贯天人，精研故训，自然触发悟机，见此证下元虚寒，真阳浮越于外，于是用附、姜力挽心肾之阳气，通脉强心，配合玉屏风散，在益气固表中寓祛邪之意。立方层次分明，精当熨帖。此证若作轻浅感冒治之，岂不偾事！

同为失音，外感、内伤亦当细辨。《章案·咳喘》张女一案，“当咳之初起，音即为之嗄，其咳迄今旬日，此风袭于肺。盗汗，自汗，心中悸，则关乎平日之虚”，药用蜜炙麻黄、射干、川贝母、白芍、甘草、五味子、浮小麦、桑白皮、麦冬。《章案·虚劳》金男一案，“以失音为主症，其来也渐，午后发热，咽干舌红，脉细数。大有损症之嫌，与寻常感冒所致者大不相同”，药用玄参、麦冬、炙鳖甲、青蒿、阿胶珠、地骨皮、桑白皮、干地黄、猪肤。按：上列二案比照观之，可识证候之浅深。从病程来看，前者之失音见于咳嗽初起之时，为患旬日；后者其来也渐，迁延日久。大凡外感失音，多缘风邪外袭，肺气失宣，会厌开阖不利所致，法当轻宣肺气以利开阖。此证失音兼见盗汗、自汗、心悸，乃营阴不足之躯，风邪易于化热，是以用麻黄伍入射干、川贝、桑皮，祛风肃肺，兼清郁热，配合白芍、甘草、五味、浮小麦、麦冬养阴敛汗，立方正邪兼顾。后者午后发热，咽干舌红，脉细数，一派营养亏损、虚火上炎之象。其失音责之肺失滋润、声道燥涩。久虚不复谓之损，其来也渐，其去也迟，俗称“金碎不鸣”是也。方用猪肤、阿胶、鳖甲，配合玄参、麦冬等，充养形体，滋阴降火，切中病机。章先生说此证失音“与寻常感冒所致者大不相同”，盖深浅有别，示人当注重鉴别诊断。

四、考定药用

辨证精当，还要立方用药吻合病机，临证才能获取佳效。章先生精研药物，考定药用，无模糊影响之谈，发前人所未发，有《药物学》六卷问世。在《章案》中，先生因证论药，随机说法，别开生面，让人一窥其药用世界。

《章案·失眠》周男案，“苦失眠，头晕时痛，梦多。此方乃中医之镇静剂，神经衰弱之失眠宜之”，药用附块、天麻、川芎、五味子、当归、延胡索、枣仁、珍珠母。按：简而言之，失眠源于心肾不交。而神经衰弱之失眠，常有肝肾精血亏损之内因，以水不济火为常见。但阴阳相互为用，切勿胶柱。方用附子温阳蒸动肾水，珍珠母平肝潜阳，二味同用，平谧阴阳。章先生曾谓“根据实践经验，有些失眠患者，单纯用养阴、安神、镇静药效果不佳时，适当地加入桂、附一类兴奋药，每可奏效”。兴奋与抑制相结合是先生过人之处。方中枣仁、五味子敛阴安神，天麻定风眩，当归、川芎润养肝血。而川芎伍玄胡，镇痛之功著；川芎伍枣仁，得仲景酸枣仁汤（酸枣仁、川芎、知母、茯苓、甘草）之意。一开一阖，养肝安神。全方动静结合，构思精妙。还值得探讨的是，祛风止痛之川芎、玄胡，章先生亦将其包含在镇静剂中，可谓大胆新奇。以川芎为例，其气芳香，行气活血，有兴奋之意，但能止痛，即有镇静之功，且其安眠作用已为现代药理研究所证实。但若一见失眠即用之，殊失辨证用药之精义。分析《章案》用其治失眠，或在肝血不足，魂不守舍时用之；或在失眠已久，迭用滋阴安神剂无效时用之；或在失眠兼见头涨、昏沉或头晕时痛时用之。大多有神经衰弱之见症，所以章先生特别在医案中加以界定。此外，还要精求配伍之道，如川芎伍知母可以清上，与益肾养肝之品同用，能引领精气以养脑，均可催眠。总之，章先生发掘药物的潜在功用给人启迪良多。

麻黄发散风寒，止咳平喘，还能温经止痛，可用于妇人痛经。《章案·痛经》宋女案，“麻黄之治痛经，以子宫痉挛为当，如炎症则无效。病者经后凝痛，在腹之右侧，按之亦痛”，药用生麻黄、旋覆花、六轴子、丹皮、制香附、甘草、延胡索、羌活、甘松、桃仁泥。按：章先生就此案明确指出，痛经用麻黄的适应证是子宫痉挛作痛，并点出此案“经后凝痛”，一个“凝”字尤当着眼。证属寒凝，故用麻黄伍入羌活，散寒解凝，温经止痛。徐灵胎谓麻黄“乃气味之最清者，故能透出皮肤毛孔之外，又能深入积痰凝血之中，凡药力所不到之处，此能无微不至”(《神农本草经百种录》)，可证其有解凝散结之功。寒凝则血涩不行，是以方中还用桃仁、丹皮以祛瘀。又，章先生在《药物学·麻黄》中谓“行经腹痛，原因不同，麻黄之治痛经，必妇人子宫痉挛，用之方效”(见《中国医学月刊》第二卷第一期)。亦申明了同样的观点，与此证可以互参，则用麻黄治痛经方不致误。

五、小结

综上所述，章先生发皇古义，融入新的学理，辨真似之学，令人耳目一新。既体现在诊断与鉴别诊断，还涵盖了处方用药，其广度与深度都不是前人所能比拟的。质言之，是对源远流长的中医学术舍似存真、汰芜取精，为后学释疑解惑。能辨真似，必然要博考群籍，会通古今，言必有据，信而有征，“祛其疑乃能坚其信，指其瑕益以见其美”(钱大昕语)，这就促进中医学术的发扬光大。章先生当年在中医院校任教职，临证带教学生，其医案脱口而出，让人如临其境，示人以法，并从中领悟治学之门径，于今读之，不啻面对良师。前人的医案著述，大多沿袭旧章，不出秦汉绳墨，若论开创新风，昭示未来，引导中医学术从传统向现代迈进，就无法忽视章先生作出的巨大贡献，这就是《章案》的历史意义。同样朱良春老师负责编按使其问世亦功不可没。1976年，我和何绍奇兄有幸参加了这一工作，从朱师搜集的大量医案中加以遴选，原始资料一字未改，以存史实，所受的教益影响我一生的从医生涯。倏忽47年过去，重温此书，感慨万千！谨就辨真似之学略谈点滴，以供研索。

二八

试论“章朱学派”遣方用药的特色

学派是学术繁荣的标志，迥异流俗，独树一帜，自成体系，蔚然成风，“章朱学派”世人瞩目。笔者追随朱良春老师问业数十载，特撰此文略述“章朱学派”遣方用药的特色，虽系一鳞半爪，或可作后学之借鉴。

一、太炎先生的睿智

章太炎先生博学鸿儒，对中医学亦有过人的识见，次公先生年轻时执贽门下，采获良多，次公先生所作《章太炎先生的医学》一文（见《苏州国医杂志》第十一期，1936年出版），用精炼的语言介绍了太炎先生所示的治学门径与方法，概括其对中医学的卓越见解，抒发“启新复古”之己志，是次公先生倡导“发皇古义，融会新知”之滥觞。文中说太炎先生“尝谓学术无大小，所贵在成条贯，制割大理，不过二途：一曰求是，再曰致用”。学术品类不一，治学门径则同，治医亦不例外，必须有条理、成系统，裁量应有理有据。求是，不为个人好恶所左右，亦不为书本所羁绊，独立思考，不避毁誉，追求真谛，即“为学问而学问”；致用，不尚空谈，直面实际，可资应用，即“为实用而学问”。惟“求是”方切实用，欲“致用”必须求是，所以次公先生说，“求是、致用更互相为矣”，可谓一言中的。

关于遣方用药，太炎先生强调“贯习群方，用资证验”。他首先重视的是仲景方，然后取《千金》《外台》方，因为二书“所存六朝人方甚众”，古义犹存。但二书“疏方甚众，议病太少，非先知《伤寒》《金匮》，亦不能用也”（《致钱玄同论医书》）。清代医家张璐有云，“不读《金匮》方，无以知《千金》之法源，不读《千金》方，何以广《金匮》之变法”（《千金方衍义》），其旨正同。再则取宋代朱肱《活人方》（《类证活人书》），因其能“守古”；还有《苏沈良方》、许叔微《普济本事方》以及《圣济总录》《和剂局方》，悉可备览。至于金元四大家，则认为“皆好附会五行，虽处方不无一得，而览之易入迷惘之途”。而“明、清之景岳、天士诸师，虽才有高下，学有疏密，然不免弃六朝、唐宋切实之术，而不忘五行玄虚之说以为本”。在历史的长河中，中医学术不断发展，但泥沙俱下、鱼龙混杂在所难免。太炎先生看重的是“切实之术”，而非“玄虚之说”，是其取舍古方之标准。并主张通过临床实践加以验证，这是求实的科学态度。

太炎先生认为，“药性至微，非更迭校验不能知”（《医术平议》）。又说，“虽古之增益本草者，岂医师孟浪而言之与强以理定之哉？其大半亦出于铃医也”（《中国药学大辞典·章太炎先生序》）。注重民间的实践经验，影响深远。他阐发药性融会新知，对古老的命题给予全新的诠释。如说“柴胡、大黄《本经》皆谓其推陈致新，大黄推陈致新在破积攻坚，而柴胡则疏泄淋巴之瘀阻也；黄连、石斛皆厚肠胃，黄连之厚肠胃，有收敛止泻之功，石斛之厚肠胃，有润燥护腐之力，用于肠窒扶斯（肠伤寒），更能补充营养之效，而肠出血自免，其理与东人论肠窒扶斯当注意维他命C之缺乏同也”。中西学理融合无间，前人从未有此妙解！联想到次公先生云，“考经不正常，恒能引起胃证候”“古人用平胃散通经，即是此理”“凡宣肺药多是祛痰剂，肃肺药多是镇咳剂”，还曾谓“凡一切辛燥发挥之药皆能通便，排泄瓦斯一也，增进肠蠕动二也”等等。与太炎先生所论相较，命意何其相似，此间的传承关系不言自明。

二、次公先生的博采

章次公先生治学有门户，如他所说“疏通滞义，不违家法”。家法，即太炎先生所示的治学门径。但又没有门户之见，而是博采诸家，兼收并蓄。譬如治湿温（肠伤寒）突破旧说的藩篱，将强心、营养（育阴）、扑灭肠菌及护肠，立为药物治疗的三原则，他赞许李东垣“清暑益气汤”以表药与黄芪、党参同用之法，认为与小柴胡汤中参、柴相伍，退热强心之法同，均可供此证早期出现弛张热时选用。又说刘河间治疗热病“最了不得”，还说“温病学说体用兼赅，叶氏实其大师也”。他的这些见解并非否定了太炎先生的某些论点，而是加以修正、补充，持论平正，不失偏颇。次公先生曾谓：“近世之宗仲景，而不善运用者，流为猖狂，宗天士貌似者，流为浅浮，虽名医辈出，而大医不一遘矣。”这些话何等沉痛！要之，他没有经方、时方的界限，其治学贯通古今，融会中外，穷极幽微，一探古人未至之境。

试以次公先生一则医案为例（见《中国中医药报》1990 年 3 月 5 日版，吕志连供稿），略加评按，借见其遣方用药风格之一斑。

孙先生　据其热之经过，乃温邪而非外感，前此数服方剂皆合病机，所以热不退者，诚以此证难，难易以速效此候，候后日趋严重，必须慎食节劳（三黄苦参汤加味主之）。

香青蒿三钱　黄芩五钱　白槿花（包）三钱　嫩白薇三钱
苦参片五钱　秦皮三钱　黄柏八分　银花炭四钱
飞滑石（包）四钱　大地龙三钱　黄连三分

按：次公先生痛感“国医之名病，多以证候为标准，因无明确之诊断，遂无明确之界说”（《湿温证治》），当予改进。他非常重视得病的“时间”与病程之“经过”，“因为临床上症状虽或相同，而出现的时间不同，其用药施治也不能同一处理，这是热性病在鉴别诊断上必须注意的”（《张仲景在医学上的成就》）。此证发热数日，所用方剂皆合病机，倘是普通外感，其热当解，所以乏效者，皆因此证乃温邪之故。从药测证，当是湿温（肠伤寒）。这就从时间上将外感与温邪作了鉴别诊断。湿温通常在四候后脉静身凉，一候时难以速效。此案一候后日趋严重，即是此故。因对病证的发展与转归了然于胸，治疗自然胸有成竹。

三黄苦参汤待考，其主药为黄芩、黄柏、黄连、苦参，殆无疑义。次公先生认为，湿温病灶在肠，扑灭肠中细菌毒素，“清贤所谓苦以燥湿，如苦参、黄柏、芩、连是也”。这是此时选用此类药的着眼点。青蒿芳化清透；白薇清温解热，《小品》“葳蕤汤”即用之；地龙治“温病大热狂言，饮汁皆瘥”（陈藏器语），足可增强此方的解热作用。三黄、苦参，苦能坚肠，而秦皮、白槿花、滑石、银花炭均有“护肠”之功。秦皮味苦且涩，善治热痢，涩可固脱，正可被护肠壁；白槿花乃民间草药，长于治赤痢，既能清肠热，又可防止肠出血；滑石为清热渗湿之品，湿温常用之，它能被护胃黏膜而治吐血，还能止泻，收湿疮脂水，“为一种矿物性吸着剂”，“湿温病下痢，滑石最佳，盖预防肠出血也”；至于银花炭，乃属植物性吸着剂，其能吸着毒素自不待言（详请参阅《吸着剂概说》）。上述药物大多人所熟知，但赋予新意，老药新用非先生莫属。

方中黄芩量为五钱（15g），黄连仅用三分（1g），轻重悬殊有何考量？次公先生认为，“湿温用黄芩，解热特效”，“湿温多心下痞，而其病又在小肠之局部，用黄芩以治痞，而消局部之炎，药病为切合矣”，是以用量独重。黄连苦寒，习俗多谓其能败胃，“考之《别录》，谓其‘调胃厚肠’，征之新说，则列入健胃剂，则败胃之说不足凭。然少用则健胃，多用则败胃，则是事实”。“湿温一证，迁延辄数十日，如每方皆用黄连，病人之食欲因之不能恢复”，岂能不顾及之。当然，黄连与芳香淡渗药同用，则免其弊。方中黄连用小量，足见审慎。总之，此方集古人之精华，采民间之效药，以苦泄为主，佐以芳化、淡渗，清温解热，法度森然，但寓有扑灭肠中细菌、排泄毒素、被护肠壁、防止肠出血等诸多新意，构思宏大，缜密细腻，逾越前人。

三、朱师的胆识

朱良春老师深得次公先生遣方用药的心法，且在实践中引申发挥，其面广、用意深，建树良多。譬如虫类药，次公先生用蜂房、蕲蛇治风痹，蟋蟀、蝼蛄、地鳖虫治积聚、肿胀，蜈蚣、全蝎治头风痛等，成效卓著。朱师以虫类药伍入他药，所制的著名方剂，如益肾蠲痹丸治类风湿性关节炎，复肝丸治早期肝硬化，蜘蜂丸治阳痿，健脑散治脑震荡后遗症、老年痴呆症等，疗效确切，享誉医林。他不仅用干品，还用鲜药制剂，使用丸、散、胶囊等多种剂型，对恶性肿瘤等疑难重症的治疗作了有益的探索，荡邪用之，扶正亦用之，屡起沉疴，前景喜人。

朱师重视民间验方，发掘愈疾的特效药作为辨证用药的补充。对葎草、虎杖、蒲公英、一枝黄花、接骨木、豨莶草、仙鹤草、穿山龙等，随手拈来，应用自如，体验独到。在20世纪50年代，他发掘南通市中医院“三枝花”（蛇医季德胜、颈淋巴结核医陈照、肺脓肿医成云龙），在医林传为佳话，与章太炎先生注重“铃医”的思想相呼应，辉映后先。

犹记20世纪80年代初，我在南通市中医院随师实习期间，有一天先生要我查找“方不对证，非方也；剂不蠲疾，非剂也”一语的出处，我曾在《本草纲目·序例·十剂》读过此语，出自刘河间，为李时珍所引用。原文见《素问病机气宜保命集·本草论》，惟“方不对证”，原书作“方不对病”，一字之差，略异而已。朱师对这句话非常欣赏，不啻为朱师自身风格之写照。因为朱师有过人的胆识，用的正是对证的方，蠲疾的剂，而非敷衍塞责，草率从事。

兹录朱师的一则医案，附以学习心得，以见其与次公先生一脉相承，并略窥其个人的风格。

张某，男，54岁，工人。患伤寒兼旬，热势缠绵，朝轻暮重，神志时明时昧，入暮则谵语呢喃，有时撮空，汗多肢冷，大便溏酱臭秽。苔厚腻，脉濡数、重按无力。此邪仍亢盛，而正已虚馁，心气尤感疲惫，时虞脱变。法当清温化湿、扶正强心并进。处方：

太子参20g，苍术10g，苦参片15g，生地榆20g，石菖蒲8g，生黄芩12g，甘露消毒丹20g（包入煎），六神丸30粒（分3次吞服）。

朱师原注：药后病情显见稳定，神志转慧，脉也较振，守原方损益，调治旬余而瘥。此为曩年之病案，引用之以觇六神丸强心之功。

按：此证系肠伤寒，已达二十日，“热势缠绵，朝轻暮重”，正是热型之特征，吴鞠通说湿温“午后发热，状若阴虚”是也。厚腻之苔，濡数之脉，大便溏酱臭秽，提示胃肠湿热积滞蕴结，而脉重按无力，显示正虚。湿热邪实，可见谵语；正气不支，遂见撮空。允合“邪仍亢盛，而正已虚馁”之病机。加之汗多肢冷，虚脱之变，恐在目前。症情之险重，不待言矣。

肠伤寒邪热鸱张耗伤正气，心力不健极易邪陷致变，故当注重强心，此次公先生独到之经验。此证之用药，彻邪与强心并进，互相为用。方用黄芩、苦参，其义见前，伍入生地榆是一妙着，地榆泄火解毒、凉血止血，尤长于治疗肠风下血、血痢诸疾，还能愈疡止痛，今知有很强的抗菌作用，可以直接针对病灶，抗菌消炎，顾护肠壁，防止肠出血，益彰次公先生抑菌、护肠之义。湿热交蒸，还当视湿与热孰轻孰重，苦寒伍入芳开、淡渗之品。苍术祛湿化浊，人所熟知，但深一层思考，如次公先生所云，芳香化浊，辛烈燥湿，“若苍术、厚朴、附子、炮姜诸品，莫不有强心功效”。朱师选用此品，实有将“强心脏涵于化浊之中”之深意。笔者粗浅体会，苍术用之得当，对心动偏快或偏缓均有一定的效果，似有双向调节作用，有待进一步验证。石菖蒲芳香化浊，涤痰启闭，开窍醒神。甘露消毒丹为叶天士所定，王孟英誉为“治湿温时疫之主方”。朱师善集诸家之长，引用此丹以清化气分之湿热邪毒。益气强心取太子参伍六神丸，太子参匡扶正气，可以营养心脏；六神丸解毒消炎，开窍回苏，强心有殊功。根据次公先生的经验，蟾酥、冰片、麝香能兴奋心脏，但有刺激胃部之弊，倘与生地、石斛滋养药并用，“有缓和作用，足以补其偏也”。此方用六神丸伍入益气养胃之太子参，其旨正同。总之，朱师此方扶正以逐邪，逐邪以存正，且在祛邪中寓扶正之意，简洁有力，精义迭出，非胆识兼优者不能为之。

遣方用药，太炎先生主张“守古”，守古不是墨守成规，抱残守缺，而是溯源寻本，去伪存真，还其本来面目，保持传统文化的纯洁性。必先自立自强，而后求新求变。次公先生谓，“需懂古术语本意，而后以现代科学理解之”。假使古义未明，就失去了“今义”的基础。朱师注重经典著作的学习与研究，想亦有见于此。吾兄史载祥教授提出“经典思维”的概念，对正确运用经方很有启发，其意亦同。

不上溯太炎先生不能知次公先生，不知次公先生亦不能知朱师。太炎先生倡导的治学门径，以及他们“语必征实，说必尽理”的治学实践，示来者以轨则，备受尊崇。

次公先生及朱师开创的“章朱学派”，独领风骚，如一泓清流滔滔不尽，这让我想起清人赵翼的一首诗：

李杜诗篇万口传，至今已觉不新鲜。江山代有才人出，各领风骚数百年。

二九

“空灵”的境界

立法用药以简洁为上。药味不贪多，以免掣肘；药量不贪重，但求得当；总要有空明灵动之气，方能行药势、助化机。以叶天士为代表的清代医家用药以“轻灵”见长，有“重病轻取”（王孟英语）的功力，具有非凡的智慧，是中医学发展史上的一个高峰。然而平淡之方、轻灵之剂，常贻人轻描淡写、敷衍塞责之讥，惜未解其真味也。

“轻剂”的含义代有演变。北齐医家徐之才曾将方药分为“十剂”（宣、通、补、泄、轻、重、涩、滑、燥、湿），谓“轻剂”为“轻可去实，麻黄、葛根之属是也”，将其限定在用轻扬之品、解表发汗的范畴，即《内经》“因其轻而扬之”之意。迨后，李时珍作了引申发挥，认为“轻可去实”当作“轻可去闭”，并谓“有表闭里闭、上闭下闭”。其中之“下闭”包括阳气下陷的里急后重、上窍不通的小便不利，分别采用升阳举陷、用药探吐的治法，注意气机的升降出入，大大拓宽了“轻剂”的内涵。

叶氏所示之“轻剂”实即“轻灵”之剂，其应用涵盖了外感热病及内伤杂病，开一代风气。其治上焦温病注重轻清化气，自不消说；即便湿温身热神昏，用清热宣窍、芳香逐秽法亦不失轻灵之意。至于内伤杂病，譬如积聚亦法尚轻灵，值得探究。

举例证之，叶氏治一妇人，“产后着恼，左边小腹结一块，每发时小腹胀痛，从下攻上，膈间乳上皆痛，饮食入胃即吐，遍医不效。先生用炒黑小茴香一钱，桂酒炒当归二钱，自制鹿角霜一钱五分，生楂肉三钱，川芎八分，菟丝子一钱五分，水煎送阿魏丸七分，八剂而愈。次用乌鸡煎丸原方半料，永不复发”（《古今医案按·积块》）。此案为清代医家俞震所目睹，故真实可信。用药之轻巧，出人意表；用意之精深，令人叹服。

积块有形，古人常用下法或攻补兼施法，峻厉之品如俞震所说的“狠药”，古方屡见不鲜。此类用法叶氏何尝不知，或前医已经试过。然而妄施攻伐，有药过病所，积聚依然者；有胃气伤残，化源告竭者。往往事与愿违。可见证治思想与治疗方法亟待革新，一方面不能徒恃药力以攻病，还当求诸自身，激发正气以抗邪；另一方面要能明辨证候癥结之所在，择药制方恰如其分，具有更强的针对性，才能达到让积块“融化”（《慎斋遗书·积聚》）的目的。叶氏借助“轻剂”为功，开前人未有之境。

患者是产妇，营血不足之躯，因气阻瘀停而生积块，病发于肝。当下食入则吐，胃气虚馁，不耐重剂，加之病深入络，于是全从络脉取法，以灵机窍，以松病根，亦犹李时珍用轻剂开闭之意也。方用小茴香疏通厥阴经经气，散结止痛；归、芎辛润以通营络。三味气血兼调，为方药之先导。鹿角霜、菟丝子是益肾填精之品，古人多用于补虚益体，但前者尚可化瘀，后者味甘辛兼可入脉，补中寓通之性，行中兼化，可为消积之助力。或曰既欲益肾补虚，鹿角胶功力尤胜，何以舍此取彼？盖鹿角胶厚味滋填，此证虚中夹积，不若用鹿角霜灵动不滞为妙。阿魏丸古方同名者多，但消积化癥意旨仿佛，此方用之，是直接用药气以制病气。阿魏气劣味浊，仅用小量，乃重药轻投之意；山楂肉化瘀消积，消而不伐。此方寥寥数味，用量甚轻，但思路缜密，精求配伍。扶元气，抑病气，化有形为无形，此种空灵之境界亘古未有！灵方妙剂未可以君、臣、佐、使之常法衡之。

此案之积块，与现代所称的恶性肿瘤不能相提并论，然而叶氏的证治精义仍有启迪。当今对肿瘤的治疗，无论是手术、放疗、化疗，总以杀灭癌细胞为考量，成功的案例固然有之，而正气不支、两败俱伤者亦复不少，于是免疫疗法逐渐兴起，可见前人的益体消积之法仍有探究的必要。

近贤冉雪峰、蒲辅周都是医中高手，用药亦尚轻灵。冉氏治肺鼠疫所制之“太素清燥救肺汤”（见《读“辨疫琐言”随笔》），用药轻清，用量不重，摒弃辛温、苦寒之品，取“清芳润透，不温不烈，不苦不燥，不黏不滞”，以“灵空斡旋”。说苦寒“滞脾伤胃，土不生金，是自绝肺之化源”。何等手眼！蒲氏曾谓“对某些慢性疾病，我推崇煮散，即把药碾成粗末、混匀，每用五六钱，水一盏，煮七八分钟，去渣，适寒温饮之，一日一二次，不伤胃气，药效易于发挥，犹如轻舟速行也”（《中医大讲堂文选》）。考宋人治病亦多用散剂，药量五钱左右，则蒲氏之法渊源有自。治病当重胃气，胃气乃人生之本，气血生化之源，即便药力亦赖胃气以散布，若胃气一败，变症蜂起。不伤胃气，轻舟速行，深得轻灵法之三昧。

清代医家王朴庄论及为医要义时说：“微旨者何？圣人治病之枢机也。升降浮沉之气，顺者生，逆者死，但得拨之使转，即行所无事也。故药也者，求其中窾，不贵多也；求其循序，不贵速也”（《吴医汇讲》）。此言示人治病当顺乎自然，注重斡旋气机，调理升降。药尚简洁，并不贵多，但要练就庖丁解牛、批郤导窾的本领，方能解开病证的症结。“拨之使转”亦即气化流行，助其化机。机息则人亡，为医者不可不知。若以为益体即是蛮补，堆砌药物，窒塞气机，误矣！

“为学日益，为道日损”（《老子》）。为学要广收博采，精进不懈，但参悟医道要有减损之功，处方越精练越好，药无虚发，着着中的。

欲灵须空，唯空则灵。但“空”绝不是虚无，空中应有无上妙法，乃吾侪毕生的追求。要通过读书与临证，在实践中求得真知。“简练以为揣摩”，方能臻“空灵”的境界，愿与读者诸君共勉之。

后记

这本书经过反复酝酿、修改，终于和读者见面了。

在书稿整理工程中，人民卫生出版社的同道多次与笔者讨论“泄”“泻”二字用法的问题，如泄热抑或泻热，泄肺抑或泻肺？余意以为，当前中医工作者在名词术语规范化方面做了很多工作，但对于专有名词中的“泄”“泻”之用，尚有争议。考诸古籍，泄之义甚广，《内经》有“肺苦气上逆，急食苦以泄之”之明训，“十剂”有“泄可去闭”之治则，若引用原文，则宜遵经，“泄”正“泻”误。是以笔者法古贤并发挥之，本书多用“泄”，此与当前教材中的写法会有一些差异，万望读者见谅。

对本书的疏漏与不足，热忱欢迎读者批评指正。

本书书名《诊余寄心录》乃陈东枢先生所拟，谨致深切的谢意！

朱步先

2025 年 *8* 月 *27* 日

图书在版编目（CIP）数据

诊余寄心录 / 朱步先著. -- 北京 : 人民卫生出版社，2025. 10. -- ISBN 978-7-117-38294-6

Ⅰ. R249. 7

中国国家版本馆 CIP 数据核字第 2025D5C533 号

诊余寄心录
Zhenyu Jixin Lu

著　　者　朱步先
出版发行　人民卫生出版社（中继线 010-59780011）
地　　址　北京市朝阳区潘家园南里 19 号
邮　　编　100021
E - mail　pmph @ pmph.com
购书热线　010-59787592　010-59787584　010-65264830
印　　刷　北京顶佳世纪印刷有限公司
经　　销　新华书店
开　　本　710×1000　1/16　印张：23　插页：4
字　　数　342 千字
版　　次　2025 年 10 月第 1 版
印　　次　2025 年 10 月第 1 次印刷
标准书号　ISBN 978-7-117-38294-6
定　　价　89.00 元

打击盗版举报电话　010-59787491　E- mail　WQ @ pmph.com
质量问题联系电话　010-59787234　E- mail　zhiliang @ pmph.com
数字融合服务电话　4001118166　E- mail　zengzhi @ pmph.com